WAIKE HULI XIANGMUHUA SHIXUN JIAOCHENG

外科护理
项目化实训教程

主　编/王　冰　张伟伟　孙志强

副主编/张华国　米振生　范保兴

山东人民出版社

国家一级出版社　全国百佳图书出版单位

《外科护理项目化实训教程》
编委会

主　编　王　冰　张伟伟　孙志强

副主编　张华国　米振生　范保兴

编　者　邢　爽　闫婷婷　吴小燕　郭　杰

前 言 PREFACE

　　《外科护理项目化实训教程》是经过全体编者多年的临床、教学经验，通过深入各级医院调研，结合临床一线护理专家的意见进行编写的项目化教材。教材编写的宗旨在于解决现今护理教学中重理论、轻实践，学生动手能力差，与临床护理工作脱节等问题。

　　在教材内容的选取上，我们根据临床护理实际所需的知识、能力、素质需要，紧扣护理专业岗位需求，同时参考护士执业资格考试大纲，把传统的教学内容进行整合和必要的删减与强化。打破原有的按照系统和临床科室划分章节的方法，按照不同疾病的护理特点制定出"手术室管理和工作""麻醉病人的护理""损伤病人的护理""外科感染病人的护理""梗阻病人的护理""颈肩痛和腰腿痛病人的护理""肿瘤病人的护理""重症监测治疗与复苏"八个项目。

　　项目的情境设计尽可能贴近临床护理工作，所有的临床病例均来自临床实际工作过程，在临床病例的基础上进行加工处理。情境的设计既有普通情境，同时设置了很多意外情境、出错情境等，旨在锻炼学生解决实际问题的能力。

　　使用本教材可使学生学习的积极性明显增高，学习的目的性更强，学到的东西更贴近临床实际。通过本教材的引导，学生从原来的被动学习变为主动学习；从学会到会学；从课上学、课下忘到印象深刻、随学随用；从应付考试到能力提高；从老师为主导到学生为学习的主体。

　　鉴于作者水平有限，本书尚存不妥之处，请广大读者提出宝贵意见，以利于再版修订完善。

编　者

2016 年 5 月

目 录 CONTENTS

项目一

手术室护理和工作

一、学习目标

知识目标

1. 了解手术室的分区和布局。
2. 了解常用手术物品的准备和无菌处理的方法。
3. 掌握手术病人术前准备方法和要点。
4. 掌握手术人员术前准备方法、注意事项及手术中的无菌原则。
5. 掌握手术病人术后常见不适及并发症的处理。

能力目标

1. 能对手术病人进行手术前评估。
2. 能正确接送手术病人。
3. 能为手术病人正确摆放体位。
4. 能正确观察手术病人的情况。
5. 能正确传递器械、配合手术。
6. 能正确进行手术准备。

二、学习重点和难点

重　点：手术室护士的工作职责，手术前后病人的护理措施，手术后并发症的预防和病情观察，手术人员的准备，手术进行中的配合和无菌操作。

难　点：手术后并发症的预防和病情观察，手术人员的准备。

三、工作情境及任务

情境一：手术室护理人员接到手术通知单。

手术通知单

递手术通知单时间	2016－2－3，8am	手术时间		2016－2－3，2pm
病房	外科1	床号	5	患者姓名	张××
性别	女	年龄	20 岁	住院号	20162365
术前诊断	急性阑尾炎	拟作手术	阑尾切除术	麻醉方法	硬膜外麻醉
手术者	王××	助手	李××	备血	无
备注					

医生签名：王××

任务一：手术人员分工

做好人员分工，明确巡回护士和器械护士的工作职责。

任务二：术前探视

采用角色扮演法，分别扮演病人、病人家属、病房护士、手术室护士等，完成对该患者的术前探视工作。

任务三：手术体位摆放

接病人到手术室，配合麻醉，摆放体位。采用角色扮演法，分别扮演巡回护士、器械护士、手术者（课内由教师担任）、第一助手、第二助手、麻醉师等。

任务四：手术人员术前准备

完成术前手臂消毒，穿无菌手术衣，戴无菌手套，开无菌手术包。

任务五：协助医师铺无菌手术单

任务六：手术配合

手术者、器械护士、巡回护士、麻醉师配合完成模拟手术，包括手术器械传递、手术中的无菌操作、器械台管理、手术灯光调节等。

任务七：术后病人的搬运

协助医师将病人安置到手术推车上。

任务八：手术室物品整理

整理物品，清理手术间，手术间消毒。

情境二：男性，32岁。突发上腹部刀割样疼痛10h，腹肌强直，满腹压痛、反跳痛。作好术前准备，剖腹探查，行十二指肠球部溃疡穿孔修补术。术后8h，已排尿3次，但每次尿量少，约数毫升。

任务九：术后排尿困难的护理

对于该病例，应如何指导患者进行排尿？

任务十：术后腹胀的护理

术后1天，患者自觉腹胀明显，肛门未排便排气，应如何对其进行护理？

情境三：女性，45岁。转移性右下腹痛14h，检查确诊为阑尾炎，术中发现阑尾充血肿胀明显，局部已穿孔，有较多脓性分泌物。术后第4天，T 38.4℃，病人自述切口疼痛加重，局部出现红肿、压痛，有黄色分泌物流出。

任务十一：术后切口感染的护理

针对患者出现的以上情况，应如何进行护理？

任务十二：手术后病人的健康教育

患者康复出院，应如何对患者进行健康教育？

四、知识储备和理论学习

（一）手术室功能分区

非限制区，包括办公室、污物室、值班室、更衣室、医护人员休息室和手术病人家属等候室。一般设在最外侧。

半限制区，包括通向限制区的走廊、手术间外走廊、器械室、敷料室、麻醉恢复室等。设在中间，为过渡性区域。

限制区，包括手术间、洗（刷）手间、手术间内走廊、无菌物品间、药品室等。洁净要求最为严格，应设在最内侧，非手术人员或非在岗人员禁止入内。

（二）手术室护士职能

1. 器械护士

（1）手术前工作的配合：核对病人→准备手术用品→个人无菌准备→铺无菌器械台→与巡回护士清点器械物品→协助医生铺手术单。

（2）手术中工作的配合：保持和监督术区无菌→配合手术步骤传递器械→遵守传递器械方法→擦净器械上血渍→及时回收器械，并保持清洁、整齐→保存术中取下的标本→配合医生处理术中意外→关腔前清点器械→缝皮后擦拭血渍并协助包扎伤口。

（3）手术后工作的配合：清洗器械→打包或浸包→处理吸引器→清洁房间→准备下台手术。

2. 巡回护士

（1）手术前工作的配合：清洁整理手术间→准备手术用物→接病人→核查病人的准备→协助病人摆体位→输液管理→协助术者穿衣→提供和核对手术用物（记录）→调好灯光→连接电刀、吸引器管→监督无菌操作。

（2）手术中工作的配合：及时提供术中所需物品→记出入量并告知麻醉师→观察病人的舒适度及末梢血运→保证输液畅通→处理切下标本→负责与外界联络→关腔时清点器械（记录签名）。

（3）手术后工作的配合：协助包扎伤口→接引流管袋→完成手术护理记录单→处理和外送标本→护送病人并交班→清理手术室→补充手术用物准备下台手术。

（三）无菌术

1. 定义

无菌术是针对感染来源所采取的一系列预防措施，由灭菌法、抗菌法、操作规则和管理制度组成。

2. 分类

（1）灭菌法：杀灭一切活的微生物。

（2）抗菌法：杀灭病原微生物和其他有害微生物，但并不要求清除或杀灭所有微生物。

（3）操作规则和管理制度：为了防止已经灭菌和消毒的物品、已行无菌准备的手术人员或手术区不再被污染所采取的措施。

3. 细菌来源

常见伤口的细菌来源有手术器械物品、手术人员手臂、病人手术区皮肤、感染病灶或空腔脏器内容物、手术室空气。

4. 消毒灭菌常用方法

（1）机械方法：洗刷、剃除毛发、隔离、超滤等。

（2）物理方法：热力、紫外线、放射线等。

（3）化学方法：酒精、碘剂、汞剂等。

5. 手术中的无菌原则

（1）明确无菌概念，建立无菌区域。

（2）保持无菌物品的无菌状态。

（3）保护皮肤切口。

（4）正确传递物品和调换位置。

（5）污染手术的隔离技术。

（6）减少空气污染，保持洁净效果。

（7）连台手术：先无菌手术，后污染手术。

（四）病人术前准备

1. 一般准备

（1）检查术前的准备：备皮、更衣、术前用药、排空膀胱、备血、病历夹等。

（2）提前 30～45min 接病人入手术室。

（3）手术所需用物的准备：器械台、麻醉台、手术包、麻醉包、手术衣、手套、空调、灯光、吸引器、输血输液用品、抢救器材等。

2. 手术体位

常用手术体位有水平仰卧位、乳房水平卧位、颈仰卧位、胸部手术侧卧位、肾手术侧卧位、俯卧位、腰椎手术俯卧位、膀胱截石位。

3. 病人手术区的准备

（1）皮肤准备：洗澡，剃除毛发，清除污垢。

（2）皮肤消毒：手术区域的消毒原则是自清洁处逐渐向污染处涂擦，已接触污染部位的药液纱布不可再反擦清洁处。若为腹部手术，以切口为中心向四周涂擦；若为肛门、会阴部手术或感染伤口，则自手术区外周擦起，涂向感染伤口、会阴或肛门处。病人手术区皮肤消毒的范围要包括手术切口周围半径 15～20cm 的区域。

（3）铺无菌单：皮肤消毒后由器械护士和第一助手铺无菌手术布单，以遮盖身体除手术野外的其他部位。铺单时至少要有四层无菌布单。如腹部手术时，先用 4 块皮肤巾遮盖切口周围；再将 2 块无菌中单分别铺于切口的上下方；最后将手术洞单正对切口，短端向头，长端向下肢展开。手术巾单自然下垂，距手术台面至少 30cm。

（五）手术人员准备

1. 一般准备

手术人员进入手术室，应先在限制区更换手术室专用鞋，穿洗手衣裤，将上衣扎入裤中，自身衣物不可外露。戴专用手术帽及口罩，遮盖头发、口鼻。剪短指甲，检查手臂皮肤应无感染及破损。

2. 外科手消毒

按肥皂刷手法、碘尔康刷手法、灭菌王刷手法消毒。

3. 穿无菌手术衣和戴手套的方法

（1）穿无菌手术衣：将手术衣轻轻抖开，提起衣领两角，注意勿将衣服外面对向自己或触碰到其他物品或地面。将两手插入衣袖内，两臂前伸，让助手协助穿上。最后双臂交叉提起腰带向后递，仍由助手在身后将带系紧。

（2）戴无菌手套：没有戴无菌手套的手，只允许接触手套套口的向外翻折部分，不应碰到手套外面。

①戴干手套法：取出手套夹内无菌滑石粉包，轻轻地敷擦双手，使之干燥光滑。用左手自手套夹内捏住手套套口翻折部，将手套取出。先用右手插入右手手套内，注意勿触及手套外面；再用已戴好手套的右手手指插入左手手套的翻折部，帮助左手插入手套内。已戴手套的右手不可触碰左手皮肤。将手套翻折部翻回盖住手术衣袖口。用无菌盐水冲净手套外面的滑石粉。

②戴湿手套法：手套内要先盛放适量的无菌水，使手套撑开，便于戴上。戴好手套后，将手腕部向上举起，使水顺前臂沿肘流下，再穿手术衣。

（六）对手术前病人的护理常规

（1）做好术前护理评估，主要包括生命体征、心理状态、营养状况、睡眠情况、家庭支持、教育需求、治疗依从性等。

（2）减轻患者焦虑、恐惧心理，指导患者保持良好的心态，正确对待疾病，以达到患者能认清手术治疗的必要性，对手术要达到的目的及可能发生的并发症与意外事项有一定的心理准备。

（3）遵医嘱监测生命体征，及时发现病情变化。

（4）手术前协助患者做好各项检查。

（5）遵医嘱进行术前药物皮试、配血、备皮等。

（6）根据手术种类、方式、部位、范围，给予不同的饮食和术前肠道准备。

（7）指导病人进行深呼吸锻炼，对吸烟者嘱其戒烟，防止或减轻术后呼吸道并发症的发生。对术前有肺部感染者，遵医嘱应用抗生素。

（8）保持病室干净整洁、空气新鲜，减少噪音，创造良好的休息环境。

（9）指导患者床上使用大、小便器，以适应排便方式的改变。

（10）讲解相关的疾病知识及术后注意事项。

（11）术前一日通知患者及家属不要随意离开病房，等待手术医生、麻醉医生的术前签字和手术室护士的访视。

（12）术前一日患者因手术紧张而睡眠不佳时，遵医嘱给予安眠药。

（13）术前日洗头、剪指甲、更换清洁衣服，术前日晚8时加测量体温、脉搏、呼吸，并询问患者有无不适，如患者有体温发热或女患者月经来潮等情况应及时通知医生。

（14）嘱患者夜间零时开始禁食、禁水。

（七）手术当日护理

（1）术日晨协助患者更衣，取下义齿、手表、首饰等，将贵重物品交给家属保管，戴腕带。

（2）排空小便，遵医嘱应用术前药物。

（3）准备病历、放射线片、CT片、MRI片及药品，与手术室人员共同核对，按手术交接单做好交接。

（4）参加手术的护理人员严格执行无菌技术操作规程、患者安全核查和消毒隔离制度，保障患者安全，严防差错事故。

（八）手术后护理

（1）做好术后护理评估：手术情况（手术方式、术中出血、输血、麻醉等）；神志、生命体征情况；疼痛及症状管理，切口引流情况；自理能力和活动耐受力；营养状况；心理状态；用药情况，药物的作用及副作用；安全管理。

（2）向医师及麻醉师了解手术中病人的情况。

（3）术后病人的搬移：尽量平稳，减少振动；注意保护伤口、引流管、输液管，防止滑脱或受污染。

（4）卧位：对麻醉未清醒者应有专人守护，去枕平卧，头偏向一侧。腰麻、硬膜外麻醉病人术后需平卧6h，至病人麻醉恢复，血压平稳。腹部手术后一般可取半卧位，头颈部及胸部手术后取半卧位或坐位。

（5）遵医嘱给予心电监护，监测生命体征并记录，发现异常及时报告医生，并配合医生进行抢救与治疗。

（6）管道护理：保持各种引流管的通畅，经常挤压引流管，防止扭曲、受压、阻塞，妥善固定防止脱落，及时观察引流液的性质和量并记录。

（7）观察手术伤口有无渗血、渗液，敷料有无脱落及感染等情况，保持伤口部位的清洁干燥。

（8）保持呼吸道通畅，及时清理呼吸道分泌物，遵医嘱给予氧气吸入。

（9）术后恢复饮食的时间，根据手术的大小及性质决定。

（10）遵医嘱给予静脉输液治疗。

（11）定时为患者翻身，观察病人的皮肤情况，杜绝压疮的发生。

（12）心理护理：祝贺病人手术成功，做好告知与解释工作，消除病人紧张的心理。

（13）疼痛的护理：有效控制疼痛，保证足够的睡眠，必要时遵医嘱应用止痛剂等。

（14）早期活动：手术后如无禁忌，应鼓励病人床上自主活动，协助翻身、叩背、活动肢体，鼓励深呼吸，病情许可的情况下可逐渐下床活动，预防静脉血栓的形成。

（15）做好基础护理。

五、知识技能应用

（一）外科刷手

【目的】

（1）去除手和手臂皮肤上的暂存菌和部分寄居菌。

（2）预防交叉感染。

【大流程】

准备—刷手—冲洗—擦手—消毒。

【小流程】

编号	操作步骤	操作要点
1	准备	（1）更换洗手衣裤，戴口罩、帽子 （2）用物准备：洗手液，无菌擦手巾，无菌手刷，外科手消毒液
2	刷手	（1）充分暴露上肢至肘上10cm （2）修剪指甲，用适量洗手液和流动水初步洗手至肘上10cm，冲净皂液，冲洗时指尖向上，肘部置于最低位，不得反流 （3）取无菌手刷 （4）取适量洗手液于无菌手刷毛面上 （5）按三节段（双手交替）刷手。顺序：先刷指尖、指缝、手掌、手背、环形刷腕部，同法刷对侧手；再螺旋刷前臂；最后刷肘部至肘上10cm （6）刷手时间3min，共刷3遍
3	冲洗	刷毕将手刷弃于水池内，用流动水冲净皂液，冲洗时注意指尖朝上，避免污染手部
4	擦干	（1）抓取无菌巾中心部位，擦干双手，然后将无菌巾对折呈三角形，底边置于腕部，角部向下，以另一只手拉对角向上顺势移动至肘上10cm，擦去水迹，不得回擦；将毛巾翻转，同法擦另一只手 （2）将擦手巾弃于固定容器内
5	消毒手臂	取适量外科手消毒液，搓揉双手至肘上10cm，再取适量外科手消毒液搓揉双手（按七步洗手法），待洗手液自行挥发至干燥。搓揉时间不能少于2~6min

编号	操作步骤	操作要点
6	保持无菌	（1）手、臂、肘部不可触及其他部位，如误触其他部位应视为污染，必须重新刷手 （2）手消毒后应双手合拢置于胸前，肘部抬高外展，远离身体，迅速进入手术间，以免污染

（二）穿脱无菌手术衣、戴无菌手套

【**目的**】保护患者及手术人员，预防切口感染，确保手术安全。

【**大流程**】准备—穿无菌手术衣—戴无菌手套—脱手术衣—脱手套。

【**小流程**】

编号	操作步骤	操作要点
1	准备	（1）换鞋，口罩严实，头发无外露 （2）指甲不过长、无污垢，无首饰 （3）上衣束于裤子内，内衣领不外露，衣袖卷至肘上 20cm
2	穿无菌手术衣	（1）外科刷手后，双手拱手，手臂自然干燥，双手不接触任何未消毒物品。双手位置不能高于肩部，不能低于腰部 （2）取无菌手术衣，选择宽敞处，一手提起手术衣衣领并抖开，手术衣内面朝向操作者，将手术衣向上轻掷的同时顺势将双手和前臂伸入衣袖内，并向前平行伸展，手提衣领自然抖开手术衣，拿取时不拖拉手术衣，勿使手术衣触碰其他物品或地面 （3）双手不高举、不放低、不朝向左右，动作不能太大，勿使手术衣触碰其他物品或地面 （4）巡回护士协助穿手术衣时不能触及穿衣者刷过的手臂，系好手术衣领带子
4	戴无菌手套	（1）选择与本人手的大小适合的手套 （2）由巡回护士打开手套外层包装，将手套及内层包装倒于无菌台，避免手套内包装污染 （3）取手套，只能捏住手套口的翻折部，不能用手接触手套外面 （4）右手插入手套套口的翻折部提到袖口之上，不露出手腕，使左手各手指尽量深地插入相应指筒末端 （5）将已戴手套的左手指插入右侧手套套口翻折部之下，将右侧手套拿稳，再将右手插入右侧手套内，最后将手套套口翻折部翻转包盖于手术衣的袖口上 （6）用消毒外用生理盐水洗净手套外面的滑石粉
3	脱无菌手术衣	（1）手术结束后，左手抓住右肩手术衣外面，自上拉下，使衣袖由里外翻 （2）同样方法拉下左肩，然后脱下手术衣，并使衣里外翻，保护手臂及洗手衣裤不被手术衣外面所污染，并将手术衣扔于指定地点
5	脱手套	（1）用戴手套的右手捏住左手套腕部外面翻转脱下 （2）用已脱下手套的左手插入右手套内，将其翻转脱下

11

六、课后练习

（一）选择题

1. 穿无菌衣和戴无菌手套后，必须保持无菌的部位是（　　）。

    A. 整个胸、腹、背部和双上肢　　　　　B. 整个颈肩、胸、腹、背部

    C. 腰部以上的前胸、后背和双上肢　　　D. 腰部以上的前胸和肩部

    E. 腰部以上的前胸、侧胸和双上肢

2. 手术区皮肤的消毒范围，应包括切口周围半径（　　）。

    A. 5cm　　　　　　　　B. 10cm　　　　　　　　C. 15cm

    D. 25cm　　　　　　　E. 30cm

3. 切开空腔脏器前，先用纱布垫保护周围组织的目的是（　　）。

    A. 防止水分蒸发过多　　B. 避免损伤空腔脏器　　C. 防止或减少污染

    D. 防止术后胃扩张　　　E. 防止术后腹胀

4. 手术室张护士拟做一台手术的巡回护士，其职责不包括（　　）。

    A. 核对病人姓名　　　　B. 向病人做解释和安慰　　C. 安置病人手术体位

    D. 管理器械台　　　　　E. 手术后整理手术器械

5. 器械护士甲在传递手术器械中错误的一项操作是（　　）。

    A. 将器械柄轻击手术者手掌

    B. 将器械柄尾端递给手术者

    C. 将手术刀锋端传递给手术者

    D. 将弯钳、弯剪之类弯曲部向上

    E. 以持针器夹住弯针中后 1/3 界线处

6. 王医生穿好无菌手术衣、戴好无菌手套后，其双手应该（　　）。

    A. 举在胸前　　　　　　B. 自然下垂　　　　　　C. 交叉放于腹部

    D. 交叉于腋下　　　　　E. 抱臂于胸前

7. 病人孙先生拟接受会阴部手术，其体位应安置于（　　）。

    A. 俯卧位　　　　　　　B. 膀胱截石位　　　　　C. 侧卧位

    D. 半坐位　　　　　　　E. 平卧位

8. 张医生在手术过程中不慎被缝针刺破手套，正确的做法是（　　）。

    A. 用 5% 碘伏擦拭　　　B. 更换手套　　　　　　C. 重新洗手更换手套

    D. 用 75% 乙醇消毒　　　E. 中止手术

9. 某病人，男性，23 岁。因阑尾穿孔行阑尾切除术后 1 周拆线，切口红肿，两天后红肿消退。该切口属于（　　）。

    A. Ⅱ类甲级　　　　　　B. Ⅱ类乙级　　　　　　C. Ⅲ类甲级

D. Ⅲ类乙级　　　　　　　E. Ⅲ类丙级

10. 某女性病人，65 岁，行胃癌根治术，术后第 8 天拆线，见切口愈合处有炎症反应，但未化脓。其愈合类型是（　　　）。

A. 甲级愈合　　　　　B. 乙级愈合　　　　　C. 丙级愈合

D. 丁级愈合　　　　　E. 不愈合

11. 某男，45 岁，在硬脊膜外腔麻醉下行右腹股沟斜缝修补术，术后病人回病室，给予安置的体位是（　　　）。

A. 去枕平卧　　　　　B. 半卧位　　　　　C. 侧卧位

D. 斜坡卧位　　　　　E. 平卧位

12. 某男，56 岁，上腹部术后第 6 天出现顽固性呃逆，应警惕的是（　　　）。

A. 切口感染　　　　　B. 肺不张　　　　　C. 膈下感染

D. 急性胃扩张　　　　E. 肠梗阻

13. 一手术间内正在进行一台腹部胃肠道手术。

（1）此类手术宜安排的洁净手术室级别是（　　　）。

A. Ⅰ级特别洁净手术室

B. Ⅱ级标准洁净手术室

C. Ⅲ级一般洁净手术室

D. Ⅳ级准洁净手术室

E. 普通手术室

（2）手术进行中，器械护士和巡回护士的共同职责是（　　　）。

A. 维持输液通畅　　　B. 随时调节灯光　　　C. 清点缝针和纱布

D. 协助手术者铺巾　　E. 传递手术器械

（3）手术切开胃肠道时应（　　　）。

A. 盐水纱布擦拭胃肠道

B. 手术者更换手套

C. 抗生素撒于胃肠道

D. 更换手术台无菌巾

E. 用纱布垫遮盖保护周围组织

（4）按无菌原则手术进行中的错误是（　　　）。

A. 器械桌应保持清洁干燥

B. 下坠超过手术床边缘以下的敷料及缝线等若未污染可取回使用

C. 手术床边缘以下的布单不可接触

D. 手术人员调换位置时，应背对背地调换

E. 若手套破损应立即更换

（5）手术结束后，正确的器械处理是（　　　）

A. 由巡回护士处理手术后器械

B. 去除血渍、油垢后用灭菌水冲净即可

C. 用于污染手术后的器械须焚烧处理

D. 腔镜类器械处理后垂直悬挂

E. 锐利、精细器械首选压力蒸汽灭菌

（二）病例分析题

某女，45 岁。因上腹部被汽车撞伤 3h 入院，急诊行剖腹探查术。现术后第 1 天，诉切口疼痛，腹胀。BP 120/90mmHg，P 96 次/min。

请问：

（1）术后疼痛程度的评估方法有哪些？

（2）如何处理该病人的切口疼痛？

（3）腹胀的处理措施有哪些？

（王　冰）

麻醉病人的护理

子项目（一） 局部麻醉病人的护理

一、学习目标

知识目标

1. 了解常用的局部麻醉（简称局麻）药和局麻方法。
2. 熟悉局麻前常用药物及用药的目的。
3. 掌握局麻病人常见的不良反应、预防措施和抢救措施。

能力目标

1. 能根据患者的具体情况判断局麻药的过敏反应和中毒反应。
2. 能遵医嘱对患者进行麻醉前评估和麻醉前准备。
3. 能够预防麻醉药的中毒反应。
4. 能配合医生对麻醉意外患者进行抢救。

二、学习重点和难点

重　点：局麻病人常见的过敏反应、中毒反应及预防措施。
难　点：局麻药物的分类和作用。

三、工作情境及任务

情境一：李某，46 岁，拟行"局麻下乳房纤维腺瘤切除术"。该患者有高血压心脏病和糖尿病病史多年，无药物过敏史。

任务一：请根据患者病情，对患者进行麻醉前病情评估。

任务二：患者还需要做什么检查？患者可能存在的护理问题有哪些？

任务三：患者病情评估后，如何准备麻醉物品？

任务四：为预防患者术前过度紧张，如何对麻醉患者进行心理护理？

情境二：王某，35 岁，行"区域麻醉下乳房脓肿切开引流术"，身体健康，无麻醉药过敏史，药物敏感实验阴性。注射丁卡因 50mg 后 6min，患者突然出现眩晕、寒战、烦躁，四肢抽搐、惊厥，并随之出现呼吸困难、血压下降、心率缓慢。

任务五：判断患者出现了什么情况，并分析该情况出现的可能原因。

任务六：针对患者的情况，应该采取的护理措施有哪些？

四、知识储备和理论学习

（一）常用局麻方法

1. 表面麻醉

表面麻醉指将渗透力强的局麻药与局部黏膜接触所产生的无痛状态。比法多用于眼、鼻腔、口腔、咽喉、气管、尿道、肛管等处的浅表手术或内镜检查，例如眼部用滴入法，咽喉、气管用喷雾法，尿道或肛管可用灌注给药。

2. 局部浸润麻醉

局部浸润麻醉指在手术切口及其周围组织分层注入局麻药，阻滞组织中神经末梢的传导功能，是应用最广的局麻方法。常用 0.5% 普鲁卡因或 0.25% ~ 0.5% 利多卡因。麻醉时先在切口一端进针至皮下注入药物形成一皮丘，经该皮丘的前缘再进针注药，如此反复形成连续皮丘。操作时病人只有第一次进针感疼痛，故称为"一针技术"。感染和肿瘤部位不适合用局部浸润麻醉。

3. 区域阻滞麻醉

此法围绕手术区，在其四周及底部注射局麻药，以阻滞进入手术区的神经干和神经末梢的传导功能。主要适用于体表肿块的切除术、组织活检及腹股沟疝修补术等。

4. 神经干及神经丛阻滞术

此法指将局麻药注射于神经干、丛、节的周围，暂时阻滞神经的传导功能，使之支配的区域无痛。常用的有颈丛、臂丛神经阻滞肋间神经和指（趾）神经阻滞等。

（二）常用局麻药

常用的局麻药有属于酯类的普鲁卡因、丁卡因，属于酰胺类的利多卡因、布比卡因等。它们的主要特点见下表。

常用局麻药的特点

局麻药	麻醉效力	显效时间 （min）	维持时间 （h）	渗透性	一次限量 （mg）
普鲁卡因	1	1～3	0.75～1	弱	1000
丁卡因	8	5～10	1～1.5	强	40（表面麻醉） 80（神经阻滞）
利多卡因	2	1～3	2～3	较强	100（表面麻醉） 400（局部浸润、神经阻滞）
布比卡因	6	5～10	3～7	强	150

注：维持时间指局部浸润麻醉的持续时间，麻醉效力以普鲁卡因为1。

（三）护理问题

（1）焦虑/恐惧：与担心会出现麻醉意外或麻醉产生后遗症有关。

（2）知识缺乏：缺乏麻醉相关知识以及对麻醉不良反应的认知。

（3）潜在并发症：局麻药毒性反应、呼吸循环功能抑制等。

（四）护理措施

1. 一般护理

局麻药物对机体影响较小，一般不需特殊护理。对术中用药多或手术时间过长的门诊手术病人，术后经观察无异常后方允许离院，并告知如有不适应随时就诊。

2. 局麻药物的不良反应及护理

局麻药物的不良反应包括全身不良反应和局部不良反应。全身不良反应包括过敏反应、中枢神经毒性反应和心脏毒性反应等；局部不良反应多是局麻药浓度过高或与神经接触时间过长导致。

3. 局麻药过敏反应及护理

过敏反应较少见，主要表现有荨麻疹、喉头水肿、哮喘、休克等。局麻药中，以酯类发生过敏反应的机会为多。使用普鲁卡因前应了解药物过敏史，并准备好肾上腺素和氧气等急救药品，皮试结果阴性者方可使用。一旦发生过敏反应，立即抗过敏处理，严重者立即皮下或静注肾上腺素，并予以皮质激素和抗组胺药物治疗。

4. 局麻药毒性反应及处理

毒性反应是指机体和组织器官对一定量局麻药所产生的不良反应或损害，其中以中毒反应多见。中毒反应是指单位时间内血中局麻药浓度超过机体的耐受力而引起的不良反应，严重者可致死。

（1）引起中毒反应的常见原因：局麻药过量；误注入血管；在血运丰富的部位注射，未加收缩血管的药物，药物吸收速度过快；病人耐受力差，如老年人等。

（2）临床表现：局麻药中毒时对中枢神经系统和心血管系统的影响最严重。轻者表现为兴奋、多语、谵妄、恶心、呕吐、面色苍白、心慌、抽搐；重者表现为抑制，出现昏睡、昏迷、心率减慢、血压下降、呼吸减慢，甚至呼吸、心跳停止。

（3）急救处理：立即停止用药，保持呼吸道通畅，吸氧，加强通气；对烦躁不安者可用地西泮 10～20mg 肌内注射或静脉注射，对惊厥、抽搐者用 2.5% 硫喷妥钠 1～2mg/kg 静脉注射；对低血压者可给予麻黄碱或间羟胺，对心率缓慢者给予阿托品；如呼吸、心跳停止，立即行心肺复苏术。

（4）预防中毒反应的措施：限定局麻药安全用量；注射前必须抽吸，无血液时方可注药；无禁忌时（四肢末梢部手术、高血压、冠心病患者禁用肾上腺素），药液中加入适量的肾上腺素，以减慢药物吸收速度；根据患者具体情况及用药部位适当减少药量；麻醉前注射镇静催眠药。

（五）监测病情

麻醉过程中注意监测生命体征，尤其是对在锁骨上和肋间进针做神经阻滞者，观察有无气胸等并发症的发生。

五、课后练习题

1. 苯巴比妥钠为局部麻醉前必需的用药，主要是因为它（　　）。

    A. 有镇静作用　　　　　　B. 有催眠作用　　　　　　C. 能减少呼吸道分泌

    D. 能减轻迷走神经反射　　E. 能预防局麻药中毒反应

2. 为防止全麻时患者呕吐和手术后腹胀，手术前禁食、禁饮的时间是（　　）。

    A. 4h 禁食，2h 禁水　　　B. 6h 禁食，4h 禁水　　　C. 8h 禁食，6h 禁水

    D. 10h 禁食，4h 禁水　　E. 12h 禁食，4～6h 禁水

3. 下列方法不属于局部麻醉的是（　　）。

    A. 表面麻醉　　　　　　　B. 局部浸润麻醉　　　　　C. 局域阻滞麻醉

    D. 吸入麻醉　　　　　　　E. 神经阻滞

4. 徐女士，准备在局部麻醉下行背部脂肪瘤切除术。术前饮食管理的要求是（　　）。

    A. 禁食 4h　　　　　　　B. 禁食 6h　　　　　　　C. 禁食 8h

    D. 禁食 24h　　　　　　E. 不必禁食

5. 椎管内麻醉术前使用阿托品的目的是（　　）。

    A. 预防呕吐　　　　　　　B. 镇静　　　　　　　　　C. 减弱迷走神经反射

D. 减轻内脏牵拉痛　　　　E. 减少胃肠道内腺体分泌

6. 一男性患者，30 岁，拟行阑尾切除术。术前常规禁食的时间不得少于（　　）。

A. 4h B. 14h C. 6h

D. 12h E. 8h

7. 某患者，男性，51 岁，诊断为左手食指脓性指头炎，拟在指神经阻滞下行切开引流术。下列护理措施中错误的是（　　）。

A. 常规麻醉前用药　　　B. 局麻药限量使用　　　C. 防止局麻药注入血管

D. 局麻药中加入适量肾上腺素　　　　E. 局麻药浓度不能过高

8. 张女士，56 岁，因左乳肿块在门诊手术室进行手术治疗。为防止局麻药中毒反应，下列措施正确的是（　　）。

A. 药物直接注入血管

B. 一次性给足量局麻药

C. 普鲁卡因中加少量肾上腺素

D. 发生毒性反应时应减少用药量

E. 虚弱患者对药物反应弱，应增加药量

（张华国）

子项目（二）　椎管内麻醉病人的护理

一、学习目标

知识目标

1. 了解蛛网膜下腔和硬脊膜外腔阻滞的概念及常用麻醉药。

2. 了解蛛网膜下腔和硬脊膜外腔阻滞的适应证和禁忌证。

3. 熟悉蛛网膜下腔和硬脊膜外腔阻滞的方法。

4. 掌握蛛网膜下腔和硬脊膜外腔阻滞的常见并发症。

能力目标

1. 能对病人进行麻醉前的评估和用药。

2. 能对病人进行麻醉前和麻醉后的心理护理，安慰病人。

3. 能配合医生进行蛛网膜下腔和硬脊膜外腔阻滞的实施。

4. 能进行椎管内麻醉并发症的观察、预防和处理。

二、学习重点和难点

重　点：椎管内麻醉的概念及常用麻醉药，椎管内麻醉适应证和禁忌证，椎管内麻醉并发症，椎管内麻醉病人的术前评估。

难　点：椎管内麻醉并发症的观察、预防和处理。

三、工作情境及任务

情境一：某患者，女性，45岁，腰麻下行"子宫肌瘤切除术"，麻醉中出现胸闷，随之出现心慌、烦躁、恶心呕吐，血压进行性下降，随后出现呼吸困难、心动过缓。

任务一：判断患者为什么会出现以上情况，分析该情况出现的原因可能有哪些。

情境二：某患者，男性，30岁，硬膜外麻醉中突然出现意识不清、血压下降、呼吸急促，并迅速出现昏迷、呼吸和心跳停止。

任务二：判断患者为什么会出现以上情况，分析该情况出现的原因可能有哪些。

情境三：某患者，女性，50岁，腰麻下行"子宫肌瘤切除术"后2天出现头痛，坐位加重，平卧缓解。患者生命体征稳定，无其他不适。

任务三：判断患者为什么会出现以上情况，分析该情况出现的原因可能有哪些。

四、知识储备和理论学习

椎管内麻醉是将局麻药注入椎管内的蛛网膜下腔或硬脊膜外腔，使脊神经根受到阻滞，使其支配的区域产生麻醉作用，是目前临床上常用的麻醉方法之一。麻醉中患者神志清醒，镇痛效果确切，肌肉松弛良好，但可引起一系列生理紊乱。

（一）蛛网膜下腔阻滞麻醉

将局部麻醉药注入蛛网膜下腔，阻滞脊神经根，称为蛛网膜下腔麻醉，简称腰麻。

1. 适应证

适用于下腹部、下肢及会阴肛门的手术。

2. 禁忌证

中枢神经系统疾病，如脑膜炎、脑炎、结核及肿瘤等；穿刺部位感染或败血症；心血管功能不全，如严重贫血、休克、心力衰竭、高血压、冠心病等；腹水或腹腔内巨大肿瘤；凝血机能障碍。

3. 穿刺方法

与腰穿方法相同。患者取侧卧位，背部与手术台的边缘平齐，两手抱膝，脊椎尽量弯曲，使腰椎棘突间隙加宽。穿刺点宜选择在腰椎 3～4 或 4～5 间隙，以免损伤脊髓。消毒皮肤，覆盖消毒巾，在穿刺点浸润麻醉，针尖经过皮肤、皮下、棘上韧带、棘间韧带、黄韧带而进入硬膜外腔，再向前推进，刺破硬脊膜和蛛网膜就进入蛛网膜下腔，注入药物后，配合体位可调节麻醉平面。

4. 常用药物

常用丁卡因、利多卡因和布比卡因。

（二）硬脊膜外腔阻滞

将局麻药注入硬脊膜外腔，阻滞脊神经根，使躯干的某一节段产生麻醉作用，称硬脊膜外腔阻滞，简称硬膜外阻滞或硬膜外麻醉。

1. 适应证

主要适用于腹部手术，亦可用于颈部、上肢、胸壁及下肢手术。

2. 禁忌证

凝血功能障碍者禁用，呼吸困难患者不宜选用颈、胸段硬膜外麻醉，其余同腰麻。

3. 穿刺方法

有单次法和连续法两种。单次法一次注入药量大，可控性小。连续法是将一塑料导管通过穿刺针留置在硬膜外腔，再通过导管分次注入局麻药，根据病情和手术需要掌握用药量，安全性大，麻醉时间又可按手术需求延长，是临床上最常用的一种方法。方法是用特制的勺状尖端硬膜外穿刺针，在麻醉范围中心椎间隙穿刺，成功后，插入导管退出穿刺针，将导管用胶布固定。先给试探药量，确认未误入蛛网膜下隙后追加剂量，按需要第二次或多次给药，维持麻醉效果。

4. 常用药物

常用药物为利多卡因和布比卡因。

（三）护理问题

（1）低效性呼吸型态：与麻醉平面过高有关。

（2）头痛：腰穿时脑脊液漏出导致颅内压降低有关。

（3）潜在并发症：全脊髓麻醉、尿潴留、头痛等。

（四）护理措施

1. 蛛网膜下腔阻滞麻醉病人的护理

（1）协助麻醉师为病人摆好体位，利于穿刺。

（2）穿刺注药后协助麻醉师为病人调节麻醉平面。

（3）严密监测生命体征变化，发现异常情况及时处理。

（4）并发症的观察与护理：

①血压下降：因阻滞麻醉区域的交感神经，导致阻滞区血管扩张，回心血量减少引起。应立即将双下肢抬高，增加回心血量；加快静脉输液速度以扩充血容量；必要时应用升压药物。

②头痛：多在麻醉作用消失后6~24h内出现，2~3天最剧烈，以枕部为主。一般2~3天内缓解，重者可持续一周至数周。其发生的主要原因：多次穿刺或穿刺针过粗，脑脊液从穿刺孔漏入硬膜外隙，导致颅内压下降。因此，麻醉后应常规去枕平卧6~8h，预防头痛的发生；出现头痛时，嘱患者平卧位，解释头痛原因，做好心理护理；注意补液以扩充血容量，必要时可向硬膜外腔注入中分子右旋糖酐15~30mL，以减少脑脊液外漏。

③呼吸抑制：胸段脊神经阻滞后，肋间肌麻痹，出现呼吸抑制。如麻醉平面过高阻滞了膈神经，使膈肌麻痹，呼吸停止，应立即做人工呼吸、气管内插管或机械通气，同时应注意循环功能并及时处理。

④恶心、呕吐：脑缺氧兴奋呕吐中枢，或术中牵拉兴奋迷走神经，导致胃肠蠕动增强，均可引起恶心、呕吐。应及时清理呕吐物，防止误吸或窒息。

⑤尿潴留：主要由于骶神经麻醉后，膀胱功能恢复晚引起，多见于肛门或会阴部手术后。发生尿潴留后应予下腹部热敷、听流水声等方法诱导排尿，无效时可导尿。

2. 硬脊膜外腔阻滞麻醉病人的护理

（1）协助麻醉师为病人摆好体位，利于穿刺。

（2）患者回到病房后平卧4~6h，生命体征平稳后取半卧位。

（3）严密监测生命体征变化，发现异常情况及时处理。

（4）并发症观察与护理：

①全脊髓麻醉：是硬膜外麻醉最严重的并发症。误将较大量的局麻药注入蛛网膜下腔，引起全脊髓麻醉。表现为患者注药后几分钟内出现进行性呼吸困难，若未及时发现和正确处理，易造成呼吸和心跳停止。一旦发生，应迅速气管内插管并行心肺脑复苏术。

②硬膜外血肿：硬膜外腔隙内有丰富的静脉丛，穿刺时可损伤出血，如患者凝血机制障碍则易形成血肿，严重者压迫脊髓导致截瘫。如患者术后出现下肢感觉、运动障碍等异常时应及时报告，尽量在血肿形成后8h内清除，如超过24h则很难恢复。

③其他：恶心呕吐、血压下降等并发症的观察及护理同腰麻。

（五）健康教育

（1）做好宣传教育，使病人和家属了解麻醉相关知识。

（2）麻醉恢复后，鼓励病人尽早活动。

五、知识技能应用

腰麻操作方法的实训：

（一）体位

取侧卧位，头前屈垫枕、背部贴近手术台边缘并与手术台平面垂直，双手抱膝，膝部贴腹和胸壁。若患肢不能屈曲，可取被动体位，健肢屈曲。肛门会阴部手术亦可取坐位，如"鞍麻"。

（二）穿刺点

一般选择 L3~4 或 L2~3，最高不得超过 L2~3，以免损伤脊髓。两侧髂嵴最高点的连线与脊柱相交处相当于 L3~4 棘突间隙或 L4 棘突。

（三）穿刺方法

先行皮肤消毒，上至肩胛下角，下至尾椎，两侧至腋后线。然后检查腰穿针与针芯是否匹配。在所选择的穿刺点棘突间隙中点做局麻，左手拇指或拇、食指固定皮肤，右手持腰穿针垂直于皮肤进针，依次经皮肤、皮下组织、棘上和棘间韧带。待穿刺针固定后，改双手进针，第一次阻力消失表示针入硬脊膜外腔，第二次阻力消失表示针入蛛网膜下腔，抽去针芯见清澈脑脊液流出，此为直入穿刺法。也可使用侧入穿刺法：在棘突间隙中点旁开 1.5cm 处穿刺，穿刺针向中线倾斜，与皮肤成 75°角对准棘突间孔方向进针，经黄韧带、硬脊膜及蛛网膜进入蛛网膜下腔。此法适用于韧带钙化的老年人、棘突间隙不清的肥胖者或直入法穿刺失败的病人。然后将配制好的局麻药液缓慢注入，一般 10~30 秒注完后退针，用创可贴或敷料覆盖穿刺点，患者缓慢地改平卧位。

（四）调节平面

影响麻醉平面的因素很多，如体位、用药剂量、浓度、容积、比重、注药速度、局麻药性能、穿刺针粗细、斜面方向、脊柱弯曲以及病人的病理生理（如腹内压增高）等。其方法是根据体位调节，针刺皮肤试痛后观察运动神经麻痹情况来进行。用大比重溶液时，病人头端越低，麻醉平面越高。一般头低位不超过 15°，麻醉平面上升至所需高度时，即将头端放平，注药后 15min 阻滞平面固定。

六、课后练习

1. 硬膜外麻醉最严重的并发症是（　　）。

    A. 血压下降　　　　　　　　B. 血管扩张　　　　　　　　C. 尿潴留

    D. 全脊髓麻醉　　　　　　　E. 呼吸变慢

2. 某男，45 岁，腰麻注药后，先感胸闷，继而心慌、烦躁、恶心、呕吐，血压下降，随后呼吸困难。首先考虑为（　　）。

    A. 中毒反应　　　　　　　　B. 过敏反应　　　　　　　　C. 注射药物过快

D. 剂量过大　　　　　　E. 麻醉平面过高

3. 某女，42 岁，拟行阑尾切除术，在腰麻开始后不久，收缩压从麻醉前的 110mmHg 下降至 88mmHg。此时应从静脉输液中加入的药物是（　　　）。

A. 间轻胺　　　　　　　B. 麻黄碱　　　　　　　C. 肾上腺素

D. 多巴胺　　　　　　　E. 去甲肾上腺素

（张华国）

子项目（三）　全身麻醉病人的护理

一、学习目标

知识目标

1. 了解常用吸入全身麻醉药物、静脉全身麻醉药物及其药理知识。
2. 熟悉吸入麻醉、静脉麻醉的方法。
3. 熟悉全身麻醉的适应证和禁忌证。
4. 掌握全身麻醉病人的并发症及护理措施。

能力目标

1. 能对全麻患者进行病情评估。
2. 能判断全身麻醉常见并发症并协助医师处理。
3. 能对病人进行心理护理，安慰病人。

二、学习重点和难点

重　点：常用的麻醉药物，全身麻醉的分类和麻醉方法，全身麻醉的适应证和禁忌证，全身麻醉常见并发症的观察与处理。

难　点：全身麻醉的适应证和禁忌证，全身麻醉常见并发症的观察与处理。

三、工作情境及任务

情境一：某患者，女性，55 岁，全麻下行"甲状腺大部切除术"后半小时，出现呼吸有鼾声、呼吸急促、鼻翼扇动和三凹征。

任务一：患者术后发生了什么并发症？导致该并发症出现的原因是什么？

任务二：根据患者出现的并发症，给患者提供合适的护理措施。

任务三：应如何预防该并发症的发生？

情境二：某患者，男性，60 岁，急诊行"颅内血肿清除术"，拔除气管后转入麻醉复苏室，呼之能应。2h 后病人突然呕吐，并出现呼吸急促、烦躁不安、口唇轻度发绀，听诊肺部湿啰音。血气分析：PaO_2 68mmHg，$PaCO_2$ 43mmHg。

任务四：患者术后出现了何种并发症？导致并发症发生的原因有哪些？

任务五：如何对该患者实施急救护理？

任务六：如何预防该并发症的发生？

四、知识储备和理论学习

（一）全身麻醉的方法

1. 吸入麻醉

吸入麻醉指麻醉药经呼吸道吸入进入血循环，作用于中枢神经系统而产生麻醉作用。

（1）常用的麻醉药：

①氟烷：为无色透明液体，带有苹果香味；麻醉效能较强，麻醉诱导迅速，麻醉恢复快而舒适；对呼吸道无刺激性，不增加呼吸道分泌物，可松弛支气管平滑肌；增加心肌对儿茶酚胺的敏感性，故麻醉期间禁用肾上腺素和去甲肾上腺素。

②恩氟烷（安氟醚）：系无色透明液体；麻醉性能较强，诱导和苏醒快而舒适；对呼吸道无刺激性，不增加气道分泌，能扩张支气管；肌肉松弛良好。有癫痫史病人应慎用。

③异氟烷（异氟醚）：是安氟烷的异构体，理化性质与安氟醚相似。其麻醉性能强，对循环功能的影响比安氟醚更小，肌松作用较强。

④氧化亚氮（笑气）：是无色、无刺激性的气体麻醉药，以液态贮于高压钢瓶内。其麻醉作用较弱，很少单独应用，为复合麻醉中最常用的辅助药。

（2）麻醉方法：吸入麻醉以气管内麻醉最为常用，将特制的气管导管通过口腔或鼻腔插入气管内，经导管吸入麻醉药产生麻醉作用。其优点是麻醉深度易于控制；能确保呼吸道通畅，进行有效的人工或机械通气。

2. 静脉麻醉

将麻醉药注入静脉，作用于中枢神经系统而产生全麻状态称静脉麻醉。

（1）常用的麻醉药：

①硫喷妥钠：为超短效巴比妥类药，对中枢神经有强烈而短暂的抑制作用，但镇痛效能差，对呼吸中枢有明显的抑制作用，易发生喉痉挛及支气管痉挛。硫喷妥钠适用于全麻诱导、短小手术全麻、基础麻醉及抗惊厥治疗等。

②氯胺酮：是一速效、短效的静脉麻醉药，主要选择性地抑制大脑联络径路和丘脑—新皮质系统，兴奋边缘系统，对脑干网络结构影响较轻。其临床表现为痛觉丧失，意识模糊，似醒非醒，睁眼，对环境变化无反应；可引起血压上升、心率增快等反应，可使唾液、支气管分泌物增加，苏醒期常有兴奋和幻觉现象。

氯胺酮麻醉单用只适合于短小及浅表手术，更多用于复合麻醉。

③羟丁酸钠：是中枢神经的抑制性介质 γ－氨基丁酸的中间代谢产物，主要抑制大脑皮质、海马回和边缘系统，产生类似自然睡眠的麻醉状态，无镇痛作用。本药毒性极小，常用作麻醉诱导和复合麻醉，对心肺肝肾功能的影响均小，尤适于危重、休克及颅内手术病人的复合麻醉。

（2）静脉麻醉，诱导迅速，操作简单，用于吸入麻醉前的诱导或小型时间短的手术。静脉麻醉药除氯胺酮外，镇痛作用均不强，肌肉松弛效果差，若用量不当易导致呼吸、循环抑制。

3. 复合麻醉

复合麻醉指将不同麻醉药物、不同麻醉方法互相配合应用、取长补短，以发挥药物协同效应，减少每种药物用量及副作用，从而达到提高麻醉效果、保证病人安全和手术顺利进行的目的，是当前临床应用最广的一种方法。复合麻醉分为全静脉复合麻醉和静吸复合麻醉。

（二）护理问题

（1）有窒息的危险：与舌根后坠、喉痉挛、喉头水肿及呕吐物误吸有关。

（2）有外伤的危险：与麻醉恢复期躁动不安有关。

（3）体温过低：与手术中控制体温及大量输血、输液有关。

（4）急性意识模糊/混乱：与麻醉药物应用及手术有关。

（三）护理措施

1. 并发症的观察及护理

（1）呕吐与误吸：全麻时易发生呕吐或反流造成误吸，导致吸入性肺炎或窒息，为全麻主要危险之一。常发生于饱食后、腹内压增高（如肠梗阻、产妇）等病人。因此，应严密观察病情，及时发现先兆，呕吐时立即将患者身体上半部放低，头偏向一侧，以利呕吐物排出，及时清除口、鼻腔内的呕吐物，如有呕吐物进入呼吸道，应彻底清除。

（2）上呼吸道梗阻：常见原因是舌后坠及咽喉部分泌物积聚，表现为吸气性呼吸困难，舌后坠时可听到鼾声，常出现三凹症。一旦发生，应托起患者下颌，置入口咽通气管或将舌拉出，及时吸除分泌物，保持呼吸道通畅。其他因素诱发喉痉挛所致上呼吸道梗阻时，应立即去除诱发因素，加压给氧；必要时经环甲膜穿刺置管。

（3）下呼吸道梗阻：常因气管、支气管内分泌物积聚引起。其有效措施是吸净分泌物，吸氧，及时给予氨茶碱、氢化可的松等药物，必要时呼吸机辅助呼吸。

（4）高血压：是全身麻醉中最常见的并发症。除原发性高血压者外，多与麻醉浅、镇痛药用量不足、未能及时控制手术对机体引起的强烈刺激反应有关。术中应加强监测，当血压高于140/90mmHg时，应及时处理，如加深麻醉、应用降压药物和其他心血管药物。

（5）低血压：失血、失液过多而血容量补充不足及麻醉过深等是引起低血压的主要原因，应及时调整麻醉深度，有效止血，补充血容量；术中刺激迷走神经可引起反射性血压下降及心率减慢，必要时暂停手术刺激。

（6）呼吸暂停：多见于未行气管插管的静脉全身麻醉者，尤其是使用硫喷妥钠、氯胺酮等药物施行的小手术患者，表现为胸腹部无呼吸动作、发绀等。一旦发生，立即行人工呼吸急救。

（7）心脏停搏与心室纤颤：是多种原因引起的麻醉和手术中最严重的并发症。多见于原有器质性心脏病、休克、高钾血症等患者，在麻醉深度控制不当、手术牵拉内脏等诱发下发生。一旦发生，立即进行心肺脑复苏。

2. 麻醉恢复期护理

全身麻醉恢复过程中，随时可出现呼吸、循环等方面的异常，因此必须重视麻醉恢复期护理。患者在清醒前进入麻醉恢复室，应密切监测病情，发现异常及时处理。

（1）了解一般情况，包括麻醉方法、手术方式、术中情况、伤口敷料及各种引流管道情况。

（2）体位：除特殊医嘱外，一般采取去枕平卧，头偏向一侧。

（3）保持呼吸道通畅。

（4）监测病情。专人护理，每15~30min测量生命体征并做好记录。

（5）防止损伤。保证病人安全，防止管道脱落或坠床等意外发生。

（6）评估患者麻醉恢复情况。严密观察病人，病人达到以下标准可转回病房：神志清醒，有定向力，能正确回答问题；呼吸平稳，能深呼吸及咳嗽，$SaO_2 > 95\%$；血压、脉搏平稳，心电图无严重心律失常和ST-T波改变。

五、知识技能操作

气管切开的护理操作流程图

操作流程	要点说明

核对
医嘱，患者的床号、姓名

评估 患者的病情、意识状态、呼吸、血氧饱和度、合作程度、痰液的黏稠度和量	1. 气管切开伤口渗血较多时应及时更换敷料 2. 痰液黏稠者可雾化吸入以稀释痰液

↓

告知 气管切开护理的目的，操作过程可能出现的不适，教会患者配合的方法	鼓励咳嗽能力强的患者尽力将痰液咳出气管套管口，以减轻气道深部吸痰造成的痛苦

↓

准备
1. 操作者：洗手，戴口罩
2. 环境：清洁、舒适
3. 用物：备用的套管内套、无菌敷料等
4. 患者：半坐卧位、去枕或后仰

↓

实施 1. 更换消毒气管内套 　（1）吸痰：先吸气道再吸口鼻腔的痰液 　（2）取出内套：把内套缺口旋至外套固定点，顺套管弧度方向取出 　（3）更换内套：将消毒好的另一内套放回气道套管内 　（4）消毒内套：将患者更换取出的内套清洗后消毒备用 2. 气管切开处伤口换药 　（1）揭开旧敷料 　（2）用0.9%氯化钠溶液清洗后再用酒精棉球消毒伤口周围的皮肤和套管翼 　（3）将敷料及凡士林纱布覆盖伤口 　（4）按医嘱气管内滴药 3. 单层湿纱布盖住气管套管口 4. 检查气管套管固定是否妥善 5. 整理：患者体位舒适，用物分类放置	1. 气管内套定时更换，防止痰液血块阻塞，痰液黏稠者要缩短更换时间 2. 从消毒液取出的内套需用无菌0.9%氯化钠溶液冲洗干净后方可使用 3. 内套管的清洗要仔细，彻底清除管内的积痰和血块 4. 金属套管可用煮沸法消毒，硅胶管禁煮沸 5. 清洁伤口自内向外消毒，感染性伤口自外向内消毒 6. 气管内滴药避免使用注射器，防止针头掉进气管

↓

观察与记录 1. 患者的呼吸、血氧饱和度、痰液颜色性质和量 2. 气管切开伤口情况，套管是否通畅	→	观察套管是否通畅：可用棉丝放于气管套管口旁，棉丝应随呼吸上下飘动，否则应立即查找阻塞的原因

六、课后练习

1. 患者，男性，67 岁，因右肺肺癌需行右肺切除手术。其麻醉方式应采取（　　）。

    A. 硬膜外麻醉

    B. 基础麻醉加局部麻醉

    C. 静脉给药的全身麻醉

    D. 特制面罩给药的吸入性全身麻醉

    E. 气管内插管给药的吸入性全身麻醉

2. 丁女士，30 岁，全麻下开颅手术，术后已清醒，应采取的卧位是（　　）。

    A. 半卧位　　　　　　　　B. 平卧位　　　　　　　　C. 头高斜坡位

    D. 平卧头转向一侧　　　　E. 侧卧位

3. 王先生，55 岁，全麻术后未清醒，突然出现鼾声，原因是（　　）。

    A. 呼吸道被痰堵塞　　　　B. 舌后坠　　　　　　　　C. 喉痉挛

    D. 即将醒来　　　　　　　E. 以上都不是

4. 石先生，50 岁，无吸烟史和肺部疾病史，因右半结肠肠癌在全麻下行右半结肠切除术。术后患者麻醉未清醒，呼吸时出现鼾声。此时首先采取的措施是（　　）。

    A. 观察病情　　　　　　　B. 气管插管　　　　　　　C. 环甲膜穿刺

    D. 托起患者下颌　　　　　E. 吸痰

（张华国）

损伤病人的护理

子项目（一） 烧伤病人的护理

一、学习目标

知识目标

1. 了解烧伤的概念及常见的病因。

2. 掌握烧伤的分类方法，明确三度四分法各个分度的典型特点，以及轻度、中度、重度和特重度烧伤的划分。

3. 掌握烧伤面积的估计，学会中国九分法及手掌法，能根据病人的病情正确计算烧伤面积。

4. 熟悉烧伤的病理生理，能够说出烧伤急性渗出期、急性感染期、修复期的典型特点。

5. 掌握烧伤的处理原则，包括现场急救、防止休克、创面处理和防治感染的具体措施。

6. 掌握烧伤补液量的计算，能够对模拟病人进行正确的补液量估计。

能力目标

1. 能够对烧伤病人进行护理评估并能提出相关护理诊断问题。

2. 能够对病人实施正确的护理措施，能够正确判断烧伤病人的病情变化。

3. 能够对特殊部位烧伤病人实施护理。

4. 能对烧伤并发症者进行观察和护理。

5. 能够对烧伤病人进行安全防火教育和健康指导。

二、学习重点和难点

重　点：烧伤病人的烧伤面积、深度、程度评估，烧伤病人的急救护理措施，烧伤休克期病人的液体疗法，烧伤创面的护理措施。

难　点：烧伤病人的烧伤面积、深度、程度评估，烧伤休克期病人的液体疗法。

三、工作情境及任务

情境一：患者，男，25岁，75kg，1h前洗澡时不慎掉入100℃热水池中，自述没有摔伤，自己很快爬上来，穿上衣服乘车来急诊室，自觉双下肢钝痛，其余伤处剧痛，经急诊处理后入院治疗。伤前身体健康，饮食及大小便正常。

体格检查：体温 36.8℃，脉搏 88 次/min，呼吸 22 次/min，血压 110/70mmHg，神志清楚，查体合作，痛苦面容，呼吸平稳，双肺呼吸音清晰，未闻及干湿啰音，心律齐，心脏各瓣膜听诊未闻及杂音，腹部平软，无压痛及反跳痛，肠鸣音正常。

专科检查：双手、双下肢、会阴全部烫伤，双前臂约一半烫伤，躯干散在约患者 5 个手掌面积大小创面，创面可见水泡，表皮剥脱，肿胀，淡黄色液体渗出，双侧大、小腿及双足创面基底红白相间，双手、会阴、双前臂及躯干创面基底潮红，渗出较多。

任务一：烧伤病人烧伤面积、烧伤深度评估

对该患者的烧伤面积和烧伤深度进行护理评估，通过面积和深度的评估，判断出该患者的烧伤程度。

任务二：烧伤患者的护理诊断问题

请提出该病人存在哪些护理问题，并能制定相关护理计划。

任务三：烧伤患者的液体疗法

请根据对该患者的护理评估，设计出对该患者的补液方案。

任务四：烧伤患者的创面处理

请按照不同的烧伤部位和烧伤程度，制定患者烧伤创面的护理措施。

情境二： 男性，26 岁，体重 50kg，在网吧上网时发生大火，头面部和双上肢烧伤，声音嘶哑，呼吸急促或困难、哮鸣音，鼻毛烧伤，口鼻有黑色分泌物。双上肢出现水疱，疱壁较小且疱壁较厚，痛觉迟钝，但有拔毛痛等症状。

任务五：现场快速评估病情

现场应如何对该患者进行病情快速评估？

任务六：现场护理问题

该病人烦躁不安，不停喊疼，口渴明显。作为急诊出诊护士，你在现场应协助医师做哪些处理？

任务七：吸入性损伤的护理措施

针对患者的吸入性损伤，为预防患者出现窒息，应从哪几个方面做好护理工作？

任务八：头面部烧伤的护理措施

入院后应如何对患者的头面部烧伤进行护理？

四、知识储备和理论学习

（一）烧伤面积评估

常用的计算方法有两种：中国九分法，即将全身体表面积划分为若干9%等份（见表3-1、图3-1）；手掌法，即病人五指并拢，一手掌面积作为体表面积的1%，适用于小面积或散在的创面。

计算烧伤面积时注意的问题：

（1）计算烧伤总面积时Ⅰ度烧伤不算入面积；面积要整数不要小数，小数可按照四舍五入的办法处理。

（2）计算烧伤面积记忆口诀：3　3　3，5　6　7，13　13　1，5　7　13　21。

表3-1　　　　　　　　　　　体表面积中国九分法

部位		占成人体表面积		占儿童体表面积
头 颈 发 部		3		
	面 部	3	9×1（9%）	9+（12-年龄）
	颈 部	3		
双上肢	双上臂	7		
	双前臂	6	9×2（18%）	9×2
	双 手	5		
躯 干	躯干前	13		
	躯干后	13	9×3（27%）	9×3
	会 阴	1		
双下肢	双 臀	5		
	双大腿	21	9×5+1（46%）	9×5+1-（12-年龄）
	双小腿	13		
	双 足	7		

注：该表以成年男性为标准，成年女性双足及双臀各为6%。

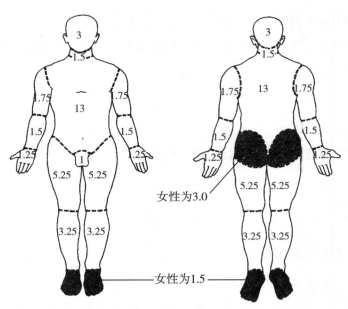

图 3-1 体表面积示意图

（二）烧伤深度的评估

目前常用三度四分法，具体分类及其特点见表 3-2。

表 3-2 　　　　　　　　　　　　烧伤的深度及其特点

烧伤分度		损伤深度	临床表现	愈合过程
一度（Ⅰ°）红斑型		达表皮浅层，生发层健在	局部发红，微肿、灼痛、无水疱	3~5天内痊愈，脱细屑，不留瘢痕
二度（Ⅱ°）水疱型	浅Ⅱ°	达真皮浅层，部分生发层健在	红、肿剧痛，出现大水疱，水疱皮薄、水疱内含血浆样黄色液体，水疱去除后创面鲜红、湿润、疼痛更剧、渗出多	如无感染约2周愈合。上皮再生依靠残留的生发层或毛囊上皮细胞，愈合后短期内可见痕迹或色素沉着，但不留瘢痕
	深Ⅱ°	达真皮深层，有附件残留	水疱小、皮厚，去除腐皮后，创面呈白中透红、红白相间或可见细小栓塞的血管网，创面渗出多，水肿明显，痛觉迟钝，拔毛试验微痛	由残存的毛囊、汗腺上皮细胞逐步生长使创面上皮化，一般需要3~4周愈合，可遗留瘢痕增生及挛缩畸形
三度（Ⅲ°）焦痂型		达皮肤全层，可包括皮下组织、肌肉、骨质	创面上形成的一层坏死组织称为焦痂，呈苍白色、黄白色、焦黄或焦黑色，呈皮革样，可见栓塞的皮下静脉网呈树枝状，创面痛觉消失，拔毛试验易拔出而不感疼痛	在伤后2~4周焦痂溶解脱落、形成肉芽创面，面积较大的多需植皮方可愈合，且常遗留瘢痕、挛缩畸形

（三）病情程度评估

目前仍采用1970年全国烧伤会议提出的标准：

（1）轻度烧伤：总面积9%以下的Ⅱ°烧伤。

（2）中度烧伤：总面积在10%～29%之间的Ⅱ°烧伤，或Ⅲ°烧伤面积10%以下。

（3）重度烧伤：总面积30%～49%，或Ⅲ°面积在10%～19%之间；总面积不足30%，但全身情况较重或已有休克、复合伤、中重度吸入性损伤者。

（4）特重烧伤：总面积50%以上，或Ⅲ°面积20%以上。

（四）病理生理及临床表现

一般将烧伤临床过程分为四期，各期之间相互交错。

1. 体液渗出期

在大面积烧伤时此期又称为休克期。烧伤无论深浅和面积的大小都会出现体液渗出，其速度以伤后6～12h内最快，持续36～48h。大面积烧伤时因渗出丢失大量的血浆样液体会导致低血容量性休克，是导致病人早期死亡的重要原因。

2. 急性感染期

除休克外，感染是对烧伤病人的又一大威胁。严重烧伤易致全身性感染，这是皮肤黏膜屏障作用丧失和机体抵抗力下降所致，是导致大面积烧伤病人死亡的主要原因。

3. 创面修复期

创面修复时间与烧伤创面的深度等因素有关。

4. 康复期

深度创面愈合后，可形成瘢痕，严重影响外观和功能，需要康复治疗。

（五）烧伤的现场急救

1. 灭"火"

要采取措施尽快灭"火"。热力致伤者，可用清洁水，如自来水（水温15～20℃）冷敷或浸泡创面，持续1/2～1h，以取出后不痛或稍痛为止，适用于中、小面积烧伤，特别是头、面、四肢。

（1）身上着火时，应迅速脱去燃烧的衣服，或就地卧倒，缓慢打滚压灭火焰，或跳入附近水池、河沟内灭火；也可用棉被、雨衣、毯子、雪或砂土压灭火焰。身上着火时，不要用手拍打，以免烧伤手部；忌奔跑，以免火更大；也不要大声喊叫，以免呼吸道烧伤。

（2）化学烧伤的急救：各种强酸、强碱烧及皮肤，应立即用水反复冲洗干净，尽快缩短化学剂接触皮肤的时间；石灰溅入眼内时，应先用干燥的纱布、手帕等擦去石灰颗粒，再用水冲洗。

2. 保护创面

灭火后必要时脱去患者衣服，或顺衣缝剪开，不要强行脱下以免撕脱损伤的皮肤；

将伤员安置于担架或适当的地方，可用各种现成的敷料作初期包扎，或用清洁的衣服、被单等覆盖创面，以保护创面，避免再污染或损伤；避免用有色药物涂抹，以防影响医师对伤情的判断。

3. 止痛

烧伤后疼痛是很剧烈的，必须及时给予止痛剂，如口服止痛片或注射派替啶等。合并呼吸道烧伤或颅脑损伤者忌用吗啡，以免抑制呼吸。

4. 补充液体

口服淡盐水或烧伤饮料（内含氯化钠、碳酸氢钠和苯巴比妥）。如病情严重，有条件时应及早静脉输液（可用等渗盐水）。切忌口服大量白水或单纯输入大量5%葡萄糖溶液，以免加重组织水肿。

5. 转送伤员

大面积烧伤病人最好在伤后4h内送达目的医院。如不能及时送到，应就地抗休克，待休克基本平稳后再转送。转送途中根据"KTV"原则进行：K（keep air way），保持气道通畅；T（transfusion），输血，输液；V（vital sign），生命体征。

（六）防治休克

补液疗法为防治休克的主要措施，补液量需根据烧伤的面积和病人的体重进行计算。

第一个24h补胶体液和晶体液总量（mL）= Ⅱ、Ⅲ°烧伤总面积×体重（kg）×1.5mL（儿童为1.8mL，婴儿为2.0mL），其中胶体液和晶体液比为1:2，再加上每日生理需要的水分2000mL（用5%葡萄糖，儿童60~80mL/kg，婴儿100mL/kg）。

第二个24h补胶体液和晶体液的量为第一个24h量的一半，生理需要量不变。

胶体液以血浆为主，Ⅲ°烧伤时补充部分全血，也可用低分子右旋糖酐、羟乙基淀粉等代替部分血浆；晶体液可用平衡盐或等渗盐水。

（七）创面的处理

1. 包扎疗法的护理

（1）适应证：适用于对四肢污染较轻、创面清洁的烧伤和躁动不合作者。此法便于护理和病人的移动或活动，有利于减轻创面疼痛，防止创面加深，预防创面感染，且有保温的作用。一定的压力可部分减少创面渗出、减轻创面水肿。此法不利于观察创面，也不适于头面颈、会阴等处创面处理。

（2）实施方法：创面经清创处理后，先敷几层药液纱布，其上再覆盖2~3cm厚、吸水性强的纱垫，然后以绷带由远端至近端均匀加压包扎，包扎压力要均匀，不宜过紧，注意显露指（趾）末端以观察血液循环，注意有无青紫、发凉、麻木、肿胀等情况。

（3）护理要点：抬高患肢；包扎时露出指（趾）尖，手指、脚趾间应分隔包扎，注意有无青紫、发凉、麻木、肿胀等情况，注意皮温和动脉搏动；敷料湿透后应及时更换；注意感染征象（体温、伤区疼痛、分泌物），及时更换敷料；经常变换受压部位，防止创面受压、潮湿；四肢、关节等部位的包扎应注意保持在防止挛缩的功能位。

2. 暴露疗法的护理

（1）适应证：适用于颜面、颈、会阴、臀及躯干烧伤，以及严重污染和已经发生感染的创面和大面积深度烧伤。

（2）实施方法：将烧伤创面暴露于温暖、干燥、不利于细菌生长繁殖的环境，不用敷料覆盖或包扎，使创面的渗液及坏死组织干燥成痂，以暂时保护创面，对深度烧伤则可抑制焦痂液化与糜烂。

（3）护理要点：病室应清洁舒适、温暖、干燥，注意病房的消毒隔离，室温30℃左右，注意局部保暖。每日定时翻身，每2小时1次，减少创面受压时间，并保持痂壳干燥、完整，勿使其裂开，每日检查痂壳，如发现痂下感染，立即去痂引流。接触创面处应铺无菌纱布、纱垫、床单，接触创面时应戴无菌手套。局部可结合使用电热吹风或远红外线辐射，热风温度为35～40℃。为使腋窝、会阴得到充分暴露，患者身体应尽量呈"大"字形。关节部位避免过度活动，防止痂皮破裂出血引起感染。注意严格无菌操作。

五、课后练习

（一）选择题

1. 吸入性烧伤患者的最危险并发症是（　　　）。

A. 感染　　　　　　　　B. 窒息　　　　　　　　C. 心衰

D. 败血症　　　　　　　E. 肺炎

2. 烧伤病人"体液不足"护理诊断的依据是（　　　）。

A. 创面有焦痂　　　　　B. 创面有感染　　　　　C. 创面渗出过多

D. 创面组织坏死较多　　E. 皮肤屏障作用受到破坏

3. 烧伤病人输液时，判断有效循环血量的最简便的观察指标是（　　　）。

A. 尿量　　　　　　　　B. 血压　　　　　　　　C. 脉搏

D. 呼吸　　　　　　　　E. 神志

4. 中国九分法计算烧伤面积，正确的是（　　　）。

A. 头、颈、面各4%　　　B. 躯干为26%　　　　　C. 双臂为5%

D. 双下肢为46%　　　　　E. 成年女性双足为9%

5. 关于暴露疗法对病室的要求，正确的说法是（　　　）。

A. 病室温度以28～32℃为宜，相对湿度70%左右

B. 病室温度以28～32℃为宜，相对湿度40%左右

C. 病室温度以 18～22℃ 为宜，相对湿度 40% 左右

D. 病室温度以 18～32℃ 为宜，相对湿度 30% 左右

E. 病室温度以 18～22℃ 为宜，相对湿度 70% 左右

6. 严重烧伤病人死亡的主要原因是（　　）。

    A. 低血容量休克　　　　　B. 感染　　　　　　　C. 肾衰

    D. 呼衰　　　　　　　　　E. 高钾血症

7. 重度烧伤后补液，晶、胶液体的比例（　　）。

    A. 一般为 1:2　　　　　　B. 一般为 1:1.5　　　　C. 一般为 2:0.5

    D. 一般为 1:1　　　　　　E. 广泛深度烧伤为 0.5:1

8. 大面积烧伤病人使用电解质溶液扩充血容量，应首选（　　）。

    A. 0.9% 氯化钠溶液　　　B. 5% 葡萄糖生理盐水　　C. 5% 碳酸氢钠溶液

    D. 平衡盐溶液　　　　　　E. 低分子右旋糖酐

9. 大面积烧伤休克期病人出现烦躁，多由于（　　）。

    A. 疼痛　　　　　　　　　B. 烧伤创面脓毒症　　　C. 血容量不足

    D. 心理因素　　　　　　　E. 中枢神经病变

10. 某女，5 岁小儿，头、面、颈及双上臂烧伤，烧伤面积为（　　）。

    A. 17%　　　　　　　　　B. 19%　　　　　　　　C. 21%

    D. 23%　　　　　　　　　E. 25%

（二）病例分析题

某男，48 岁，体重 60kg，锅炉工，不慎被烧伤，急诊入院。体检：血压 100/60mmHg，脉搏 102 次/min，胸腹部、双大腿、双小腿Ⅱ°烧伤，右足部及后背部约有 2 手掌面积大小的Ⅲ°烧伤。3 天后病人呕吐咖啡样胃内容物，偶有柏油样大便。

请分析：

1. 该病人属于何种程度的烧伤？伤后第一个 24h 补液量为多少？

2. 如何安排输入液体种类？

3. 怎样掌握输液速度？

4. 该病人可能发生了什么并发症？应对其采取哪些护理措施？

（王　冰）

子项目（二）　腹部损伤病人的护理

一、学习目标

知识目标

1. 掌握腹部损伤的病因、分类及流行病学。
2. 掌握实质性脏器损伤和空腔脏器损伤病人的临床表现、评估要点和常见护理问题。
3. 熟悉腹部损伤病人的急救原则和主要治疗措施。
4. 掌握对腹部损伤病人的护理措施。
5. 熟悉腹部常见脏器损伤病人的诊断和救治原则。

能力目标

1. 能对腹部损伤病人进行急救护理。
2. 能提出腹部损伤病人存在的护理问题。
3. 具有对腹部损伤病人的病情观察能力。
4. 能对腹部损伤病人提供正确的术前护理和术后护理。
5. 能对腹部损伤病人进行健康指导。

二、学习重点和难点

重　点：腹部损伤病人的病情评估；腹部损伤病人的急救护理措施，腹部空腔脏器损伤和实质脏器损伤病人的临床表现，腹部损伤病人的病情观察，腹部损伤病人并发症的预防和护理。

难　点：空腔脏器损伤和实质脏器损伤病人的诊断和急救要点，腹部损伤病人的病情观察。

三、工作情境及任务

情境一：患者，男性，25 岁，40min 前打架时被人用水果刀刺中腹部数刀。患者大量呕血，腹部可见多处刀伤，肠管外露于腹腔外，出血量较大。

任务一：开放性腹部损伤的伤情评估

作为 120 出诊护士，你在受伤现场应首先从哪几个方面对该患者实施伤情评估？

任务二：开放性腹部损伤的急救护理措施

经初步评估，患者 BP 70/50mmHg，脉率 170 次/min，神志不清，面色苍白，四肢冰冷。你应该如何协助医师对该病人进行施救？

情境二：某男，48 岁，餐后 1h，被马踢中上腹部，突感上腹部剧烈疼痛呈持续性刀割样，短时间内腹痛逐渐扩展至全腹，左上腹明显压痛、反跳痛、肌紧张。

任务三：闭合性腹部损伤的伤情评估

如果你作为该病人的责任护士，在术前短暂和宝贵的时间里，应主要从哪些方面进行评估？

任务四：急症手术的术前准备工作

经初步评估，该患者拟在全麻下行剖腹探查术。作为该病人的责任护士，你应做好哪些术前准备工作？

任务五：腹部损伤病人的辅助检查

入院后急诊医生为该病人开了两个检查项目：床边腹部正侧位片和床边腹部 B 超。因床边检查费用比普通检查高，病人和亲属感到非常不理解，找护士询问为何不能抬病人去做检查。作为责任护士，你应如何解释此两项检查的重要性和床边检查的必要性？

情境三：某男，25 岁，因拖拉机把手撞压上腹部疼痛 10h 入某县医院。X 线及 B 超检查无阳性结果，腹腔穿刺仅见少量淡血性液体，遂入院观察。在观察期间，病人家属反复要求给病人注射止痛药物。

任务六：腹部损伤病人病情观察期间止痛药使用原则

作为其责任护士，你应如何向病人解释止痛药的使用原则？

任务七：腹部损伤病人的病情观察

在病情观察期间，护士应重点观察哪些方面？病人出现哪些情况说明病情恶化，需及时向主管医生汇报？

情境四：某男，18 岁，被 2 吨重的龙门架击伤左腹部，诉胸闷、上腹部疼痛，咯血。检查：P 120 次/min，BP 80/55mmHg。腹部膨隆，全腹有压痛、反跳痛、肌紧张。腹腔穿刺抽出不凝固血液。疑为肝破裂、失血性休克，紧急行剖腹探查术。进腹后吸出积血 3000mL，见肝右叶有一 20cm×3cm 裂口。肝清创、止血，肝脏缝合后，放置腹腔引流管，关腹。3h 后病人清醒。

任务八：外科病人的液体疗法

对于该病人，术后如何维持体液平衡？

任务九：术后病情观察

对于该病人，术后观察的重点有哪些？

任务十：腹部损伤病人的心理护理

如何对该病人进行心理护理？

任务十一：腹部损伤病人术后并发症的观察和护理

该病人 7 天后，出现顽固性呃逆，体温 38.7℃，伤口未见明显红肿。你认为该病人可能出现了哪种术后并发症？如何护理？

任务十二：腹部损伤病人的健康教育

为预防该并发症的发生，应教育病人注意哪些问题？

四、知识储备和理论学习

（一）腹部的主要脏器

实质性脏器有肝脏、脾脏、胰腺、肾脏。

空腔脏器有胃、十二指肠、空肠、回肠、结肠、直肠、阑尾、膀胱。

常见的受损内脏依次为脾、肾、肝、胃、结肠等。胰、十二指肠、膈、直肠等由于解剖位置较深，损伤发生率低。

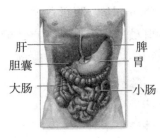

肝　　　脾
胆囊　　　胃
大肠　　　小肠

图 3 - 2

（二）腹部损伤的分类

（1）开放性损伤：根据腹膜是否穿透，分为穿透伤和非穿透伤。其中，投射物有入口和出口者为贯通伤，有入口而无出口者为非贯通伤（盲管伤）。

（2）闭合性损伤：体表无伤口。合并内脏伤时后果严重，易漏诊或误诊。

（三）病因及护理评估

1. 病因

（1）外力因素：腹部损伤的类型、严重程度、是否涉及腹腔内脏器、涉及哪些脏器等取决于暴力的强度、速度、受力部位、暴力的作用方向及作用方式等因素，因此在护理评估工作中应着重评估以上方面。

（2）内在因素：腹部损伤的具体情况除上述外力因素外，还受到腹部解剖病理特点和功能状态等内在因素的影响。如肝、脾、肾的组织结构脆弱、位置比较固定，受到暴力打击后，比其他内脏更容易破裂。

2. 腹部损伤病人的病情评估

（1）关键问题：是否内脏损伤。

（2）评估思路：腹部有无损伤—有无内脏损伤—哪类脏器损伤—哪个脏器损伤—有无剖腹探查指征。

（四）临床表现

1. 实质脏器伤

实质脏器指肝、脾、胰、肾等。此类损伤以腹腔内出血为主要表现。

（1）症状：

①腹痛：多呈持续性，一般不剧烈。腹膜刺激征并不剧烈。右半肝或脾损伤有时伴有肩背部放射痛。

②失血性休克：病人面色苍白，脉搏加快、细弱、脉压变小，严重时血压不稳定甚至休克。

（2）体征：腹肌紧张程度及压痛、反跳痛不严重，但可伴有明显腹胀和移动性浊音，但移动性浊音是内出血晚期体征，对早期诊断帮助不大。肝、脾包膜下破裂时可扪及腹部肿块。

2. 空腔脏器伤

空腔脏器指胃、肠、胆道、膀胱等。此类损伤以弥漫性腹膜炎为主要表现。

（1）症状：胃肠道、胆道、膀胱等破裂时，主要表现为弥漫性腹膜炎，病人出现持续性剧烈腹痛，伴恶心、呕吐，稍后出现体温升高、脉快、呼吸急促等全身性感染的表现，严重者可发生感染性休克。空腔脏器损伤也可有不同程度的出血，但出血量一般不大，常伴有不同程度的出血，如呕血、鲜红色血便等。

（2）体征：有典型腹膜刺激征，其程度与空腔脏器内容物不同有关，通常是胃液、胆汁、胰液刺激性最强，肠液次之。空腔脏器破裂后病人可有气腹征，腹腔内游离气体可致肝浊音界缩小或消失；可因肠麻痹而出现肠鸣音减弱或消失及腹胀等。

（五）辅助检查

1. 常用检查

常用检查有实验室检查和影像学检查（B超、X线检查、CT检查等）。

2. 诊断性腹腔穿刺术和腹腔灌洗术

诊断阳性率可达90%。

（1）诊断性腹腔穿刺术：病人向穿刺侧卧位，在局部麻醉下，选择脐和髂前上棘连线的中外1/3交界处或经脐水平线与腋前线相交处作为穿刺点，缓慢进针，刺穿腹膜。

注意：穿刺阴性时，不能排除内脏损伤的可能，应继续严密观察，必要时重复穿刺或改行腹腔灌洗。

（2）诊断性腹腔灌洗术：在腹中线上取穿刺点，方法同诊断性腹腔穿刺术。

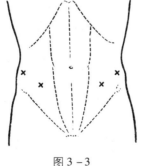

图3-3

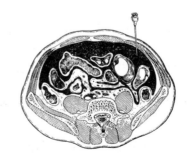

图3-4

符合以下任何一项者，为阳性结果：肉眼见灌洗液为血性、含胆汁、为肠内容物或证明是尿液；显微镜下，红细胞计数超过 $100 \times 10^9/L$ 或白细胞计数超过 $0.5 \times 10^9/L$；淀粉酶超过100（Somogyi）；涂片发现细菌。

（六）处理原则及护理措施

1. 腹部损伤病人的现场急救及护理

（1）首先处理危及生命的因素，如窒息、心搏骤停、开放性气胸和大出血等。

（2）开放性腹部损伤时，及时止血，用干净的纱布、毛巾、被单等包扎腹部伤口并固定。

（3）对已脱出的肠管，用消毒或清洁的器皿或用温开水浸湿的干净纱布覆盖保护，适当包扎后送医院抢救。

（4）切忌将脱出的内脏器官强行回纳腹腔，以免加重腹腔污染。

2. 术前护理要点

关键是要观察是否合并腹腔内脏器损伤，护理中应注意以下几点：

（1）休息和体位：绝对卧床休息，若病情平稳可取半卧位。

（2）观察要点：①生命体征的变化。②腹部检查：每30min检查一次。③血常规：疑有腹腔内出血者，每30~60min检查一次，动态了解红细胞计数、白细胞计数、血红蛋白和血细胞压积的变化，以判断腹腔内有无活动性出血。④其他：必要时复查B超等。

观察期间的注意事项：①不随意搬动患者，以免加重病情；②不注射止痛剂（诊断明确者除外），以免掩盖病情；③因腹部损伤病人可能有胃肠道穿孔或肠麻痹，故诊断未明确前应绝对禁食、禁水和禁灌肠。

（3）手术指征：出现以下情况时代表病人病情加重，需考虑手术治疗。

①腹痛和腹膜刺激征进行性加重或范围扩大；②肠鸣音逐渐减弱、消失或出现明显腹胀；③全身情况有恶化趋势，出现口渴、烦躁、脉率增快或体温及白细胞计数上升，血压由稳定转为不稳定甚至休克，经积极抗休克治疗情况不见好转反而继续恶化；④膈下见游离气体；⑤红细胞计数进行性下降；⑥腹腔穿刺抽得气体、不凝固血液、胆汁或胃肠内容物。

（4）完善术前准备：①必要时导尿；②协助做好各项检查、皮肤准备、药物过敏试验；③通知血库备血；④给予术前用药。

3. 术后护理

（1）常规护理：体位、病情观察、禁食、胃肠减压、静脉输液与用药、鼓励病人早期活动。

（2）腹腔引流护理：术后应正确连接引流装置，引流管应贴标签注明其名称、引流部位，妥善固定，保持引流通畅。普通引流袋每日更换，抗反流型引流袋可2~3日更换1次，更换时严格遵守无菌操作原则。引流管不能高于腹腔引流出口，以免引起逆行性感染。观察并记录引流液的性质和量，若发现引流液突然减少，病人伴有腹胀、发热，应及时检查官腔有无堵塞或引流管是否滑脱。

（3）术后并发症的观察和护理：腹腔内脏器损伤后的主要并发症是损伤部位的再出血、腹腔内感染和脓肿形成。

①内出血：多取平卧位，禁止随意搬动病人，以免诱发或加重出血；密切观察和记

录生命体征及面色、神志、末梢循环情况，观察腹痛的性质、持续时间和辅助检查结果的变化。若病人腹痛缓解后又突然加剧，同时出现烦躁、面色苍白、肢端温度下降、呼吸及脉搏增快、血压不稳或下降等表现，腹腔引流管间断或持续引流出鲜红色血液，血红蛋白和血细胞比容降低，常提示腹腔内有活动性出血。一旦出现以上情况，通知医师并协助处理。

②腹腔脓肿：剖腹探查术后数日，病人体温持续不退或下降后又升高，伴有腹胀、腹痛、呃逆、直肠或膀胱刺激症状，辅助检查血白细胞计数和中性粒细胞比例明显升高，多提示腹腔脓肿形成。伴有腹腔感染者可见腹腔引流管引流出较多浑浊液体，或有异味。主要护理措施：合理使用抗生素；对较大脓肿，多采用经皮穿刺置管引流或手术切开引流；盆腔脓肿较小或未形成时，应用40℃左右水保留灌肠或采用物理透热等疗法；给予病人高蛋白、高热量、高维生素饮食或肠内外营养治疗。

五、知识技能应用

（一）腹腔脏器脱出的现场急救护理流程

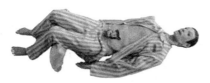

图 3 - 5

切忌将脏器回纳入腹腔，以免加重腹腔感染

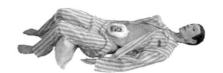

图 3 - 6

用干净的湿纱布将脱出脏器覆盖

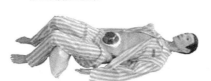

图 3 - 7

用干净器皿将脱出脏器进行覆盖

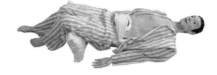

图 3 - 8

适当包扎后送医院进一步抢救

（二）腹腔引流护理

【目的】

腹腔引流管在腹腔外科手术中极为重要。医生根据手术需要，在腹腔内脏器吻合处或脏器切除后在脏器窝内放置硅胶橡皮引流管，目的是将渗出液引出体外，减少毒素吸收，相当于医生留在病人腹腔内的一双眼睛，随时观察有无吻合口出血和漏的发生，及时给予相应的处置。因为腹腔引流管可有效引出渗出液，及时发现病情的变化，所以对腹腔引流管进行有效护理极为重要。

【大流程】

核对评估—准备用物—更换引流袋—整理记录。

【小流程】

编号	操作步骤	操作要点
1	核对医嘱	双人核对医嘱和执行单，准确无误
2	评估解释	（1）评估患者的病情、意识、合作程度、生命体征及腹部体征情况，了解手术方式，管道留置的时间、长度、是否通畅，伤口敷料有无渗出液，引流液的量、色、性状 （2）向患者解释引流管护理的目的，取得配合 （3）环境安全、光线充足适于操作
3	准备用物	治疗车：安尔碘、无菌棉签、无菌手套1副、无菌纱布2块、无菌引流袋1个、防水垫1块、洗手液、口罩弯盘、止血钳、胶带、安全别针、治疗盘、黄色垃圾桶、量筒
4	洗手、戴口罩	按规定方法洗手、戴口罩
5	再次核对	携用物至病房，核对患者姓名，做好解释
6	更换引流袋	（1）协助患者半卧位或平卧位 （2）充分暴露引流管，将防水垫置于引流管下方，放置弯盘，戴手套 （3）止血钳夹闭引流管近端，取出新引流袋备用 （4）在无菌纱布的保护下分离引流袋与引流管 （5）消毒棉签沿引流管内口由内向外消毒2遍 （6）在无菌纱布的保护下将新的引流袋与引流管连接 （7）取下止血钳，观察引流是否通畅 （8）将换下引流袋中的引流液倒入量筒里，计量 （9）引流袋弃于黄色垃圾桶 （10）脱手套
7	固定	（1）将引流管用胶带S形固定于皮肤，防止滑脱 （2）连接管用安全别针固定于衣服或床单上
8	整理记录	（1）整理用物，分类放置 （2）洗手，正确记录引流液色、质、量
9	健康教育	（1）告知患者更换体位或下床活动时保护引流管的措施 （2）告知患者引流管勿打折、牵拉，避免脱出，活动时引流袋位置必须低于切口平面。如无特殊禁忌，保持半卧位，利于引流

六、课后练习

（一）选择题

1. 腹部外伤合并出血性休克，主要的处理原则是（　　　）。

　　A. 快速补充液体

　　B. 给予大量镇静药物

　　C. 积极治疗休克的同时进行手术探查止血

　　D. 主要为输血以补充血容量

　　E. 应用大量抗生素控制感染

2. 某患者上腹部被汽车撞伤 4h，面色苍白，四肢湿冷，血压 80/50mmHg，脉搏 140 次/min，出现腹膜刺激征及移动性浊音。首先应考虑（　　）。

　　A. 胃破裂　　　　　　　　B. 十二指肠破裂　　　　　　C. 肝、脾破裂

　　D. 严重腹壁软组织挫伤　　E. 腹膜后血肿

3. 某男，42 岁，因严重交通事故，致全身多发性损伤。其急救措施不包括（　　）。

　　A. 首先处理危及生命的损伤

　　B. 脱出的肠管应及时还纳

　　C. 置病人于恰当的体位

　　D. 及时包扎损伤部位

　　E. 对腹腔内脏破裂出血者应在抗休克同时手术止血

4. 某男，48 岁，餐后 1h，被马踢中上腹部后，突感上腹部剧烈疼痛呈持续性刀割样，短时间内腹痛逐渐扩展至全腹，左上腹明显压痛、反跳痛、肌紧张。腹腔穿刺抽出不凝固血。

　　（1）应首先考虑（　　）。

　　A. 胃穿孔　　　　　　　　B. 肾破裂　　　　　　　　　C. 脾破裂

　　D. 结肠破裂　　　　　　　E. 肝破裂

　　（2）为进一步明确诊断，宜选择的辅助检查是（　　）。

　　A. B 超　　　　　　　　　B. 实验室检查　　　　　　　C. 腹腔穿刺

　　D. MRI 检查　　　　　　　E. CT 检查

　　（3）该病人目前最主要的护理诊断为（　　）。

　　A. 体液不足　　　　　　　B. 焦虑　　　　　　　　　　C. 体液过多

　　D. 疼痛　　　　　　　　　E. 躯体移动障碍

　　（4）为缓解腹痛应首先采取的卧位是（　　）。

　　A. 平卧位　　　　　　　　B. 仰卧屈膝位　　　　　　　C. 头高脚低位

　　D. 头低脚高位　　　　　　E. 半卧位

　　（5）为尽快减少消化液的刺激，首选的护理措施应为（　　）。

　　A. 禁食和胃肠减压　　　　B. 避免随意搬动病人　　　　C. 禁灌肠

　　D. 慎用止痛剂　　　　　　E. CT 检查仰卧屈膝位

（二）病例分析题

某患者，男性，44 岁。腹外伤 1h 入院，自述腹痛。检查：P 112 次/min，BP 80/

60mmHg。面色苍白、四肢湿冷。腹膨隆，全腹压痛反跳痛，左上腹叩击痛（＋），移动性浊音（＋），肝浊音界存在，肠鸣音稍弱。右下腹穿刺，抽出不凝固腹腔积血1mL。

1. 对该病人诊断为何损伤？
2. 应如何进行急救处理？

（王　冰）

子项目（三）　胸部损伤病人的护理

一、学习目标

知识目标

1. 了解胸部损伤的病因、病理生理。
2. 掌握胸部损伤的临床表现。
3. 了解胸部损伤的治疗原则。
4. 熟悉各种胸部损伤的典型表现、对机体的影响及治疗原则。
5. 熟悉胸腔闭式引流的护理要点。
6. 掌握胸部损伤患者的护理措施和健康指导。

能力目标

1. 能对胸部损伤病人进行评估。
2. 能提出胸部损伤病人存在的护理问题。
3. 能对胸部损伤病人实施护理措施。
4. 能对胸部损伤病人提供健康指导。

二、学习重点和难点

重　点：多根多处肋骨骨折、开放性气胸、张力性气胸的急救措施，进行性血胸的病情观察要点，胸腔闭式引流的护理措施和观察要点。

难　点：开放性气胸、张力性气胸的病理生理改变，胸腔闭式引流的原理和护理要点。

三、工作情境及任务

情境一：急诊室，一位年轻的男性患者，因车祸被送入院，患者呈痛苦面容，面色苍白，口唇发绀，呼吸急促，手按右侧胸部，痛苦地呻吟。

任务一：胸部损伤的护理评估

作为值班护士，你在医生未到场的情况下应做好哪些工作？为进一步收集资料，你需要对患者进行哪些方面的评估？

任务二：胸腔闭式引流的护理措施

评估发现，患者 20min 前在上班路上被汽车撞伤右胸部，伤后出现气促、呼吸困难，口唇发绀，遂被送入院。目前病人神志清楚，但表现极度不安，有死亡威胁感，主诉胸痛并随体位变动，咳嗽加重。体检：体温 37.5℃，脉搏 100 次/min，血压 95/60mmHg。胸壁塌陷、软化，无伤口，吸气时胸壁向内凹陷，呼气时软化的胸壁向外突出，胸壁皮下气肿，有压痛；右侧胸壁饱满，叩诊呈鼓音，听诊呼吸音减弱，气管向健侧移位。X 线显示多根多处肋骨骨折，患侧肺萎陷 60%，胸膜腔内大量积气。诊断为右胸部损伤、肋骨骨折、闭合性气胸。为缓解患者呼吸困难状况，对患者实施了胸壁加压包扎及胸腔闭式引流。

你认为患者可能存在哪些护理问题？应该如何护理患者？请做好胸腔闭式引流的护理。

任务三：胸部损伤病人的出院指导

患者入院后经积极治疗，患肺已复张良好，病人无呼吸困难，胸腔闭式引流已拔除，拟于明日出院。请做好病人的出院护理。

情境二：某男，25 岁，因车祸致右侧胸部损伤，1h 后送至急诊室，血压 100/70mmHg，呼吸困难，发绀，右胸明显压痛，可扪及骨擦感，右肺呼吸音低，叩诊呈浊音。

任务四：血胸的伤情评估

作为该病人的责任护士，在术前短暂和宝贵的时间里，你应主要从哪些方面进行评估？

任务五：损伤性血胸的病情观察

经初步评估，该患者被诊断为损伤性血胸，经医生初步处理后留院观察。作为其责任护士，你在该病人的病情观察期间应注意哪些问题？出现哪些征象提示患者的血胸为进行性血胸？

情境三： 某男，28 岁，右胸外伤后肋骨骨折，极度呼吸困难，发绀，烦躁不安。体检：脉搏细速，血压 80/60mmHg，皮肤湿冷，气管左移，颈静脉充盈，头颈部和右胸皮下气肿，右胸廓饱满，肋间隙增宽，呼吸幅度降低，叩诊呈鼓音，右肺呼吸音消失。诊断为休克、张力性气胸。

任务六： 张力性气胸的现场急救

作为急诊护士，你在患者受伤现场应如何对其施行急救？

任务七： 张力性气胸病人的转运

该病人在转运入院的途中应做好哪些护理措施？

五、知识储备和理论学习

（一）胸膜及胸膜腔的解剖概要

1. 胸膜

胸膜是附着于胸壁内面和覆盖在肺表面的浆膜，包括脏层胸膜和壁层胸膜。壁层胸膜在肺门与脏胸膜相连接，二者相互移行，形成左右两个互不相通的胸膜腔。

2. 胸膜腔

胸膜腔为一密封的腔隙，其内有少量浆液起润滑作用。腔内保持 −8 ~ 0cm 水柱的压力。吸气时负压增大，呼气时减小；稳定的负压对维持正常的呼吸至关重要，且能防止肺萎缩。两侧胸膜腔压力的平衡是纵膈位置恒定居中的根本保证。（图 3 − 9）

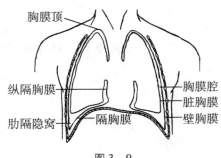

图 3 − 9

（二）损伤性气胸的分类

胸膜腔内积气称为气胸。在胸部损伤中，气胸的发生率仅次于肋骨骨折。

分类：闭合性气胸、开放性气胸、张力性气胸。

（三）闭合性气胸

多是肋骨骨折的并发症，空气进入胸膜腔后，伤道立即闭合，不再有气体进入胸膜腔。此类气胸抵消胸膜腔内负压，使伤侧肺部分萎缩。

1. 临床表现及诊断

（1）小量气胸：肺萎缩在30%以内者，无明显症状。

（2）大量气胸：患者可出现胸闷、胸痛和气促等。气管向健侧移位，伤侧肺部叩诊鼓音，听诊呼吸音减弱。

（3）X线：可显示不同程度的肺萎缩和胸膜腔内积气。

2. 治疗

小量气胸不需要治疗，1~2周自行吸收。对大量气胸，在锁骨中线第二肋间行胸膜腔穿刺抽气，必要时行胸膜腔闭式引流术，促进肺复张，同时应用抗生素预防感染。

（四）开放性气胸

胸壁穿透性损伤使胸膜腔与外界相通，空气随呼吸运动经伤口自由出入胸膜腔称为开放性气胸。

1. 病理生理

（1）伤侧胸膜腔内负压消失。开放性气胸胸膜腔内压力等于外界大气压，伤侧肺完全受压萎缩，纵隔向健侧移位，健侧肺也受压。

（2）纵隔扑动。吸气时，健侧胸膜腔负压升高，与伤侧压力差增大，纵隔向健侧进一步移位；呼气时，两侧胸膜腔压力差减小，纵隔移回伤侧，导致纵隔位置随呼吸运动而左右摆动，称为纵隔扑动。其严重影响静脉回流，导致循环功能严重障碍。

（3）缺氧和二氧化碳潴留。吸气时，健侧肺不仅吸入外界空气，也吸入伤侧肺排出的含氧量低的气体；呼气时，健侧肺的气体不仅排出体外，也排入伤侧肺内。含氧量低的气体在两肺内重复交换，造成严重缺氧和二氧化碳潴留。

2. 临床表现

（1）症状：显著的呼吸困难，发绀，甚至休克。

（2）体征：胸部检查可见伤侧胸壁伤道，呼吸时可听到空气进出胸膜腔伤口的"咝咝"声。伤侧肺部饱满，气管向健侧移位，叩诊音，听诊呼吸音消失。

（3）X线检查：可显示肺萎缩，胸膜腔积气及纵隔移位等征象。

3. 处理原则

（1）紧急封闭伤口：用无菌敷料如凡士林纱布加棉垫封盖伤口，再用胶布或绷带包扎固定，使开放性气胸变为闭合性气胸。

（2）抽气减压：行胸膜腔穿刺，减轻肺受压，暂时解除呼吸困难。

（3）进一步清创，缝合胸壁伤口，并行胸膜腔闭式引流术。

（4）剖胸探查：适用于怀疑有胸膜腔内脏器损伤或活动性出血者，予以止血、修复损伤和清除异物。

（5）预防及处理并发症：吸氧、纠正休克，应用抗生素预防感染。

（五）张力性气胸

又称高压性气胸，常见于较大肺泡的破裂或较大、较深的肺裂伤或支气管破裂，其裂口与胸膜腔相通，且形成单向活瓣，吸气时空气从裂口进入胸膜腔内，呼气时活瓣关闭，空气只能进入而不能排出，使胸膜腔内积气不断增多，压力不断升高。

1．病理生理

（1）肺萎缩。胸膜腔内压力增高使患侧肺严重萎缩。

（2）纵隔明显移位。将纵隔推向健侧，挤压健侧肺，产生呼吸和循环功能严重障碍。

（3）皮下气肿。胸膜腔内的高压气体被挤入纵隔，扩散至皮下组织，形成颈部、面部、胸部等处皮下气肿，局部有捻发音。

2．临床表现

（1）症状：病人主要表现为极度呼吸困难、大汗淋漓、发绀、烦躁不安、昏迷、休克甚至窒息。

（2）体征：伤侧肋间隙增宽，胸部饱满，呼吸幅度减小，可触及皮下气肿。气管向健侧偏移；叩诊鼓音，听诊呼吸音消失。

（3）X线：胸膜腔大量积气、肺萎缩，气管和心影偏移至健侧。

（4）胸膜腔穿刺：有高压气体向外冲出，抽出后症状好转，但很快加重，如此反复有助诊断。

3．处理原则

（1）立即排气减压。在危急情况下可用一粗针头在伤侧锁骨中线第二肋间刺入胸膜腔排气，以降低胸膜腔内压力。

（2）运送过程中的处理：运送过程中可在穿刺针针柄部外接柔软小口塑料袋、气球等，使胸腔内气体易于排出，外界气体不能进入胸腔。

（3）胸膜腔闭式引流术：闭式引流装置的排气孔外接可调节恒定负压的吸引装置，加快气体排出，促进肺复张。待漏气停止24h后，X线检查证实肺已复张，方可拔除胸腔引流管。

（4）剖胸探查：若胸膜腔闭式引流管内不断有大量气体溢出，病人呼吸困难未见好转，提示可能有肺及支气管严重损伤，应行剖胸探查并修补裂口。

（5）应用抗生素预防感染。

（六）损伤性血胸

胸部损伤引起胸膜腔内积血称为血胸。血胸可与气胸同时存在。

1. 出血来源

（1）肺组织裂伤出血。出血量少而缓慢，多可自行停止。

（2）肋间血管或胸廓内血管破裂出血。出血量多，不易自行停止，常需手术止血。

（3）心脏和大血管受损破裂。出血量多而急，死亡率高。

2. 病理生理

大量持续出血所致的胸膜腔积血称为进行性血胸。当血液在胸腔迅速积聚且积血量超过肺、心包及膈肌运动所起的去纤维蛋白作用时，胸腔内积血发生凝固，称为凝固性血胸。凝血块机化形成纤维板，限制肺及胸廓活动，进而损害呼吸功能。血液是良好的培养基，细菌经伤口或肺破裂口侵入后，会在血液中迅速滋生繁殖，形成感染性血胸，最终导致脓血胸。

3. 临床表现和诊断

（1）小量血胸（成人 0.5L 以下）患者无明显症状。

（2）中量血胸（成人 0.5～1.0L）和大量血胸（1.0L 以上）患者，可出现低血容量性休克表现，表现为面色苍白、脉搏细速、血压下降、四肢湿冷、末梢血充盈不良等，同时伴有呼吸急促等胸腔积液的表现。血胸病人多并发感染，表现为高热、寒战、出汗和疲乏等全身表现。

（3）体征：患侧胸部叩诊呈浊音、肋间隙饱满、气管向健侧移位、呼吸音减弱或消失等。

（4）X 线：小量血胸仅有肋膈角消失；大量血胸显示伤侧胸膜腔内大片积液阴影，纵隔向健侧移位。如合并气胸，则显示液平面。胸膜腔穿刺抽出血液即可确诊。

4. 进行性血胸的指征

（1）脉搏逐渐增快，血压持续下降；输血后，血压不回升或升高后又迅速下降。

（2）血红蛋白、红细胞和血细胞比容等重复测定，持续降低。

（3）胸膜腔穿刺出的血液迅速凝固。

（4）胸膜腔闭式引流后，引流量每小时超过 200mL，连续 3h。

5. 治疗

（1）非进行性血胸：小量血胸患者不需处理；中量和大量血胸患者应尽早行胸膜腔穿刺，抽出积血，促进肺膨胀，改善呼吸功能，并使用抗生素预防感染。

（2）进行性血胸：输血、剖胸探查。

（3）凝固性血胸：待伤员情况稳定后尽早手术，清除血块，并剥除胸膜表面血凝块机化形成的包膜。

五、知识技能应用

胸膜腔闭式引流的实施与护理：

【目的】

（1）排除胸膜腔内的液体及气体，并预防其反流。

（2）重建胸膜腔内负压，使肺复张。

（3）平衡压力，预防纵隔移位（全肺切除）。

【操作用物】

（1）治疗车上层：治疗盘内放置安尔碘消毒液、无菌棉签、无菌闭式胸腔引流瓶、两把无齿血管钳、治疗巾、弯盘、无菌生理盐水。

（2）治疗车下层：医用垃圾桶。

操作步骤		操作要点
操作前准备		七步洗手法洗手
		核对患者信息
		解释该项操作的相关事项，征得患者同意并愿意合作
		评估患者，检查胸部伤口、胸腔引流瓶
操作步骤	核对检查	核对医嘱与治疗单
		检查胸腔闭式引流瓶是否在有效期内，有无漏气、破裂
		检查无菌生理盐水是否符合要求
	准备胸腔闭式引流瓶	打开无菌胸腔闭式引流瓶
		打开无菌生理盐水
		按无菌要求将生理盐水倒入无菌胸腔引流瓶内，使长管埋入水下 3～4cm，并连接管道
	核对解释	携用物至床旁，核对患者信息（腕带、床号、姓名）
		告知患者配合要点
		协助患者取合适卧位
		再次评估患者胸部伤口及胸腔引流情况，暴露胸腔闭式引流管及胸壁
	管道消毒	将治疗巾铺于引流管的下方，用2把无齿止血钳双向夹闭胸腔闭式引流管，弯盘置于胸腔闭式引流管与闭式引流瓶的下方
		断开胸腔引流与闭式引流瓶接口，再次消毒
	连接管道	连接闭式引流瓶，连接紧密后，松开止血钳，撒去治疗巾
	固定	将胸腔闭式引流瓶置于床下，使引流瓶低于病人胸腔60～100cm为妥

操作步骤	操作要点		
操作后处理	观察指导	观察患者反应及引流瓶内水柱波动情况	
		观察记录引流液的量、颜色、性状	
		告知患者引流过程中的注意事项	
	用物整理	整理用物，撤去治疗巾，整理床单位	
	安置患者	协助患者取舒适卧位	
		规范洗手	
注意事项	嘱患者不能擅自拔出引流管		
	术后患者血压稳定，应取半卧位以利于引流		
	水封瓶应位于胸部以下，不可倒转，维持引流系统密封，接头处牢固		
	引流管长度要适宜，翻身活动时防受压、打折、扭曲、脱出		
	搬动患者时，应注意保持引流瓶低于胸膜腔		
	保持引流通畅，注意引流液的量、颜色、性状，并做好记录，引流液的量增多时要及时通知医师		
	更换引流瓶时，注意保证引流管与引流瓶连接牢固紧密、勿漏气		
	拔出引流管后24h内要密切观察患者有无胸闷、呼吸困难、气胸、皮下气肿等，观察局部有无渗血、渗液，如有变化要及时报告医师处理		

六、课后练习

（一）选择题

1. 张力性气胸首要的急救处理措施是（　　　）。

  A. 气管插管辅助呼吸

  B. 输血，补液抗休克

  C. 立即排气，降低胸膜腔内压力

  D. 剖胸探查

  E. 气管切开辅助呼吸

2. 胸壁反常呼吸运动是哪一种胸部损伤的主要表现？（　　　）

  A. 血胸　　　　　　　　　B. 张力性气胸　　　　　　　　C. 多根多处肋骨骨折

  D. 双侧多根肋骨骨折　　　E. 胸部爆震伤

3. 开放性气胸病人呼吸困难，最主要的急救措施是（　　　）。

  A. 吸氧　　　　　　　　　B. 输血补液　　　　　　　　　C. 气管插管行辅助呼吸

  D. 立即剖胸探查　　　　　E. 迅速封闭胸部伤口

4. 胸膜腔闭式引流的引流管脱出时应首先（　　　）。

A. 通知医师紧急处理   B. 给病人吸氧   C. 嘱病人缓慢呼吸

D. 将脱出的引流管重新置入   E. 用手指捏闭式引流口周围皮肤

5. 某男，40岁，因气胸行胸膜腔闭式引流时，发现胸瓶长玻璃管内水柱无波动，嘱病人做深呼吸后，水柱仍无波动，提示（　　　）。

A. 胸膜腔内负压尚未恢复   B. 胸膜腔内负压已恢复   C. 胸膜腔内负压过大

D. 胸膜腔内负压过小   E. 引流管阻塞

6. 某男，30岁，右侧胸外伤后，出现极度呼吸困难，发绀，胸壁皮下水肿，右侧肺叩诊呈鼓音，听诊呼吸音消失。首先考虑为（　　　）。

A. 多根多处肋骨骨折   B. 闭合性气胸   C. 开放性气胸

D. 张力性气胸   E. 进行性血胸

7. 某男，35岁，不慎从高处坠地后出现呼吸困难，发绀，冷汗。体检：心率110次/min，血压68/45mmHg，气管向左偏移，颈部广泛皮下水肿，右侧胸廓饱满，叩诊鼓音，右肺呼吸音消失。

（1）最可能的诊断是（　　　）。

A. 血胸   B. 肺挫裂伤   C. 肋骨骨折

D. 张力性气胸   E. 创伤性窒息

（2）此时，首选的治疗措施是（　　　）。

A. 气管插管辅助呼吸   B. 剖胸探查   C. 胸腔穿刺抽气减压

D. 补液，输血抗休克   E. 镇静、止痛等对症处理

（3）该病人的病理生理变化，不会出现（　　　）。

A. 右胸膜腔的压力超过1个大气压   B. 纵隔摆动

C. 低氧血症   D. 心脏静脉回流受阻

E. 休克

（4）该病人的主要护理诊断是（　　　）。

A. 气体交换受损   B. 知识缺乏   C. 恐惧

D. 营养失调：低于机体需要量   E. 清理呼吸道无效

（5）若对该病人实施胸腔闭式引流，以排气为主要目的的胸腔引流管安放的位置是（　　　）。

A. 锁骨中线第2肋间   B. 锁骨中线第4肋间   C. 锁骨中线第6肋间

D. 腋中线第5、6肋间   E. 腋中线第7、8肋间

（二）病例分析题

某男，20岁，左侧胸壁被刀刺伤2h，进行性呼吸困难，发绀，休克。体验：BP 75/45mmHg，心率140次/min，左侧胸壁皮下气肿，胸廓饱满，呼吸音消失，叩诊鼓音。胸穿时，针芯被自动推出并有血性胸液。

请分析：

1. 该病例的诊断是什么？
2. 病人发生严重呼吸循环功能紊乱的机制是什么？
3. 应采取哪些急救措施？
4. 病人可能出现哪些主要护理诊断问题？
5. 该病例手术前后的护理目标是什么？

（王　冰）

子项目（四）　颅脑损伤病人的护理

一、学习目标

知识目标

1. 了解头皮损伤的类型和处理要点。
2. 掌握颅前窝、颅中窝和颅后窝骨折的主要临床表现及其处理要点。
3. 了解原发性脑损伤和继发性脑损伤的区别。
4. 熟悉脑震荡、脑挫裂伤和颅内血肿的临床表现与诊断要点。
5. 了解颅脑损伤的治疗要点。
6. 掌握颅脑损伤病人存在的护理问题和护理措施。

能力目标

1. 能对颅脑损伤病人进行护理评估。
2. 能提出颅脑损伤病人存在的护理问题。
3. 能对颅底骨折病人实施护理措施。
4. 能对颅脑损伤病人提供健康指导。

二、学习重点和难点

重　点：颅底骨折病人的护理措施，颅内血肿病人的临床表现及处理原则。

难　点：颅底骨折病人的护理措施，脑损伤病人的病理生理和临床表现。

三、工作情境及任务

情境一：某男，35岁，在高约6m处坠落，立即昏迷，约8min后苏醒，醒后感觉头昏头痛，右侧耳鸣，听力障碍，到急诊科就医。头部CT检查未发现异常，留院观察。

观察过程中发现患者右侧外耳道不断流出淡粉红色液体，同侧乳突区皮肤肿胀、青紫。患者对病情惊慌失措，担心遗留听力障碍等后遗症。

任务一：颅底骨折患者的病情观察

护士长要求你记录患者脑脊液漏的性质和量，应如何记录？脑脊液出现何种情况时需引起注意？

任务二：颅底骨折患者保守治疗的护理

护士建议患者右侧卧位，患者表示不理解，认为那样脑脊液流出更多，对身体健康不利。你应该如何说服病人并给予正确的指导？

任务三：颅底骨折患者的健康教育

患者自觉鼻子不舒服，不透气，先是擤鼻涕、抠鼻孔被护士制止后，又嘱咐家人买了通鼻孔的药物，欲擅自点入。作为该患者的责任护士，你应该如何制止患者并对其进行健康教育？

情境二：患者，男性，78 岁，摔伤后 3h，右侧额部着地，进行性意识障碍加重 1h，肢体无自主活动。体检：右侧瞳孔直径 6mm，对光反应消失；左侧瞳孔直径 3mm，对光反应迟钝。体检：脉搏 120 次/min，呼吸 20 次/min，血压 150/70mmHg，体温 37.2℃。意识不清，呼之不应，压眶上神经无反应，双侧膝反射可对称引出，右侧巴氏征（+），左侧巴氏征（-）。辅助检查：头颅 CT 示慢性硬脑膜下血肿，右额叶广泛脑挫裂伤。

任务四：颅脑损伤患者的病情评估

请根据格拉斯哥评分法评估患者的意识状态。

任务五：颅内出血患者的急救护理措施

病人目前出现何种需要紧急处理的问题？依据是什么？应如何展开急救？

六、知识储备和理论学习

（一）头皮损伤

1. 头皮的解剖与特点

（1）表皮层：毛发，皮脂腺，损伤后易污染。

（2）皮下结缔组织层：致密，血管丰富，伤后出血多。

（3）帽状腱膜层：张力较大，覆盖全头，伤后切口敞开。

（4）帽状腱膜下层：疏松，易剥离，为潜在的腔隙，有导血管与颅内交通。

（5）骨膜层：较致密，可与颅骨分离，但在骨缝处紧密连接。

2. 头皮损伤的分类

（1）头皮血肿：

①皮下血肿：血肿位于皮下组织层之间。此层致密血肿不易扩散，体积小，周围组织肿胀增厚，触中心有凹感，血肿部位疼痛明显。

②帽状腱膜下血肿：多由小动脉或头皮导血管破裂所致。此层组织疏松、血肿易扩散，甚至遍布全头，疼痛不如皮下血肿明显。

③骨膜下血肿：多因受伤时颅骨发生变形，颅骨与骨膜分离、骨折等，如新生儿产伤、凹陷性颅骨骨折、骨膜撕脱等。血肿范围常受颅缝限制，局限于某一颅骨表面。

（2）头皮裂伤：头皮血管丰富，出血较多，可引起失血性休克。头皮裂伤较浅时，因断裂血管受头皮纤维隔的牵拉，断端不能收缩，出血量较帽状腱膜全层裂伤者多。

（3）头皮撕脱伤：是最严重的头皮损伤，多因发辫被卷入转动的机器所致，使头皮自帽状腱膜下或连同骨膜一并撕脱。常因剧烈疼痛和大量出血而发生休克。

3. 头皮损伤的处理

（1）头皮血肿的处理：

①小的血肿不需特殊处理；

②较大的血肿，早期可冷敷和加压包扎，后期可穿刺抽出积血；

③头皮血肿继发感染者，切开排脓；

④儿童巨大头皮血肿出现贫血或血容量不足时，可输血治疗。

（2）头皮裂伤的处理：

①尽快止血，加压包扎伤口；

②争取短时间内行清创缝合术，可延24～48h内缝合；

③对有缺损者可行减张缝合或转移皮瓣，感染严重者分期缝合；

④抗感染和注射TAT。

（3）头皮撕脱伤的处理：

①尽快覆盖创面、压迫止血、止痛、抗休克；

②争取在 12h 内行清创、缝合；

③抗感染和注射 TAT。

（二）颅骨骨折

1. 颅骨骨折的分类

按部位分为颅盖骨折与颅底骨折，按形态分为线型骨折与凹陷性骨折，按骨折与外界是否相通分为开放性骨折与闭合性骨折。

2. 颅底骨折

颅底部的硬脑膜与颅骨贴附紧密，故颅底骨折时易撕裂硬脑膜，产生脑脊液外漏而形成开放性骨折。

（1）分类：颅前窝骨折、颅中窝骨折、颅后窝骨折。

（2）临床表现：

①颅前窝骨折：常累及眶顶及筛骨，常伴有鼻出血、脑脊液鼻漏、外伤性颅内积气，特征性表现为球结膜下出血、眼眶周围瘀血（"熊猫眼"征），易损伤第 I、II 对脑神经。

②颅中窝骨折：若累及蝶骨，可有鼻出血或合并脑脊液鼻漏，脑脊液经蝶窦由鼻孔流出或咽后壁瘀血肿胀。若累及颞骨岩部，脑膜、骨膜及鼓膜均破裂时，则合并脑脊液耳漏，脑脊液经中耳由外耳道流出；若鼓膜完整，脑脊液则经咽鼓管流经鼻咽部，常误诊为鼻漏。常合并第 VII、VIII 对脑神经损伤。

③颅后窝骨折：累及颞骨岩部后外侧；多在伤后 1~2 日出现乳突部皮下瘀血斑（Battle 氏征），可合并后组脑神经（IX~XII 脑神经）损伤，而出现吞咽困难，呛咳，声音嘶哑。

（3）诊断与处理：颅底骨折的诊断主要依靠其典型的临床症状脑脊液漏进行诊断。颅底骨折 X 线拍片时只有三分之一颅底骨折呈阳性，三分之二的颅底骨折拍片显示不清。

绝大多数颅底骨折本身不需特殊处理，着重观察有无脑损伤，颅底骨折合并脑脊液漏应视为开放性颅脑损伤。

（4）护理：

①体位：采取半卧位，头偏向患侧，维持此特定体位至停止漏液后 3~5 天。

②保持局部清洁：每日 2 次清洁、消毒外耳道、鼻孔和口腔，注意棉球不可过湿。

③劝告病人勿挖鼻孔、抠耳，不可堵塞鼻腔。

④避免颅内压骤升：勿用力屏气排便、咳嗽、拧鼻涕或打喷嚏等。

⑤对于脑脊液漏者，不可经鼻腔进行护理操作；严禁从鼻腔吸痰或放置胃管；禁止耳、鼻滴药、冲洗和堵塞；禁做腰穿。

⑥密切观察病情，注意有无颅内感染征象，如头痛、发热等。

（三）脑损伤

1. 分类

（1）原发性脑损伤：是指暴力作用于头部后立即发生的脑损伤，主要有脑震荡、脑挫裂伤、原发性脑干损伤等。

（2）继发性脑损伤：是指头部受伤一段时间后出现的脑受损病变，主要有脑水肿和颅内血肿等。

2. 脑震荡

这是最常见的轻度原发性脑损伤，表现为一过性脑功能障碍，无肉眼可见的神经病理改变。

（1）临床表现：病人在受伤后立即出现短暂的意识障碍，持续数秒或数分钟，一般不超过 30min。清醒后大多不能回忆受伤当时及伤前近期的情况，而对往事记忆清楚，称为逆行性遗忘。神经系统检查无阳性体征。

（2）治疗：

①伤后可在急诊室留观 24～48h，以除外脑挫裂伤与颅内血肿并存；

②急性期最好卧床休息 1～2 周，减少脑力活动；

③对症治疗，如给予改善神经代谢药物；

④心理治疗，增强康复信心；

⑤治疗后自觉症状持续 3 个月以上，神经系统无阳性特征，查无异常发现者，应诊断为"脑外伤后综合征"。

3. 颅内血肿

这是颅脑损伤中最多见、最危险又可逆的继发性病变。如处理不及时，可导致脑疝危及生命，早期发现和及时处理可在很大程度上改善预后。

（1）分类：

①按血肿的来源和部位分类：硬脑膜外血肿、硬脑膜下血肿、脑内血肿。

②按血肿引起颅内压增高或早期脑疝症状的时间分型：急性型（伤后 72h 以内）、亚急性型（伤后 3 日至 3 周）、慢性型（伤后 3 周以上）。

（2）硬脑膜外血肿：硬脑膜外血肿多见于颅盖部，尤以颞区最常发生，此处硬膜与颅骨附着较松。出血来源以脑膜中动脉最常见，少数由静脉窦或板障出血所致。

临床表现：意识障碍，典型者多有伤后即刻昏迷—清醒—再昏迷，即"中间清醒期"。即刻昏迷多为原发性脑损伤所致，而再昏迷则与血肿本身引起的脑疝有关。另有颅内压增高和脑疝的表现。

（3）硬脑膜下血肿：硬脑膜下血肿是指出血积聚于硬脑膜下腔，是颅内血肿中最常见的类型，且常呈多发性或与别种血肿合并发生。

临床表现：意识障碍多呈进行性加深，无中间清醒期或意识好转期；颅内压增高与脑疝的其他征象多在 1~3 天内进行性加重。

（4）脑内血肿：浅部血肿多因脑挫裂伤致脑实质内血管破裂引起，常与硬脑膜下血肿同时存在，多伴有颅骨凹陷性骨折；深部血肿多见于老年人，白脑受力变形或剪力作用使深部血管撕裂导致，血肿位于白质深处，脑表面可无明显挫伤。

临床表现：以进行性意识障碍加重为主，与急性硬脑膜下血肿相似。其意识障碍过程受原发性脑损伤程度和血肿形成的速度影响，由凹陷骨折所致者可能有中间清醒期。

五、课后练习

（一）选择题

1. 颅底骨折病人出现颅内低压时，给予什么处置可缓解症状？（　　）

    A. 补充水分　　　　　　　　B. 静点甘露醇　　　　　　　C. 镇静剂

    D. 神经营养药　　　　　　　E. 止痛剂

2. 头皮损伤皮下血肿的特点不包括（　　）。

    A. 血肿小　　　　　　　　　B. 血肿局限　　　　　　　　C. 疼痛明显

    D. 血肿张力高　　　　　　　E. 血肿中心硬，周边软

3. 急性硬脑膜外血肿病人意识障碍的典型表现是（　　）。

    A. 短暂昏迷　　　　　　　　B. 有中间清醒期　　　　　　C. 持续昏迷

    D. 昏迷程度时重时轻　　　　E. 昏迷进行性加重

4. 重症颅脑外伤病人的急救首先应做到（　　）。

    A. 检查神志、瞳孔　　　　　B. 测量呼吸、血压、脉搏　　C. 保持呼吸道通畅

    D. 应用脱水剂　　　　　　　E. 给止血药物、抗感染

5. 诊断颅底骨折最可靠的临床表现是（　　）。

    A. 意识障碍　　　　　　　　B. 头皮出血　　　　　　　　C. 脑脊液漏

    D. 颅底骨质凹陷　　　　　　E. 脑脊液含血

6. 下列关于颅前窝骨折病人的护理错误的是（　　）。

    A. 床头抬高 15~30cm　　　　B. 用抗生素溶液冲洗鼻腔　　C. 禁忌堵塞鼻腔

    D. 禁止腰椎穿刺　　　　　　E. 枕部垫无菌巾

7. 脑震荡病人会有的症状是（　　）。

    A. 偏瘫　　　　　　　　　　B. 逆行性遗忘　　　　　　　C. 颅内压增高

    D. 失语　　　　　　　　　　E. 大小便失禁

8. 头部外伤后，扪触到头皮下波动是（　　）。

    A. 皮下血肿　　　　　　　　B. 帽状腱膜下血肿　　　　　C. 骨膜下血肿

    D. 皮下积液　　　　　　　　E. 皮下积脓

9. 防止脑水肿目前最常采用的脱水剂是（　　）。

A. 25% 山梨醇　　　　　B. 30% 呋塞米　　　　　C. 20% 甘露醇

D. 50% 葡萄糖　　　　　E. 浓缩人血白蛋白

10. 颅底骨折诊断主要依据是（　　　）。

A. 外伤病史　　　　　　B. X 光片　　　　　　　C. B 超

D. 临床表现　　　　　　E. 局部触及骨折音

11. 应立即手术的颅脑损伤是（　　　）。

A. 脑震荡　　　　　　　B. 脑挫裂伤　　　　　　C. 硬脑膜外血肿

D. 蛛网膜下腔出血　　　E. 颅底骨折伴脑脊液漏

12. 某女，50 岁，突然摔倒后昏迷约 10min，随即清醒，出现头痛、恶心、呕吐，并伴有逆行性健忘，检查无异常。考虑是（　　　）。

A. 脑震荡　　　　　　　B. 颅内血肿　　　　　　C. 脑挫裂伤

D. 脑内血肿　　　　　　E. 脑疝

13. 某患者，男，40 岁，自扶梯上跌下，头左侧撞于砖上，乳突部瘀血，左耳有液体流出，听力下降。考虑（　　　）。

A. 颅底骨折　　　　　　B. 颅前窝骨折　　　　　C. 颅中窝骨折

D. 颅后窝骨折　　　　　E. 颅盖骨骨折

14. 某女，35 岁，被人用铁棍击伤头部，立即出现昏迷，送医院途中清醒，并可与家人谈话，但头痛、呕吐明显。入院体检时呈昏迷状态，左侧瞳孔直径 0.5cm，右侧瞳孔直径 0.2cm，右侧肢体无自主运动。

（1）与病人的临床表现特点最符合的是（　　　）。

A. 脑挫裂伤　　　　　　B. 原发性脑干损伤　　　C. 急性硬脑膜下血肿

D. 急性硬脑膜外血肿　　E. 急性脑内血肿

（2）应立即给病人使用的最主要的急救药物是（　　　）。

A. 20% 甘露醇　　　　　B. 氨苯蝶啶　　　　　　C. 地塞米松

D. 苯巴比妥　　　　　　E. 双氢氯噻嗪

（3）首要的护理措施是（　　　）。

A. 抬高头位　　　　　　B. 保持呼吸道通畅　　　C. 导尿

D. 定时翻身　　　　　　E. 鼻饲营养物质

（4）目前禁忌的处理方法是（　　　）。

A. 腰椎穿刺测定颅内压

B. 开颅探查

C. 应用地塞米松

D. 20% 甘露醇快速静脉滴注

E. 脑室引流

（二）病例分析题

某男，40 岁，头部受棒击，昏迷不醒 8h，偶能睁眼。体检：脉搏 88 次/min，呼吸 20 次/min，血压 130/85mmHg，体温 37.0℃；右侧瞳孔散大，对光反应消失，右眼眶周围肿胀，皮下有瘀血；左上肢不能活动，左侧巴氏征（＋）。腰椎穿刺：脑脊液压力 1.77kPa（180mmHg），呈均匀血性脑脊液。X 线颅骨平片：右眼眶骨折。CT 扫描：右额颞部有低密度区。

请分析：

1. 此病人可能的医疗诊断是什么？

2. 目前的治疗原则是什么？

3. 病情观察的要点是什么？

（王　冰）

子项目（五）　颅内压增高和脑疝病人的护理

一、学习目标

知识目标

1. 掌握颅内压增高和急性脑疝的概念及病因。

2. 掌握颅内压增高和急性脑疝病人的临床表现、治疗原则和护理措施。

3. 熟悉治疗颅内压增高和急性脑疝常用药物的用药方法、用药效果、不良反应和用药注意事项。

4. 掌握对腹部损伤病人的护理措施。

5. 熟悉对颅内压增高和急性脑疝倾向的患者进行病情观察的要点。

能力目标

1. 能及时发现患者的颅内压增高和脑疝。

2. 能提出颅内压增高和脑疝病人存在的护理问题。

3. 具有对颅内压增高和脑疝患者的急救护理能力。

4. 能对颅内压增高和脑疝患者进行健康指导。

二、学习重点和难点

重　点：颅内压增高和脑疝病人的急救护理措施，颅内压增高和脑疝病人的病情观察。

难 点：脑疝的临床表现，脑室引流的护理措施。

三、工作情境及任务

情境一：某患者，男，50 岁，头痛 2 个月，用力时加重，多见于清晨及晚间，常伴有恶心，有时呕吐。近 3 天病情加重，头痛剧烈、呕吐频繁，诊断为颅内占位性病变、颅内压增高，为行手术治疗入院。

任务一：颅内压增高患者保守治疗的护理

请给病人安排合适的体位，告知病人及亲属预防颅内压增高的措施。

情境二：医嘱：禁食，20% 甘露醇 250mL iv drip tid，地塞米松 10mg iv bid，呋塞米 40mg iv bid，吸氧。

任务二：颅内压增高患者脱水治疗的护理

请叙述甘露醇的用法和用药注意事项，向病人及亲属解释为何需要这些治疗措施。

任务三：颅内压增高患者的病情观察

应密切观察病人的哪些情况？出现哪些情况时提示病情恶化？

情境三：患者入院后第 2 天，因便秘、用力排便，出现头痛加剧、喷射性呕吐和烦躁不安。查体：血压 180/120mmHg，心率 58 次/min，右侧瞳孔变小、对光反应迟钝。

任务四：脑疝患者的病情观察与急救措施

病人目前可能出现了何种病情变化？急救措施有哪些？

任务五：脑疝患者的健康指导

如何指导患者预防此类问题的发生？

四、知识储备和理论学习

（一）颅内压增高的概念及正常值

颅内压增高是神经外科常见的临床病理综合征，是颅脑损伤、脑肿瘤、脑出血、脑积水和颅内炎症等所共有的征象。上述疾病使颅腔内容物体积增加，导致颅内压持续在2.0kPa（200mmH$_2$O）以上（正常值0.7～2.0kPa），从而引起相应的综合征，称为颅内压增高。

颅内压正常值：成人为0.7～2.0kPa（70～200mmH$_2$O），儿童为0.5～1.0kPa（50～100mmH$_2$O）。

（二）颅内压的自身调节与代偿

正常的颅内压有一定的波动范围，可随血压、脉搏、呼吸的波动有细微的波动。颅内压的调节主要通过脑脊液量的增减来实现。脑脊液的代偿容积是有限的，仅占颅腔容积的10%，足以应付正常生理状态下颅内空间的变化。当颅内压增加到一定程度时（超过了其临界点），其生理调节能力逐渐丧失，最终产生严重的颅内压增高。

（三）颅内压增高的后果

（1）对脑血流量的影响：正常脑灌注压（CPP）为9.3～12kPa（70～90mmHg），ICP增高使CPP<5.3kPa（40mmHg）时脑血管自动调节失效，使脑血流量减少。

（2）脑疝：是颅内压增高的危象，是此类病人死亡的主要原因。

（3）脑水肿：ICP增高使脑代谢和血流量受影响导致脑水肿，颅内压进一步增高。脑水肿分为血管源性和细胞毒性二类，但多为混合性。

（4）库欣（Cushing）反应：早期代偿性血压增高、脉压增大，脉搏缓慢而有力，呼吸深而慢；随病情发展而失代偿，出现血压下降、脉搏细速、呼吸不规则，最后呼吸、心跳停止。

（四）颅内压增高的类型

（1）按病因分类：弥漫性颅内压增高，局灶性颅内压增高。

（2）按病变发展速度分类：急性颅内压增高，亚急性颅内压增高，慢性颅内压增高。

（五）颅内压增高的临床表现

1. 头痛

这是颅内压增高最常见的症状，程度因人而异，以胀痛和撕裂性痛多见。一般均以早晨及夜间较明显，部位在前额及双颞部。头痛程度随颅内压的增高呈进行性加重，用力、咳嗽、低头等动作常可加剧头痛发生。

2. 呕吐

常出现于头痛剧烈时，可伴有恶心，呕吐呈喷射性，多数情况下与进食无关，但呕吐多发生于进食后，故常因病人惧怕呕吐而拒食。

3. 视神经乳头水肿

这是颅内压增高最客观的重要体征。主要表现为视乳头充血水肿，边界模糊，中央凹变浅或消失，静脉怒张、迂曲，搏动消失，严重时眼底可出现大片状或火焰状出血。

4. 意识障碍及生命体征变化

慢性颅内压增高病人，往往神志淡漠，反应迟钝。急性颅内压增高病人，常有明显的进行性意识障碍。

（六）影响颅内压增高的因素

（1）年龄：婴幼儿、小儿颅缝未闭，老年人脑萎缩，代偿空间多。

（2）病变扩张速度：体积—压力关系曲线，提示颅内压力与体积之间呈类似指数关系。

（3）病变的部位：中线及后颅凹病变影响脑脊液循环，静脉窦附近的病变影响血液回流，可加重颅内压增高。

（4）伴发脑水肿的程度。

（5）全身情况：严重的尿毒症、肝昏迷、高热、酸碱平衡紊乱等引起继发性脑水肿。

（七）颅内压增高非手术治疗的措施

（1）脱水治疗：常用20%甘露醇250mL，15～30min滴完，每日2～4次，滴后10～20min内颅内压下降，维持4～6h；呋塞米20～40mg，口服、静脉或肌内注射，每日2～4次。

（2）激素治疗：地塞米松5～10mg，静脉或肌内注射；氢化可的松100mg静脉注射，每日1～2次；泼尼松5～10mg口服，每日1～3次。

（3）抗感染。

（4）过度换气：通过过度换气，可以降低二氧化碳分压，从而减少脑血流量，降低颅内压。

（5）冬眠低温治疗：通过降低病人体温，可以降低脑氧耗量和脑代谢率，减少脑血流量，改善细胞膜通透性，增加脑对缺血缺氧的耐受力，防止脑水肿的发生和发展，一定的降低颅内压作用。

（八）脑疝的定义及病因

1. 定义

当颅腔内某一分腔有占位性病变时，该分腔的压力高于临近分腔，脑组织由高压区向低压区移动，部分脑组织被挤入颅内生理空间或裂隙，产生相应的临床症状和体征，称为脑疝。

2. 病因

颅内血肿、颅内肿瘤、脑脓肿、脑积水，各种原因脑水肿等。

（九）脑疝的分类及临床表现

1. 小脑幕裂孔疝（颞叶钩回疝）

小脑幕上的脑组织（颞叶的海马回、钩回）通过小脑幕切迹被挤向幕下，称为小脑幕切迹疝或颞叶钩回疝。主要表现：

（1）高颅压症状：剧烈头痛、频繁呕吐、烦躁不安。

（2）意识改变：表现为嗜睡、浅昏迷以至昏迷。

（3）瞳孔变化：双侧瞳孔不等大，光反应消失。

（4）运动障碍：出现对侧肢体上运动神经元瘫痪，严重者出现去大脑强直状态。

（5）生命体征紊乱：血压升高，呼吸慢而深，脉搏慢而有力。

2. 枕骨大孔疝（小脑扁桃体疝）

多由于后颅窝占位病变，使小脑扁桃体经枕骨大孔疝入颈椎椎管内，压迫延髓呼吸心跳中枢。由于颅后窝容积小，对颅内高压的代偿能力较差，病情进展快，病人常表现剧烈头痛，反复呕吐，颈项强直，强迫头位，瞳孔早期无改变，意识障碍出现较晚，个别病人甚至到临终前仍呼之能应。主要表现：

（1）颅内压增高的症状；

（2）颈项强直，强迫头位；

（3）生命体征紊乱较早，意识改变较晚；

（4）早期出现呼吸减慢、脉搏细速、血压下降，很快出现呼吸骤停、心搏骤停。

（十）脑疝的急救原则

脑疝的抢救要求能早期发现，争分夺秒进行有效的抢救，解除颅内高压，缓解脑疝。

（1）快速静脉或动脉推注20%甘露醇和呋塞米；

（2）已确定病变和部位，应立即手术；

（3）后颅窝占位病变，可紧急行脑室穿刺引流；

（4）脑疝晚期时，不放弃抢救机会，应积极抢救。

五、知识技能应用

【目的】

（1）抢救因脑脊液循环通路受阻所致的颅内高压危急状态，如枕骨大孔疝。

（2）自引流管注入造影剂量进行脑室系统检查，如同位素行核素检查，明确诊断和定位抗生素控制感染。

（3）引流血性脑脊液，减轻脑膜刺激征，减少蛛网膜粘连，术后早期控制颅内压。

【大流程】

核对评估—备用物—更换引流袋—整理记录。

【小流程】

编号	操作步骤	操作要点
1	核对医嘱	双人核对医嘱和执行单，准确无误
2	评估解释	评估环境（安静、整洁、舒适、安全）→携病历至病床核对病人床号、姓名等→观察病人引流管是否通畅
3	准备用物	在治疗室按无菌方法打开换药盘，将碘伏倒在换药盘内的棉球上。检查棉签、纱布等时要注意检查包装、有效期、质量（无漏气）
4	洗手、戴口罩	按规定方法洗手、戴口罩
5	安置体位	携用物至病人床旁，再次核对病人床号、姓名，协助病人取合适体位
6	更换导管	将一次性治疗巾垫于病人引流管下方，暴露引流管及腹部→用止血钳夹闭引流管近端适宜处→打开一次性引流袋并将其悬挂于已测量的高度（或与原高度一致），一般应高于脑平面 10~20cm，以维持正常颅内压→打开换药盘于治疗巾上→戴好无菌手套→取无菌纱布包裹住引流管的连接处，一手捏住引流管，一手捏住引流袋自接口处分离→上提引流袋前段使液体流入引流袋内→取碘伏棉球以螺旋方式消毒引流管关口周围→使一次性无菌脑室引流装置呈负压状态，与脑室引流管连接→松开止血钳→观察引流液是否引流通畅→撤去治疗巾，脱手套→在引流袋上写明更换日期及时间。注意引流袋高度不能随意调动及移动，保持伤口敷料清洁、干燥，不可抓挠伤口
7	整理记录	收拾用物，整理床单位→告知患者注意事项→消毒液喷手，推治疗车回治疗室→收拾用物 医疗垃圾、生活垃圾分类放置，由院感科统一回收处理，消毒液擦拭治疗车、治疗盘，治疗盘反扣晾干备用→洗手→取口罩→记录病人引流液的颜色、形状、量
8	健康教育	告知病人注意保持引流管的通畅，翻身时防止打折、弯曲、滑脱、受压

六、课后练习

（一）选择题

1. 正常成人颅内压的范围是（　　）。

　A. 50~100mm H_2O　　　B. 70~200mm H_2O　　　C. 100~200mm H_2O

　D. 70~180mm H_2O　　　E. 20~30mm H_2O

2. 脑疝病人禁做（　　）。

　A. 头颅 CT　　　B. 腰椎穿刺　　　C. 脑室穿刺

　D. 气管切开　　　E. 心电图

3. 颅内压增高病人的体位宜采取（　　）。

　A. 床头抬高 15°~30°　　　B. 床尾抬高 15°~30°　　　C. 平卧位

D. 床头、床尾均抬高 15°　　E. 俯卧位

4. 颅内压增高时颅内压的调节主要通过（　　）。

    A. 脑组织从高压区向低压区部分移位

    B. 脑静脉血被排挤到颅腔外

    C. 颅腔内脑脊液量的减少

    D. 脑血管的自动调节

    E. 脑组织被压缩

5. 颅内压增高的"三主症"是（　　）。

    A. 偏瘫、偏盲、偏身感觉缺损

    B. 头痛、呕吐、偏瘫

    C. 头痛、抽搐、偏瘫

    D. 头痛、呕吐、血压增高

    E. 头痛、呕吐、视神经乳头水肿

6. 对颅内压增高病人，下列治疗措施不正确的是（　　）。

    A. 症状较重者采用静脉快速滴入 20% 甘露醇液

    B. 症状较轻的老年病人可采用口服利尿剂

    C. 症状明显者可行腰椎穿刺放液减压

    D. 脑水肿明显者可使用较大剂量激素治疗

    E. 补液量 <2000mL

7. 临床上应用 20% 甘露醇降低颅内压，正确的输液方法是（　　）。

    A. 快速静推

    B. 缓慢静滴，防止高渗液产生静脉炎

    C. 1~2h 滴完 250mL

    D. 15~30min 内滴完 250mL

    E. 输液速度控制在 60~80 滴/min

8. 颅内压增高的原因不包括（　　）。

    A. 颅内占位性病变　　　　B. 脑体积增加　　　　C. 严重休克

    D. 颅腔狭小　　　　　　　E. 脑脊液分泌和吸收失调

9. 颅内压增高病人头痛适当应用止痛剂，禁用（　　）。

    A. 吗啡、哌替啶　　　　　B. 苯巴比妥　　　　　C. 布桂嗪

    D. 氨酚待因片　　　　　　E. 索米痛片

10. 急性颅内压增高病人典型的生命体征表现是（　　）。

    A. 脉快，呼吸急促　　　　B. 脉快，血压降低　　　C. 脉快，血压高

    D. 脉慢，呼吸慢，血压高　E. 脉慢，血压低

11. 通过改善毛细血管通透性降低颅内压的治疗方法是（　　）。

    A. 脱水治疗　　　　　　　B. 过度换气　　　　　　　C. 激素治疗

    D. 冬眠低温治疗　　　　　E. 脑室穿刺外引流术

12. 某女，43 岁，被汽车撞倒，头部受伤，唤之睁眼，回答问题错误，检查时躲避刺痛。其格拉斯哥昏迷评分为（　　）。

    A. 15 分　　　　　　　　B. 12 分　　　　　　　　C. 11 分

    D. 8 分　　　　　　　　E. 5

13. 某女，68 岁，因颅内压增高，头痛逐渐加重，行腰椎穿刺脑脊液检查后突然呼吸停止，双侧瞳孔直径2mm，以后逐渐散大，血压下降。该病人最可能出现了（　　）。

    A. 小脑幕切迹疝　　　　　B. 枕骨大孔疝　　　　　　C. 大脑镰下疝

    D. 脑干缺血　　　　　　　E. 脑血管意外

14. 有脑疝现象患者禁忌做（　　）。

    A. 腰穿　　　　　　　　　B. 冬眠　　　　　　　　　C. 脱水

    D. 抗感染　　　　　　　　E. 补液

（二）病例分析题

某男，45 岁，头痛 3 个月，用力时加重，多见于清晨及晚间，常伴有恶心，有时呕吐。经 CT 检查诊断为颅内占位性病变、颅内压增高，为行手术治疗入院。入院后第 3 天，因便秘、用力排便，突然出现剧烈头痛、呕吐，右侧肢体瘫痪，随即意识丧失。体检：血压 150/88mmHg，呼吸 16 次/min，脉搏 56 次/min，左侧瞳孔散大、对光反应消失。

请分析：

1. 病人目前出现何种问题？为什么？

2. 应如何解决此类病人的便秘问题？

3. 目前的急救护理措施有哪些？

（王　冰）

子项目（六）　泌尿系统损伤病人的护理

一、学习目标

知识目标

1. 了解泌尿系损伤的病因及分类。

2. 掌握泌尿系损伤病人的临床表现、评估要点和常见护理问题。

3. 了解泌尿系损伤病人的常用辅助检查。

4. 熟悉泌尿系损伤病人的急救原则和主要治疗措施。

能力目标

1. 能对泌尿系损伤病人进行护理评估并提出护理问题。

2. 具有对泌尿系损伤病人的病情观察能力。

3. 能对泌尿系损伤病人提供正确的术前护理和术后护理。

4. 能对泌尿系损伤病人进行健康指导。

5. 能运用护理程序为泌尿系损伤的病人提供整体护理。

二、学习重点和难点

重　点：肾损伤保守治疗的护理措施，膀胱损伤的病理分型，尿道损伤术后并发症的预防与处理。

难　点：尿道损伤病理分型，术后尿道狭窄的护理，尿管与膀胱造瘘管的护理。

三、工作情境及任务

情境一：某患者，男，50 岁，不慎跌倒，右后腰部撞击于一个水泥坎上，伤后感觉疼痛较严重，心慌，出汗，由旁人立即护送到医院，以"腰部右侧持续性疼痛 1 小时"入院。

任务一：肾损伤患者的护理评估

作为该患者的责任护士，你应从哪几个方面对患者进行护理评估？

情境二：入院检查：急性病容，面色苍白；脉搏 108 次/min，血压 90/56mmHg；右肾区饱满，压痛明显，无反跳痛及肌紧张。实验室检查：B 超示右肾轮廓不清晰，肾周少量积液。临床诊断：右肾部分裂伤，给予止血药和抗感染的药物，同时绝对卧床休息，密切观察病情的处理。

任务二：肾损伤患者的病情观察

在该病人保守治疗期间，病情观察的重点是什么？出现何种情况时应及时通知医师处理？

任务三：肾损伤患者保守治疗的护理

保守治疗期间，应做好哪些护理工作？

情境三：保守治疗 1 周后，病人血尿消失，疼痛减轻，无其他不适，在未经医师同意擅自下床上厕所后突发腹痛加剧，血压 80/55mmHg，脉搏 120 次/min，腹部移动性浊音阳性。

任务四：肾损伤患者的急救护理

出现以上情况时，你应如何协助医师处理？

情境四：某男，58 岁，不慎被汽车撞击下腹部，伤后立即倒地，感觉下腹部剧痛，不能活动，当即被送往医院救治。入院检查：病人面色苍白，呼吸急促，脉搏 120 次/min，血压 70/50mmHg；下腹膨隆，压痛，反跳痛，肌紧张，会阴部有青紫，导尿管插入引出 300mL 血性液后再无尿液引出，X 线片示骨盆骨折，B 超示盆腔有较多量积液。病人自述不能自主排尿。诊断为休克、骨盆骨折、尿道膜部损伤。

任务五：尿道损伤的急救护理

如何对该患者实施急救？急救的顺序是什么？

情境五：经积极抢救，患者休克得以纠正，在全麻下行尿道会师术，手术顺利。

任务六：尿道损伤留置尿管的护理措施

术后应如何对患者留置尿管进行护理？

任务七：尿道损伤后并发症的护理

患者术后需常规进行定期尿道探子扩张尿道，患者因害怕疼痛而拒不配合。应如何跟患者沟通？

四、知识储备和理论学习

（一）肾损伤

1. 病理和分类

（1）肾挫伤：损伤仅局限于部分肾实质，肾包膜及肾盂黏膜均完整。一般症状轻微，仅表现为腰腹部钝痛和少量血尿，可自愈。

（2）肾部分裂伤：肾实质出现部分裂伤伴有肾包膜破裂，可致肾周血肿。如肾盂肾盏黏膜破裂，可有明显血尿。

（3）肾全层裂伤：肾实质深度裂伤，常引起广泛的肾周血肿、严重血尿和尿外渗。

（4）肾蒂损伤：肾蒂损伤时可引起大出血、休克，病人常来不及诊治而死亡。

2. 临床表现

（1）休克：严重肾裂伤，肾蒂裂伤或合并其他脏器损伤时，因创伤和失血常发生休克，甚至危及生命。

（2）血尿：肾损伤病人大多有血尿，但血尿与损伤程度可不一致。肾挫伤或轻微肾裂伤可引起明显肉眼血尿；严重的肾裂伤可能只有轻微血尿或无血尿，如肾蒂血管断裂、肾动脉血栓形成、肾盂和输尿管断裂或血块堵塞输尿管等。

（3）疼痛：肾挫伤或较轻的肾裂伤患者仅表现为腰部钝痛；如血块堵塞输尿管，常可引起剧烈绞痛，并向会阴部、生殖器末端放射痛。

（4）腰腹部肿块：由肾周血肿或尿外渗引起。在护理时应密切观察腰腹部肿块，短期内肿块明显增大时需警惕肾进行性出血的可能。

（5）发热：尿外渗易继发感染并形成肾周脓肿，出现全身中毒症状。

3. 处理原则

（1）紧急处理：伴严重休克的肾损伤患者需迅速进行复苏、输血，并确定是否合并其他脏器损伤。即使血压正常也应密切观察病情变化，预防休克发生，并尽快定性、定位检查，明确伤情，为下一步决策做准备。

（2）保守治疗与护理：

①绝对卧床2~4周：即使血尿消失，仍需要继续卧床休息；恢复后2~3个月不参加体力劳动和竞技运动。过早、过多离床活动，有可能再度发生出血。

②密切观察：病情观察中应注意生命体征变化、尿中血浓度变化、腰腹部肿块的大小、腹膜刺激症状的轻重、血红蛋白和血细胞比容、体温和白细胞计数。

③维持水、电解质及血容量的平衡：及时补充血容量和热量，维持水、电解质平衡，保持足够尿量。

④早期使用抗生素预防感染。

⑤对症治疗：降温、止痛、镇静。

（3）手术治疗：保守治疗期间发生以下情况时，应通知医师，行手术治疗：经积极抗休克后生命体征仍未改善，提示有内出血；血尿进行性加重，血红蛋白和血细胞比容持续性降低；腰、腹部肿块明显增大；有腹腔脏器损伤可能；开放性肾损伤。术前应根据病情采取不同方法确定对侧肾的功能和状态，只有在肾严重碎裂或肾血管撕裂，无法修复，而对侧肾功能良好时，才行肾切除。

4. 健康教育

（1）肾损伤行肾部分切除术后，病人需绝对卧床 1～2 周，以防继发性出血。

（2）严密观察病情变化，及早发现出血、感染等并发症。

（3）行肾切除术后的病人必须注意保护健侧肾脏，防止外伤，不使用对肾功能有损害的药物，如氨基糖苷类抗生素等。

（二）膀胱损伤

膀胱排空时深藏在骨盆内，除非骨盆骨折，一般不易受伤。膀胱充盈时可伸展至下腹部，这时膀胱壁薄，易受伤害。

1. 分类

（1）开放性损伤：膀胱伤处与体表相通，易形成腹壁尿瘘、膀胱直肠瘘、膀胱阴道瘘等。

（2）闭合性膀胱损伤：膀胱充盈时，下腹部遭撞击、挤压，骨盆骨折骨片刺破膀胱壁所致。

2. 病理

（1）膀胱挫伤：仅伤及膀胱黏膜或肌层，膀胱壁未穿透，局部有出血或形成血肿，无尿外渗。

（2）膀胱破裂：

①腹膜内型：膀胱壁与覆盖的腹膜一并破裂，尿液流入腹腔，引起腹膜炎，多见于膀胱后壁、顶壁损伤，有病变的膀胱过度膨胀可发生自发性破裂。

②腹膜外型：膀胱壁破裂，但腹膜完整。尿液外渗到膀胱周围组织，引起腹膜外盆腔炎或脓肿。

3. 临床表现

（1）休克：骨盆骨折合并大出血，膀胱破裂致尿外渗或腹膜炎。

（2）腹痛：腹膜外破裂时，腹膜刺激征，并有移动性浊音；腹膜外破裂时，下腹部疼痛、压痛和肌紧张。膀胱轻度挫伤，仅有下腹部疼痛和少量终末血尿。

（3）血尿和排尿困难：有尿意，但不能排尿或仅排出少量血尿。

（4）尿瘘：开放性膀胱损伤，易形成膀胱腹壁瘘、膀胱直肠瘘、膀胱阴道瘘。

4. 诊断

（1）导尿试验：是诊断膀胱癌的简单方法，经导尿管注入无菌生理盐水 200mL，5

分钟后吸出。若引流出的液体量明显少于或多于注入量，提示膀胱破裂。

（2）影像学检查：腹部X线检查可发现骨盆骨折或其他骨折。膀胱造影可发现造影剂漏至膀胱外。

5. 治疗原则

（1）紧急处理：对严重损伤、出血导致休克者，积极抗休克治疗。膀胱破裂者，应尽早应用抗生素预防感染。

（2）非手术治疗：膀胱挫伤或早期较小的膀胱破裂，膀胱造影时仅有少量尿外渗，留置导尿管持续通畅引流尿液7~10天，破口可自愈。

（3）手术治疗：较重的膀胱破裂，须尽早手术（修补并作耻骨上膀胱造瘘）。

6. 护理问题

（1）潜在并发症：休克。

（2）疼痛：与组织损伤、尿外渗后并发腹膜炎有关。

（3）有泌尿系感染的危险：与留置尿管有关。

（4）排尿异常：与膀胱损伤有关。

（5）恐惧、焦虑：与膀胱损伤后疼痛和出现血尿有关。

（6）知识缺乏：与缺乏有关膀胱损伤后康复的知识有关。

7. 护理措施

（1）生命体征的观察：密切观察病人体温、脉搏、呼吸和血压的变化。

（2）任何原因引起的腹膜内膀胱破裂和开放性膀胱损伤，应首先防止休克，根据损伤的部位、程度积极准备手术治疗，如修补裂口、充分引流尿外渗、耻骨上膀胱造口等。

（3）排尿情况的观察：有无排尿困难和血尿。

（4）疼痛的观察：疼痛的程度、部位。腹膜外破裂，疼痛限于下腹部；腹膜内破裂，疼痛可由下腹部扩散至全腹部。

（5）耻骨上膀胱造瘘的护理：

①保持引流管通畅：注意有无血块堵塞，导管扭曲、受压、脱落等情况，以免影响尿液引流。正确固定造瘘管，防止过度牵拉造成病人的不适。

②冲洗导管：术后如出血量多需冲洗，可采用连续滴入、间断开放法冲洗导管，冲洗速度每分钟60滴，每隔30min开放导管1次，待血色变淡时，可改为间断冲洗或每日2次。每次冲洗量不宜超过100mL，膀胱部分切除术者每次冲洗量应少于50mL。

③选择冲洗液：可选用无菌生理盐水、0.02%呋喃西林；感染较重者，可用0.2%~0.5%新霉素溶液；铜绿假单胞菌感染者，应用2.2%苯氧乙醇或0.25%~0.5%醋酸液交替冲洗。

④保护造瘘口周围皮肤：伤口敷料浸湿时应及时更换，清洁造瘘管周围的皮肤，外

涂氧化锌软膏，避免尿液刺激。

⑤拔管时间：一般留置 12 天。拔管前先夹管，观察尿道排尿通畅才可拔管，如尿道排尿困难则延期拔管，拔管后造口有少量漏尿为暂时现象。长期留置者应每隔 4～6 周，在无菌的条件下更换造瘘管。

（三）尿道损伤（多见于男性）

1. 男性尿道解剖

男性尿道损伤以尿生殖膈为界，分为前、后两段。前尿道包括球部和阴茎体部，损伤以球部多见；后尿道包括前列腺和膜部，损伤以膜部多见。

2. 病因

（1）开放性损伤：因弹片、锐器伤所致。

（2）闭合性损伤：常因外来暴力所致，多为挫伤或撕裂伤。会阴部骑跨伤可引起尿道球部损伤，是最多见的尿道损伤。骨盆骨折引起膜部尿道撕裂或撕断，是后尿道损伤最常见的原因。经尿道器械操作不当，可引起球膜部交界处尿道损伤。

3. 病理分型

分为尿道挫伤、尿道裂伤、尿道断裂。

4. 临床表现

尿道损伤最主要的临床表现是尿道出血，排尿困难及尿潴留。常发生休克，特别是骨盆骨折后尿道损伤或合并其他内脏损伤者，休克的程度常与损伤严重程度一致，出血性休克常为早期死亡原因之一。

（1）休克：骨盆骨折所致后尿道损伤，可引起损伤性或失血性休克。

（2）疼痛：尿道球部损伤时会阴部肿胀、疼痛，排尿时加重。后尿道损伤表现为下腹部疼痛，局部肌紧张、压痛。合并骨盆骨折者，移动时疼痛加剧。

（3）尿道出血：前尿道破裂时可见尿道外口流血，后尿道破裂时可无尿道口流血或仅少量血液流出。

（4）排尿困难：尿道挫裂伤后因局部水肿或疼痛性括约肌痉挛，发生排尿困难。尿道断裂时，则可发生尿潴留。

（5）血肿及尿外渗：尿道骑跨伤或后尿道损伤引起尿生殖膈撕裂时，会阴、阴囊部出现血肿及尿外渗，并发感染时则出现全身中毒症状。前尿道损伤，尿外渗范围为会阴、阴囊、阴茎和前下腹壁；后尿道损伤尿，外渗范围为耻骨后间和膀胱周围。

5. 辅助检查

（1）导尿：导尿可以检查尿道是否连续、完整。在严格无菌操作下，如能顺利插入导尿管，则说明尿道连续而完整。一旦插入导尿管，应留置导尿管以引流尿液并支撑尿道。

（2）逆行尿道造影：是确定尿道损伤程度的主要方法，可确定尿道损伤的部位。尿道断裂可有造影剂外渗，尿道损伤则无外渗征象。

6. 治疗原则

（1）紧急处理：合并休克者首先应抗休克治疗。骨盆骨折病人须平卧，勿随意搬动，以免加重损伤。尿潴留不宜导尿或未能立即手术者，可行耻骨上膀胱穿刺。

（2）非手术治疗：闭合性损伤应首先在严格无菌条件下试插导尿管，如试插成功，应留置导尿管 7～14 天作为支架，以利于尿道的愈合。

（3）手术治疗：试插导尿管不成功者考虑手术治疗。

7. 护理问题

（1）疼痛：与局部受伤、尿液刺激损伤的尿道等有关。

（2）有感染的危险：与尿道损伤、尿外渗有关。

（3）排尿异常：与尿道损伤有关。

（4）焦虑：与担心尿道损伤影响排尿及生育功能有关。

（5）知识缺乏：缺乏有关尿道损伤后治疗及预后的有关知识。

8. 护理措施

（1）密切观察生命体征，防止休克。

（2）术后常规留置导尿管 2～3 周，应做好引流管的护理，以预防泌尿系统感染。

（3）因病人卧床时间较长，为保持大便通畅，术后第 3 天开始服用缓泻剂。

（4）对合并骨盆骨折者，应执行骨盆骨折常规护理。

（5）对尿道狭窄者需定期进行尿道扩张，做好健康教育，确保病人坚持治疗。

五、知识技能应用

膀胱冲洗病人的护理：

【目的】

（1）清洁膀胱。

（2）严重血尿时防止膀胱内血块形成。

（3）长期留置导尿管者，通过冲洗、稀释尿液达到防止感染和维持尿液通畅的目的。

【大流程】

核对评估—准备用物—冲洗—整理记录。

【小流程】

编号	操作步骤	操作要点
1	核对医嘱	双人核对医嘱和执行单，准确无误
2	评估解释	（1）评估患者的疾病情况，观察尿液引流情况 （2）说明膀胱冲洗的目的、意义，取得病人合作 （3）环境安全、光线充足适于操作

续表

编号	操作步骤	操作要点
3	准备用物	治疗盘内放置物品（30℃左右的无菌生理盐水 500mL、一次性输液器、无菌接头、无菌血管钳、治疗巾、碘伏、棉签、碗盘、无菌手套、无菌尿袋）
4	洗手、戴口罩	着装整洁，剪指甲、洗手、戴口罩
5	再次核对	携用物至病房，核对病人信息，告知病人冲洗过程中配合要点及注意事项，安慰病人，缓解病人紧张、焦虑情绪
6	体位准备	协助病人取平卧位
7	冲洗液准备	将 30℃左右的无菌生理盐水悬挂在输液架上并排气
8	连接冲洗装置	暴露导尿管引流部分，铺无菌巾，无齿血管钳夹闭导尿管远端，关闭导尿管。断开导尿管和引流管连接处，分别消毒导尿管和引流管，并分别用纱布妥善包裹。取无菌接头，连接一次性输液器和导尿管
9	冲洗	松开无齿止血钳，打开冲洗管，关闭引流管。根据医嘱调节冲洗速度
10	观察	观察病人反应、冲洗液的量和色，并做好记录。冲洗时若病人感觉不适，应当减缓冲洗速度，必要时报告医生遵医嘱停止冲洗。若病人感到剧痛或者冲洗液中有鲜血，应当通知医生
11	引流	冲洗完毕，取下冲洗管，让无菌生理盐水在膀胱内停留 30min。消毒导尿管口接引流袋，妥善固定，置于低位，引出冲洗液
12	整理	协助病人取舒适体位，整理床单位及用物
13	用物处理	用物分类处理，污物入污物桶
14	记录	护士洗手、取口罩、记录

六、课后练习

（一）选择题

1. 对肾损伤病人，术前评估受伤史中对确诊最有帮助的内容是（　　）。

　　A. 受伤原因　　　　　　　　B. 受伤时间　　　　　　　　C. 受伤地点

　　D. 受伤部位　　　　　　　　E. 暴力性质

2. 可采取非手术治疗的肾损伤是（　　）。

　　A. 肾挫伤　　　　　　　　　B. 肾全层裂伤　　　　　　　C. 肾蒂血管断裂

　　D. 严重肾部分裂伤　　　　　E. 肾损伤合并输尿管损伤

3. 应紧急进行手术的肾损伤表现是（　　）。

　　A. 明显血尿　　　　　　　　B. 严重休克不能纠正　　　　C. 尿外渗

　　D. 合并肋骨骨折　　　　　　E. 高热

4. 男性泌尿系损伤最常见的部位是（　　）。

A. 肾   B. 输尿管   C. 膀胱

D. 前尿道   E. 后尿道

5. 男性球部尿道外伤的受伤类型是（   ）。

A. 会阴刺伤   B. 会阴撕裂伤   C. 碾挫伤

D. 骑跨伤   E. 击打伤

6. 某男，45 岁，中度肾损伤。以下处理措施不正确的是（   ）。

A. 输液   B. 早期活动   C. 输血

D. 应用抗菌药物   E. 镇静

7. 某男，31 岁，下腹部外伤 6h，出现小腹隐痛伴排尿困难，试插导尿管可以顺利进入膀胱，注入 200mL 生理盐水后抽出不足 150mL。此种情况应首先考虑（   ）。

A. 后尿道断裂   B. 前尿道断裂   C. 输尿管损伤

D. 膀胱损伤合并尿道损伤   E. 膀胱破裂

8. 某年轻男性，尿道损伤后出现排尿困难，导尿管能插入膀胱。导尿管的留置时间应为（   ）。

A. 1～3 天   B. 4～5 天   C. 10～14 天

D. 21～28 天   E. 30～40 天

9. 后尿道损伤病人出现组织灌流改变的最主要因素是（   ）。

A. 恐惧   B. 焦虑   C. 骨盆骨折出血

D. 组织坏死   E. 感染

10. 尿道损伤病人出现排尿异常的主要因素是（   ）

A. 出血   B. 焦虑   C. 血肿

D. 尿外渗   E. 尿道损伤后狭窄

（二）病例分析题

某男，50 岁，不慎跌倒，右后腰部撞击于一个水泥坎上，伤后感觉疼痛较严重，心慌，出汗，由旁人立即护送到医院。入院检查：急性病容，面色苍白，脉搏 108 次/min，血压 90/56mmHg；右肾区饱满，压痛明显，无反跳痛及肌紧张。实验室检查：B 超示右肾轮廓不清晰，肾周少量积液。临床诊断：右肾部分裂伤。

请分析：

1. 导致病人血压下降、脉搏增快、休克的原因是什么？

2. 目前主要的护理诊断/问题有哪些？主要护理措施有哪些？护理目标是什么？

（王　冰）

子项目 (七)　骨关节损伤病人的护理

一、学习目标

知识目标

1. 掌握骨折和关节脱位的病因和分类。
2. 掌握骨折和关节脱位的临床表现和专有体征。
3. 熟悉骨折和关节脱位病人的急救原则和主要治疗措施。
4. 掌握骨折和关节脱位病人常见并发症及其护理措施。
5. 熟悉小夹板固定术、石膏固定术、骨科牵引术、内固定术的适应证和护理措施。

能力目标

1. 能对骨折和关节脱位病人进行急救护理。
2. 能对小夹板固定术、石膏固定术、骨科牵引术、内固定术实施护理。
3. 能提出骨折和关节脱位病人存在的护理问题。
4. 能对骨折病人提供正确的术前护理和术后护理。
5. 能指导骨折和关节脱位病人进行功能锻炼。

二、学习重点和难点

重　点：骨折和关节脱位病人的急救护理措施，小夹板固定术、石膏固定术、骨科牵引术、内固定术的护理措施，骨折和关节脱位病人的病情评估，骨折和关节脱位病人的功能锻炼。

难　点：小夹板固定术、石膏固定术、骨科牵引术、内固定术的护理措施。

三、工作情境及任务

情境一：王某，男性，35 岁，因右上臂被撞伤后出现疼痛、活动障碍 1h 来院就诊。评估见右上臂中段青紫、肿胀、压痛，手腕部表现见图 3-10，X 线片结果见图3-11。

任务一：骨折病人的评估
请判断骨折的部位、类型和并发症。

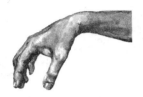

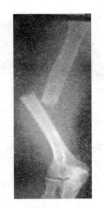

图 3 - 10　手腕表现　　　　　　　　图 3 - 11　右上臂 X 线片

任务二：小夹板固定的护理措施

医生准备给患者行手法复位、小夹板固定术。需要你帮助医生准备相应的物品，列出物品清单。

任务三：小夹板固定病人的健康教育

手法复位小夹板固定后，需要进行健康教育。请你书写一份健康教育单，向患者讲明白后，交给患者带回去。

任务四：小夹板固定病人的功能锻炼

作为该患者的责任护士，你指导病人进行功能锻炼。

情境二：张某，女性，28 岁，因被汽车撞伤出现左小腿疼痛、活动障碍，现场见左小腿中段前内侧伤口长约 5cm，可见骨折断端，有较多出血。

任务五：骨折病人的现场急救

作为急诊护士，在受伤现场，你应如何对该患者实施急救？

任务六：骨折病人的评估

该患者伤后 1h 送到医院，X 线片结果见图 3-12。判断患者骨折的部位和类型。

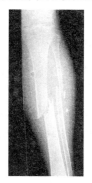

图 3-12　左小腿 X 线片

任务七：石膏固定术的治疗配合

医生在局部麻醉下，给患者行清创缝合术，术后拟采用石膏固定。请你为医生准备好石膏固定的物品，并协助固定。

任务八：石膏固定术患者的日常护理

医生已为患者石膏固定完毕，回到病房。石膏目前是潮湿的，请你帮患者促进干燥，摆放好肢体，观察病情等。

任务九：摆放关节功能位

石膏固定范围通常包括上下关节，除特殊需要外，关节应在功能位固定。试摆放肘关节、腕关节、膝关节、髋关节的功能位。

任务十：石膏固定术患者的功能锻炼

指导患者在石膏固定期间进行功能锻炼。

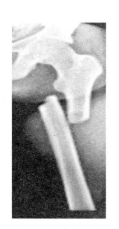

情境三：李某，男性，30 岁，因被汽车撞伤出现左大腿疼痛、活动障碍 2h 来院就诊，X 线片结果见图 3-13。

任务十一：骨折病人的评估

通过评估，判断病人骨折的部位和类型。

图 3-13　左大腿 X 线片

任务十二：骨牵引术的护理配合

医生拟在局部麻醉下，给患者行胫骨结节骨牵引术。请你为医生准备好相应的物品，并协助手术。

任务十三：牵引病人的护理措施

手术完毕，请安放好牵引装置，配置牵引重量，摆放好体位，护理皮肤穿针部位，指导患者进行功能锻炼，避免长期卧床的并发症。

情境四： 王某，男，26 岁，农民工，在工地劳动时不慎从约 5m 高处坠落，臀部着地，感臀部及胸腰部疼痛，不敢活动。

任务十四：脊柱骨折病人的急救搬运

在现场对伤者进行初步评估，判断病情。对病人急救搬运。

情境五： 王某体格检查情况：T 36.5℃，P 88 次/min，R 20 次/min，BP 110/70mmHg。神志清楚，痛苦面容。心肺正常。腹软，轻度腹胀，无腹肌紧张、压痛、反跳痛。肠鸣音减弱。胸腰部脊柱后凸畸形，L2 棘突压痛。臀部青紫、肿胀、压痛。上肢感觉、运动正常，脐部以下感觉减弱，股四头肌肌力 3 级，腓肠肌肌力 2 级。腹壁反射（＋），提睾反射（－），肱二、三头肌反射（＋），膝反

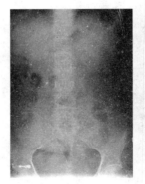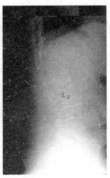

图 3－14　腰椎正侧位 X 线片

射、踝反射（＋），巴氏（Babinski）征（－）。无大小便失禁。X 线片见图 3－14。

任务十五：脊柱骨折病人的护理评估

对该病人的评估重点是什么？列举出评估结果。

任务十六：脊柱骨折病人的翻身

患者需要卧床，请协助病人翻身。

任务十七：脊柱骨折病人的功能锻炼

病人病情稳定后，指导其进行腰背肌锻炼。

情境六：王某，男性，18岁，打篮球时摔倒，右上肢后伸位手部着地，出现右肩疼痛、活动障碍。伤后半小时送到医院，患者体征见图3-15，X线片结果见图3-16。以前没有类似病史。

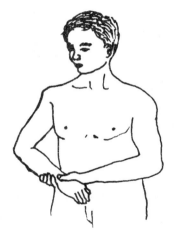

图3-15 体征示意图

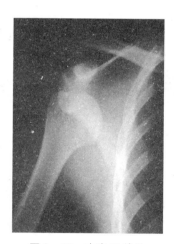

图3-16 右肩X线片

任务十八：关节脱位病人的护理评估

根据病史和图片，对患者进行护理评估并列举出评估结果。

任务十九：关节脱位的治疗配合

医生在局部麻醉下，给患者行手法复位，术后予以固定。以小组为单位进行角色扮演，模拟两种手法复位方法，然后进行固定。

任务二十：关节脱位的功能锻炼

患者固定完毕，准备回家。以小组为单位进行角色扮演，进行健康教育并指导患者进行功能锻炼。

四、知识储备和理论学习

（一）骨折

1. 定义

骨的完整性和连续性中断。

2. 成因

（1）暴力作用（创伤性骨折）：直接暴力、间接暴力、积累性劳损。

（2）骨骼疾病（病理性骨折）。

3. 分类

（1）根据骨折处皮肤、黏膜的完整性分为闭合性骨折和开放性骨折。

（2）根据骨折的程度和形态分为不完全骨折（裂缝骨折、青枝骨折）和完全性骨折（横形骨折、斜形骨折、螺旋形骨折、粉碎性骨折、压缩骨折、凹陷骨折、嵌插骨折、骨骺分离等）。

（3）根据骨折端稳定程度分为稳定性骨折和不稳定性骨折。

4. 骨折段移位

（1）类型：成角移位、侧方移位、缩短移位、分离移位、旋转移位。

（2）影响因素：外界暴力的性质、大小和作用方向；肌肉的牵拉；骨折远侧段肢体的牵拉，可致骨折分离移位；不恰当的搬运和治疗。

5. 临床表现

骨折的特有体征：畸形、异常活动、骨擦音或骨擦感。三个体征只要发现其中之一即可确诊。

6. 骨折的并发症

（1）早期并发症：休克、感染脂肪栓塞综合征、重要内脏器官损伤、重要周围组织损伤骨筋膜室综合征。

（2）晚期并发症：坠积性肺炎、褥疮、损伤性骨化、创伤性关节炎、关节僵硬、急性骨萎缩、缺血性骨坏死、缺血性肌挛缩。

7. 骨折愈合过程

（1）血肿机化演进期：骨折端形成的血肿与局部坏死组织引起无菌性炎性反应，纤维蛋白渗出，毛细血管增生，成纤维细胞、吞噬细胞侵入，逐步清除机化的血肿，形成肉芽组织，并进而演变转化为纤维结缔组织，使骨折两端连接在一起，约 2 周完成。

（2）原始骨痂形成期：膜内化骨形成内、外骨痂，软骨内化骨形成环状、髓腔内骨痂，一般需 4~8 周。两种化骨形式并存，但膜内化骨较软骨内化骨快。骨性骨痂主要是经膜内化骨形成，并以骨外膜为主。

（3）骨痂改造塑型期：随着肢体的活动和负重，在应力轴线上的骨痂不断得到加强和改造，在应力线以外的骨痂逐步被清除，使原始骨痂改造塑形称为永久骨痂，即称骨性愈合。此期从伤后 6~8 周开始。

8. 骨折的急救

（1）抢救休克。

（2）包扎伤口：伤口出血可用加压包扎止血或止血带止血，对外露骨折端处理。

（3）妥善固定：骨折急救的重要措施。目的：避免骨折端在搬运过程中对周围重要组织，如血管、神经、内脏的损伤；减少骨折端的活动，减轻病人疼痛；便于运送；迅速转运。

9. 治疗骨折的原则

治疗骨折有三大原则，即复位、固定和功能锻炼。

（1）骨折的复位：

①复位标准：解剖复位（对位、对线完全良好）。功能复位：未恢复正常的解剖关系，但愈合后对功能无明显影响。

②复位方法：手法复位和切开复位。

（2）骨折的固定：

①外固定：石膏绷带固定术、小夹板固定术、牵引固定术、外展架固定。

②内固定：切开复位后，采用内固定物将骨折段于解剖复位的位置予以固定，常用钢板、钢钉、内髓针等。

（3）功能锻炼：

①早期阶段：1~2 周内，目的是促进患肢血液循环、消除肿胀，防止肌萎缩，应以患肢肌主动舒缩活动为主，原则上骨折上、下关节暂不活动。

②中期阶段：2 周以后，开始进行骨折上、下关节活动，强度和范围逐渐增加，应在医务人员指导和健肢辅助下进行，防肌萎缩和关节僵硬。

③晚期阶段：达临床愈合标准，外固定已拆除，恢复正常功能。

（二）关节脱位

1. 定义

关节面失去正常的对合关系，称为关节脱位，俗称脱臼。部分失去正常对合关系，称半脱位。

2. 分类

（1）根据病因分为创伤性脱位、先天性脱位、习惯性脱位、病理性脱位。临床上以损伤性脱位最多见，常见的有肩关节脱位、肘关节脱位及髋关节脱位。

（2）根据关节腔是否与外界相通分为闭合性脱位、开放性脱位。

（3）按脱位的时间分为新鲜脱位（3周以内）、陈旧性脱位（3周以上）。

3. 临床表现

关节脱位的特有体征：畸形，弹性固定，关节盂空虚。

4. 治疗原则

（1）复位：包括手法复位和切开复位，以手法复位为主，最好在伤后3周内进行。复位时间越早越容易，效果也越好。若脱位时间长，关节周围组织粘连，手法复位常难以成功。

（2）固定：复位后将关节固定于稳定位置2~3周，使损伤的关节囊、韧带、肌肉等软组织得以修复。固定时间过长，易发生关节僵硬；固定时间过短，损伤得不到修复，易发生再脱位。一般固定3周左右。

（3）功能锻炼：在固定期间要经常进行关节周围肌肉的伸缩活动和患肢其他关节的主动活动。切忌粗暴地被动活动、强力拉伸关节，以防加重关节损伤，特别是习惯性脱位的病人。

五、知识技能应用

（一）骨折病人的急救

【目的】

用最为简单而有效的方法抢救生命，保护患肢，迅速转运，以便尽快得到妥善处理。

【大流程】

抢救休克—包扎伤口—妥善固定—迅速转运。

【小流程】

编号	操作步骤	操作要点
1	用物准备	（1）治疗盘：木制夹板（长短合适）、绷带、三角巾、别针 （2）记录单、治疗车、消手液、医疗垃圾桶、生活垃圾桶 （3）模拟患者
2	评估患者	（1）判断意识，确认患者意识清楚能够配合护士工作 （2）评估模拟患者伤情，有无肿胀、畸形、异常活动等，报告结果 （3）向患者解释并取得合作

续表

编号	操作步骤	操作要点
3	安置体位	（1）协助患者取坐位 （2）六步法洗手
4	小夹板固定	（1）用一块合适的夹板置于伤肢下面 （2）用绷带把伤肢和夹板螺旋包扎固定，松紧适宜
5	三角巾固定	（1）三角巾顶角对着伤肢肘关节 （2）三角巾一底角置于健侧胸部过肩于背后 （3）伤臂屈肘（功能位）放于三角巾中部 （4）三角巾另一底角包绕伤臂反折至伤侧肩部 （5）两底角在颈侧方打结，顶角向肘前反折，用别针固定 （6）将前臂悬吊于胸前
6	安置整理	（1）撤除用物，安置好患者 （2）六步法洗手 （3）记录伤口情况、包扎日期和时间

（二）骨折病人的固定

【目的】

避免骨折端在搬运过程中对周围重要组织，如血管、神经、内脏的损伤；减少骨折端的活动，减轻病人疼痛；便于运送；保证运送过程中病人的安全，避免进一步损伤的发生。

【大流程】

准备—固定—搬运—安置卧位。

【小流程】

编号	操作步骤	操作要点
1	准备	（1）护士：着装规范、洗手 （2）查对：医嘱、患者、腕带 （3）用物：石膏绷带、脱脂棉、一盆温水（30～40℃）、胶单、手消毒凝胶，担架、干净床单或被罩 （4）环境：室温适宜
2	评估患者	患者病情、局部皮肤状况、意识、合作程度、心理状况
3	告知	（1）向病人说明石膏固定的目的 （2）告诉病人在固定或搬运过程中的配合要点及注意事项 （3）安慰患者，缓解病人紧张、焦虑情绪
4	协助医师摆放体位	根据打石膏部位的不同准备相应体位
5	待干	经风干或照灯，在石膏未干前搬运时忌挤、压、碰撞，以免变形压迫皮肤

续表

编号	操作步骤	操作要点
6	观察与护理	（1）清洁暴露肢端 （2）抬高患肢使处于功能位 （3）观察患肢肢端血运、指（趾）活动、感觉、肿胀、足背动脉搏动情况 （4）倾听患者主诉
7	预防并发症	（1）指导功能锻炼，预防肌肉萎缩、关节僵硬、垂足 （2）保暖防冻伤，加强翻身拍背，防止肺部感染及压疮
8	观察与整理	（1）整理床单位 （2）协助患者取舒适、合理的体位 （3）整理用物，分类放置 （4）洗手，记录

六、课后练习

（一）选择题

1. 某男性病人，股骨干骨折，行持续牵引，错误的是（　　　）。

    A. 抬高床头 15～30cm   B. 每天用酒精滴牵引针孔   C. 保持有效的牵引作用

    D. 定时测量肢体长度   E. 指导病人功能锻炼

2. 某男性病人，35 岁，因肱骨干骨折入院，伤后局部软组织肿胀明显。手法复位后行石膏固定。术后护士应注意观察肢端血运。若有血运障碍，下列表现最不可能发生的是（　　　）。

    A. 疼痛   B. 发绀   C. 肿胀

    D. 皮温升高   E. 脉搏减弱或消失

3. 张某在长距离行军、跑步后造成右足第 2、3 跖骨骨折，此骨折称为（　　　）。

    A. 病理性骨折   B. 疲劳性骨折   C. 裂缝骨折

    D. 青枝骨折   E. 嵌插骨折

4. 骨折后出现脂肪栓塞综合征的临床表现不包括（　　　）。

    A. 进行性呼吸困难   B. 体温升高   C. 心率快、血压升高

    D. 疼痛进行性加重   E. 意识障碍

5. 急性化脓性骨髓炎及骨肉瘤的病人，易发生的骨折是（　　　）。

    A. 病理性骨折   B. 疲劳性骨折   C. 裂缝骨折

    D. 青枝骨折   E. 嵌插骨折

6. 不属于完全骨折的是（　　　）。

    A. 横形骨折   B. 青枝骨折   C. 嵌插骨折

    D. 压缩性骨折   E. 骨骺分离

7. 关于四肢骨折病人的护理不需要的是（　　）。

　　A. 促进神经循环功能的恢复　　　　B. 减轻疼痛　　　　　　C. 预防感染的发生

　　D. 合理饮食　　　　　　　　　　　E. 严格卧床 3 个月后开始功能锻炼

8. 某病人，男，58 岁，诊断为 Colles 骨折。该病人可出现的典型畸形是（　　）。

　　A. 正面看呈枪刺刀样　　　B. 正面看呈银叉样　　　　C. 侧面看呈鹰爪样

　　D. 局部肿胀　　　　　　　E. 缩短畸形

9. 某男，35 岁，颈 5～6 骨折合并四肢瘫痪，无感染灶而出现高热。下列措施中不适宜的是（　　）。

　　A. 冰水灌肠　　　　　　　B. 冰水擦浴　　　　　　　C. 通风

　　D. 药物降温　　　　　　　E. 调节室温

10. 某病人，男，28 岁，诊断为尺桡骨骨折，疑已经发生骨筋膜室综合征。应立即采取的处理措施是（　　）。

　　A. 抬高患肢　　　　　　　B. 立即输液　　　　　　　C. 为病人抽血化验

　　D. 筋膜切开术　　　　　　E. 给予石膏绷带外固定

11. 王某，29 岁，因车祸造成骨盆骨折。如抢救不及时延误了治疗，可发生的最严重的并发症是（　　）。

　　A. 直肠损伤　　　　　　　B. 膀胱、尿道损伤　　　　C. 腰骶神经丛损伤

　　D. 腹膜后巨大血肿　　　　E. 功能障碍

（二）病例分析题

某病人，男，23 岁，交通事故后就诊，主诉小腿局部剧烈疼痛，不能活动。检查发现，小腿上段部分软组织损伤，肿胀较重，可见骨折端外露，出现反常活动。入院第二天出现患肢小腿部剧烈疼痛、进行性加重，严重肿胀，足趾麻木，足背动脉搏动微弱等症状。

请分析：

1. 该病人可能发生了什么问题？

2. 应首先采取哪些处理措施？

3. 如何护理该病人？

（王　冰）

项目四

外科感染病人的护理

子项目（一）　急性蜂窝织炎病人的护理

一、学习目标

知识目标

1. 熟悉急性蜂窝织炎的概念及相关病因。
2. 熟悉急性蜂窝织炎病人的临床表现及相关辅助检查。
3. 掌握急性蜂窝织炎的处理原则。

能力目标

1. 能对急性蜂窝织炎病人进行评估。
2. 能提出急性蜂窝织炎病人的护理问题及护理目标。
3. 能详述急性蜂窝织炎病人的护理措施。
4. 能对急性蜂窝织炎病人提供健康教育，使病人学会疼痛管理和预防窒息。

二、学习重点和难点

重　点：急性蜂窝织炎病人典型的临床表现和治疗原则，急性蜂窝织炎病人常见的护理问题，急性蜂窝织炎病人的健康教育。

难　点：急性蜂窝织炎病人的治疗和护理措施。

三、工作情境及任务

情境一：某患者，男，57 岁。入院前 5 天，右小腿肿胀发热、行走困难。入院前 1 天明显加重，全身发热，患处肿胀更明显，疼痛，皮肤略红，皮温明显高于对侧，被他人送来医院就诊。

任务一：急性蜂窝织炎病人的入院护理及评估

如果你为接诊护士，应如何为病人进行入院护理？应该继续从哪些方面对病人进行评估？

情境二：该患者查体：右下肢腓肠部明显肿胀，触痛明显，皮温高，有水泡，红肿范围 14cm×9cm，从红肿区中央穿刺抽出脓液，同侧腹股沟淋巴结肿大、触痛，右足第

2~3 趾间脚气并感染，WBC 16.4×10^9/L，N 82%。

任务二：提出病人存在的护理问题

根据以上材料，提出病人存在的护理问题及需要首要解决的护理问题。

情境三： 对该患者给予 50% 硫酸镁湿热敷，抬高患肢，静脉给予抗生素；次日行切开引流术，切开皮肤、皮下及筋膜，进入肌间隙之脓腔，放出脓血 150mL，冲洗脓腔后放凡士林油纱布及纱布块填塞，术后继续静脉输液，给予抗生素；术后第二日伤口换药，取出填塞之纱布块，清理脓腔后放纱布条引流，每日换药一次至隔日一次。

任务三：急性蜂窝织炎病人的护理计划

请具体提出该病人的护理问题、预期目标及护理措施。

任务四：急性蜂窝织炎病人的出院护理

17 天后该患者脓腔肉芽生长良好，创面清洁，缝合伤口；第 7 天后，伤口愈合，痊愈出院。请给患者提供出院护理及健康教育。

四、知识储备和理论学习

（一）病因和病理

急性蜂窝炎常因皮肤和软组织损伤后感染引起，也可由局部化脓性感染灶直接扩散或经淋巴、血液播散而致。致病菌主要是溶血性链球菌，其次为金黄葡萄球菌及大肠杆菌或其他类型链球菌，也可为厌氧菌。由于致病菌产生的溶血素、透明质酸酶和链激酶等的作用，加之受感染的组织较疏松，感染扩展迅速，不易局限，且与周围正常组织无明显界限，易致全身性感染。感染灶附近淋巴结常受累及，可引起脓毒症或菌血症。

（二）临床表现

临床表现常因致病菌种类和毒力、病变部位和深浅而有所不同。

1. 浅表急性蜂窝织炎

局部红肿、疼痛，边界不清并向四周蔓延，中央部位常因缺血性而发生坏死，若病变部位的组织疏松则疼痛较轻。

2. 深部组织的急性蜂窝织炎

局部红肿多不明显，但有局部组织水肿和深压痛，多伴有寒战、高热、头痛、乏力、食欲不振、白细胞计数升高等全身症状。

3. 特殊部位的急性蜂窝织炎

口底、颌下、颈部等处的蜂窝织炎，可致喉头水肿而压迫气管，引起呼吸困难甚至窒息。炎症亦可蔓延至纵隔影响心肺功能，预后较差。厌氧性链球菌、拟杆菌和一些肠道杆菌所致的急性蜂窝织炎，常发生在易被肠道或泌尿生殖道排出物污染的会阴部或下腹部伤口处，表现为进行性的皮肤、皮下组织及深筋膜坏死，脓液恶臭，局部有捻发音。

（三）处理原则

早期可用中药、西药局部湿热敷、理疗，局部制动、休息，抬高患肢，改善全身营养状况，及时应用有效抗生素。已形成脓肿者，应及时切开引流。对厌氧菌感染者，用3%过氧化氢溶液冲洗伤口和湿敷。口底、颌下及颈部等处的急性蜂窝组织炎，应尽早行切开减压手术，以防喉头水肿和气管压迫的发生。

（四）护理措施

1. 抗菌药物治疗

对创面分泌物进行细菌培养和药物试验，根据医嘱适合理应用抗生素。

2. 局部处理

病人患处制动，早期可用药物外敷。脓肿形成者，应尽早实施多处切开减压引流和清除坏死组织。厌氧菌感染者，注意观察3%过氧化氢溶液冲洗创面和湿敷。

3. 全身支持治疗

对体温较高者，给予物理降温，同时鼓励病人饮水，必要时静脉补液并监测24h出入水量。应注意休息，加强病人的营养，摄入含丰富蛋白质、能量及维生素的饮食，以增加人体抵抗力，促进愈合。

4. 病情监测

特殊部位，如口底、颌下、颈部等的蜂窝织炎可能影响病人呼吸。应注意观察病人有无呼吸费力、困难甚至窒息等症状，以便及时发现及时处理；警惕突发喉头痉挛，并做好气管插管等急救准备。

五、课后练习

1. 某男，25岁，因颈部蜂窝织炎入院，颈部肿胀明显。观察中应特别注意的是（　　　）。

　　A. 呼吸　　　　　　　　　B. 体温　　　　　　　　　C. 神志

　　D. 血压　　　　　　　　　E. 吞咽

2. 口底、颌下和颈部的蜂窝织炎可并发（　　　）。

　　A. 菌血症　　　　　　　　B. 败血症　　　　　　　　C. 海绵状静脉窦炎

　　D. 喉头水肿　　　　　　　E. 吞咽困难

3. 某男，30岁，下肢急性蜂窝织炎伴全身化脓性感染。需抽血做血培养及抗生素敏感试验，最佳时间应是（　　　）。

A. 高热时   B. 间歇期   C. 寒战时

D. 静脉滴注抗生素时   E. 抗生素输入后

4. 某患者，男，32 岁，右小腿蜂窝织炎。其主要致病菌为（   ）。

A. 溶血性链球菌   B. 铜绿假单胞菌   C. 金黄色葡萄球菌

D. 大肠埃希菌   E. 无芽孢厌氧菌

5. 某女，24 岁，背部红肿 3 天，检查背部有一 10cm × 10cm 的肿胀区，中央可见多个脓栓，发红，压痛，挤压有脓液流出。考虑为（   ）。

A. 丹毒   B. 痈   C. 疖

D. 急性蜂窝织炎   E. 急性淋巴管炎

（第 6 ~ 8 题基于以下病例）

某患者，男性，32 岁，肩背部红、肿、热、痛 5 天。入院后护理评估发现，T 38.9℃，P 93 次/min，R 22 次/min；肩背部可见一直径 10cm 的发红区，高出皮肤，其中心发紫，周边发红，其内可见多个脓头，挤压疼痛，且有灰白色脓液流出。

6. 该患者可能患（   ）。

A. 疖   B. 疖病   C. 痈

D. 蜂窝织炎   E. 丹毒

7. 该患者的主要护理措施是（   ）。

A. 局部热敷   B. 理疗   C. 切开引流、换药

D. 抗生素应用   E. 卧床休息

8. 选择抗生素最理想的依据为（   ）。

A. 脓液性质   B. 感染的严重化程度   C. 药物的抗菌谱

D. 细菌培养药敏试验   E. 细菌种类

（张华国）

子项目（二） 脓性指头炎病人的护理

一、学习目标

知识目标

1. 熟悉脓性指头炎的病因。

2. 熟悉脓性指头炎病人的临床表现。

3. 熟悉脓性指头炎的治疗原则。

能力目标

1. 能对脓性指头炎病人进行病情评估。

2. 能发现脓性指头炎病人常见的护理问题。

3. 能对脓性指头炎病人提供健康教育。

二、学习重点和难点

重点：脓性指头炎病人的临床表现，脓性指头炎的处理原则，脓性指头炎病人存在的护理问题，脓性指头炎病人的护理措施。

难点：脓性指头炎病人的临床处理原则和护理措施。

三、工作情境及任务

情境一：某患者，男，35 岁。现病史：左手食指末端被鱼骨刺伤 3 天，初起指端感觉麻痒而痛，继而刺痛，灼热肿胀，色红不明显；今晨疼痛逐渐加重，肿势逐渐扩大，伴畏寒发热，无头痛、恶心呕吐等其他不适症状，未经特殊诊治。

任务一：脓性指头炎病人评估

应如何对该病人进行护理评估？

情境二：该患者既往健康，否认传染病史，无疫区居住史，生活条件一般，无特殊不良嗜好。

体检摘要：T 38.4℃，P 88 次/min，R 18 次/min，BP 140/80mmHg，神清，检查合作，皮肤巩膜自然光线下未见黄染，心肺正常，HR 88 次/min，腹平软，肝脾未触及肿大。

专科检查：左手食指末节肿胀，皮色发红，灼热，触之疼痛，皮肤张力稍高，食指屈伸活动略受限。

实验室检查：左手食指 X 线摄片未见骨质异常；血白细胞总数 12.5×10^9/L，中性粒细胞 0.78，淋巴细胞 0.2，单核细胞 0.02；尿常规正常。

任务二：脓性指头炎病人的护理问题

根据以上材料，提出病人存在的护理问题。

任务三：脓性指头炎病人的护理计划

如果该病人需要手术治疗，你能拟出一份术前护理计划吗？

任务四：脓性指头炎病人的出院护理

经过手术治疗及相关药物治疗，患者病情稳定，即将出院。请给患者提供出院护理及健康教育。

四、知识储备和理论学习

（一）病因和病理

脓性指头炎是手指末节掌面皮下组织的化脓性感染，常发生于指尖或指末节皮肤受伤后，亦可由甲沟炎加重所致。主要的致病菌为金黄色葡萄球菌。

（二）临床表现

脓性指头炎发病初，指头轻度肿胀、发红、刺痛。继之指头肿胀加重、剧烈跳痛，肢体下垂时更为明显；多伴有全身症状，如寒战、发热、全身不适、血白细胞计数增加等。若感染进一步加重，组织缺血坏死，神经末梢因受压和营养障碍而麻痹，指头疼痛反而减轻，皮色由红转白。若治疗不及时，常可引起指骨缺血性坏死，形成慢性骨髓炎，伤口经久不愈。

（三）处理原则

脓性指头炎初期，应局部制动，患手和前臂平置，避免下垂而加重疼痛；外敷鱼石脂软膏或金黄散糊剂。一旦出现指头跳痛、明显肿胀，应及时切开减压引流。根据病情，酌情应用抗菌药物。

五、课后练习

1. 脓性指头炎若不及时处理可发生（　　　）。

    A. 甲沟炎　　　　　　　　B. 骨坏死骨髓炎　　　　　　C. 急性化脓性腱鞘炎

    D. 化脓性滑囊炎　　　　　E. 指甲下脓肿

2. 陈某，女，左手无名指患脓性指头炎，拟在指神经阻滞麻醉下手术切开引流。为预防局麻药毒性反应，下列护理错误的是（　　　）。

    A. 局麻药须限量使用　　　B. 局麻药浓度不能过高　　　C. 常规麻醉前用药

    D. 麻醉药中加少量肾上腺素　　　　　　　　　　　　E. 防止局麻药注入血管

3. 脓性指头炎出现搏动性跳痛时首先应该采取的治疗措施是（　　　）。

A. 切开引流　　　　　　B. 理疗　　　　　　　　C. 应用抗生素

D. 热盐水浸泡　　　　　E. 外敷鱼石脂软膏

（第 4~6 题基于以下病例）

某男性患者，34 岁，劳动时不慎刺破左手中指，未引起重视，3 天后出现患指肿胀、发红、剧痛，手下垂时疼痛加剧，今天出现发热、全身不适。血常规检查，白细胞计数增高。

4. 该患者可能患（　　）。

A. 蜂窝组织炎　　　　　B. 淋巴管炎　　　　　　C. 脓性指头炎

D. 脓肿　　　　　　　　E. 静脉炎

5. 其最佳护理措施是（　　）。

A. 局部热敷　　　　　　B. 切开引流　　　　　　C. 口服抗生素

D. 静脉输注抗生素　　　E. 理疗

6. 切开引流的指征是（　　）。

A. 红肿明显　　　　　　B. 疼痛减轻　　　　　　C. 出现跳痛

D. 出现波动感　　　　　E. X 线片显示指骨坏死

（张华国）

子项目（三）　特异性感染病人的护理

一、学习目标

知识目标

1. 熟悉破伤风的病因及发病过程。

3. 掌握破伤风的临床分期及病人的临床表现。

4. 掌握破伤风病人的治疗原则、破伤风发作时痉挛的控制和解除。

5. 掌握破伤风病人的护理措施。

能力目标

1. 能对破伤风病人实施护理评估。

2. 能实施破伤风病人常见的护理。

3. 能对破伤风病人制定护理计划。

4. 能对破伤风病人进行健康教育。

二、学习重点和难点

重　点：破伤风的病因，破伤风的发病机理，破伤风病人的临床表现，破伤风病人的临床处理原则，破伤风病人的护理评估，破伤风病人的常见护理问题，破伤风病人的护理措施。

难　点：破伤风病人的护理措施，破伤风病人并发症的病情观察和处理原则。

三、工作情境及任务

情境一：某患者，男性，59 岁。入院前 8 天在田间干农活时不慎被镰刀割伤右小腿，伤后自行挤出伤口内少量血液，未去医疗单位处理，未服用任何药物，从未注射过 TAT。割伤后第 5 天只觉全身乏力，头痛、头晕，咀嚼无力，局部肌肉发紧，割伤部位红、肿、痛，挤压时有脓液流出。入院前 2 天，开始抽搐、张口困难，蹙眉、口角下缩、咧嘴，呈苦笑面容，脖子硬，头后仰，遇声、光刺激后剧烈抽搐，因不能张口故不能进食，抽搐时出汗。当地卫生室诊治无效，特来我院就诊，初步诊断为破伤风。

任务一：破伤风病人的入院评估

请根据以上内容概括该病人的一般评估材料，并且思考需从哪些方面对该病人进行评估。

情境二：对该病人进一步查体：T 37.2℃，P 76 次/min，R 24 次/min，BP 130/86mmHg，发育良好，营养中等，神志清楚，被动体位，抬入病房，苦笑面容，牙关紧闭，颈项强直，头后仰，屈膝，弯肘，半握拳，角弓反张，表情痛苦，每次抽搐发作持续 5~10min 不等，轻微刺激（打针、关门、开灯）均可引起强烈抽搐，抽搐时无口吐白沫、不流口水，右小腿腓肠肌部有一个深 3cm 的伤口，伤口外有脓苔和痂用皮覆盖，除去后有脓液流出。

任务二：破伤风病人的护理问题

根据以上材料，请提出该病人存在哪些护理问题，并制定相关护理计划。

情境三：医嘱：给予隔离，避免一切声、光刺激，立即行清创，给予青霉素，静脉营养等，另需肌肉注射 TAT 6000U。

任务三：破伤风病人的护理措施及药物使用方法

应如何对该病人正确实施相关护理？思考 TAT 的具体使用方法及注意事项。

任务四：破伤风病人的出院护理及健康教育

在大夫及护士的精心照料下，病人病情好转，即将出院。应如何对病人及其家属进行出院指导？（尤其侧重如何有效预防破伤风的发生）

四、知识储备和理论学习

（一）病因

破伤风杆菌为革兰染色阳性厌氧芽孢杆菌，广泛存在于泥土和人畜粪便中。破伤风杆菌及其毒素不能侵入正常的皮肤和黏膜，但当皮肤或黏膜出现开放性损伤，如火器伤、开放性骨折、烧伤甚至细小的木刺或锈钉刺伤等，均可导致破伤风杆菌及其毒素侵入引起破伤风。破伤风的发生除与细菌毒力强、数量多或人体缺乏免疫力等因素有关外，伤口缺氧是一个非常重要的因素。当伤口因狭深、缺血、坏死组织多、血块堵塞，或堵塞过紧、引流不畅等因素而形成一个适合该菌生长繁殖的缺氧环境，尤其同时混有其他需氧菌感染而消耗伤口内残留的氧气时，更利于破伤风的发生。

（二）病理生理

破伤风杆菌产生的外毒素，即痉挛毒素与溶血毒素，是导致破伤风病理生理改变的重要原因。痉挛毒素引起一系列临床症状和体征，而溶血毒素可引起局部组织坏死和心肌损害。痉挛毒素经血液循环和淋巴系统至脊髓前角灰质或脑干的运动神经核，与中间联络神经细胞的突触相结合，抑制突触释放抑制性传递介质，使 α - 运动神经系统因失去抑制而兴奋性增强，导致随意肌紧张与痉挛；痉挛毒素亦可阻断脊髓对交感神经的抑制而致交感神经过度兴奋，引起血压升高、心率增快、体温升高、出汗等。

（三）临床表现

破伤风潜伏期平均为 6 ~ 12 天，亦可短于 24h 或长 20 ~ 30 天甚至数月。潜伏期越短，预后越差。

1. 前驱症状

乏力，头晕、头痛，咬肌紧张、酸胀、咀嚼无力，烦躁不安，打呵欠等。常持续12 ~ 24h。

2. 典型症状

典型的表现是在肌紧张性收缩（肌强直、发硬）的基础上，阵发性强烈痉挛，通常最先受影响的肌群是咀嚼肌，随后顺序为面部表情肌，颈、背、腹、四肢肌，最后为膈肌。最开始症状是咀嚼不便，典型症状是张口困难，牙关紧闭，苦笑面容，颈项强直，角弓反张，最后膈肌和肋间肌受影响而出现呼吸困难或窒息。

在肌肉持续紧张性收缩的基础上，任何轻微的刺激，如声响、光线、震动、触摸或饮水等，均可诱发阵发性痉挛。痉挛发作时，病人大汗淋漓、口吐白沫、口唇发绀、呼吸急促、流涎、磨牙、头频频后仰、手足抽搐不止。每次发作持续数秒至数分钟不等，间歇期长短不一。发作时病人神志清醒，表情十分痛苦。发作频繁者，常提示病人病情严重。病程一般为 3~4 周，如积极治疗、不发生特殊并发症者，发作的程度可逐步减轻，缓解期平均约 1 周，但肌紧张与反射亢进可继续一段时间；恢复期间还可出现一些精神症状，如幻觉、言语、行动错乱等，但多能自行恢复。新生儿因肌肉纤弱，患此病时症状不典型，主要表现为不能啼哭和吸乳，少活动，呼吸弱或呼吸困难。

3. 并发症

强烈的肌肉痉挛可造成肌肉断裂，甚至发生骨折。膀胱括约肌痉挛可引起尿潴留。持续的呼吸肌和膈肌痉挛可致呼吸骤停。肌肉痉挛及大量出汗可导致水电解质、酸碱平衡失调，严重者可发生心力衰竭。病人的主要死因是窒息、心力衰竭、肺部并发症。

（四）预防

创伤后及时、彻底清理伤口，改善局部血循环是预防的关键。另外，人工免疫使人体产生稳定的免疫力也是可靠的预防方法，包括主动和被动免疫两种。

1. 主动免疫法

破伤风类毒素无毒性，不引起血清性过敏反应，作用可靠，注射于人体后，可产生相当高的抗体而使人体获得主动免疫。一般是在健康时施行，是目前最可靠、最有效、最经济的预防方法。小儿对本病的主动免疫可经与百日咳、白喉等疫苗联合应用获得。方法：破伤风类毒素 0.5mL，皮下注射 3 次。第 1 次皮下注射后，间隔 4~8 周，再行第 2 次注射，即可获得"基础免疫力"。若在 6~12 月后行第 3 次注射，即可获得较稳定的免疫力，以后若每 5 年追加注射一次，便能保持足够的免疫力。有基础免疫力的病人，伤后只要皮下注射类毒素 0.5mL 时，便能迅速强化机体的抗破伤风免疫力。

2. 被动免疫法

对未接受过主动免疫的病人，伤后 12h 内经彻底清创，皮下或肌内注射破伤风抗毒素（TAT）1500U；伤口污染严重或受伤超过 12h，剂量可加倍。成人与儿童剂量相同。破伤风抗毒素是马血清制剂，含有异种蛋白，可致过敏反应，因此注射前必须询问有无过敏史，并常规做过敏试验。如皮内试验阳性者，必须采用脱敏法注射。人体破伤风免疫球蛋白由人体血浆中免疫球蛋白提纯而成，剂量为 250U 深部肌肉注射，病情需要时可加倍。此药无血清过敏反应，不需要做过敏试验，其免疫效能比破伤风抗毒素大 10 倍多，是一种理想的免疫制剂。

（五）处理原则

1. 清除毒素来源

在良好麻醉、控制痉挛的基础上，进行彻底的清创术。清除坏死组织和异物后，敞开伤口，充分引流，局部可用3%过氧化氢溶液冲洗。对于伤口已愈合者，必须仔细检查痂下有无窦道或死腔。

2. 中和游离的毒素

（1）破伤风抗毒素：可中和游离的毒素，但若破伤风毒素已与神经组织结合，则难以起效，故应尽早使用。常规用量是10000～60000U加入5%葡萄糖溶液500～1000mL经静脉缓慢滴入；剂量不宜过大，以免引起血清反应。用药前应做皮内过敏试验。

（2）破伤风人体免疫球蛋白：早期应用有效，一般只用一次，剂量为3000～6000U。

3. 控制和解除痉挛

这是治疗的重要环节。根据病情可交替使用镇静及解痉药物，以减少病人的痉挛和痛苦。常用药物：10%水合氯醛20～40mL保留灌肠；0.1～0.2g苯巴比妥钠肌肉注射；10～20mg地西泮肌肉注射或静脉滴注，一般每日一次。病情严重者，可用冬眠I号合剂经静脉缓慢滴入，但低血容量时忌用。痉挛发作频繁不易控制者，可用2.5%硫喷妥钠0.25～0.5g缓慢静脉注射，但需警惕发生喉头痉挛和呼吸抑制；对于气管切开者，应用比较安全。另外，新生儿破伤风要慎用镇静解痉药物，应酌情使用洛贝林、尼可刹米等。

4. 防治并发症

补充水和电解质，以纠正因消耗、出汗及不能进食等导致的水和电解质代谢失衡。选用合适的抗生素预防其他继发感染，如肺炎等。对于症状严重者，尽早行气管切开术，以便改善通气，有效清除呼吸道分泌物；必要时行人工辅助呼吸。

（六）护理评估

（1）健康史：了解病人的发病经过，不能忽视任何轻微的受伤史，尤其注意发病前的创伤史、深部组织感染史、近期分娩史及预防接种史。

（2）身体状况。

（3）心理和社会状况：本病发病比较急、病情严重，病人无心理准备，且本病引起的肌肉痉挛使病人极为痛苦，故应了解病人的紧张、焦虑和恐惧表现和程度。了解病人及家属对本病的认知程度和心理承受能力，病人对医院环境的适应情况。

（七）主要护理问题

（1）有窒息的危险：与持续性喉头痉挛及气道堵塞有关。

（2）有体液不足的危险：与痉挛性消耗和大量出汗有关。

（3）有受伤的危险：与强烈的肌肉痉挛有关。

（4）尿潴留：与膀胱括约肌痉挛有关。

（5）营养失调：低于机体需要量与痉挛性消耗和不能进食有关。

（6）潜在并发症：水、电解质、酸碱平衡失调，肺部感染，心力衰竭等。

（八）护理措施

1．一般护理

（1）环境要求：将病人置于隔离病室，室内遮光、安静，温度 15～20℃，湿度约 60%。病室内的急救药品和物品准备齐全，以便及时处理一些严重的并发症，如呼吸困难、窒息等。

（2）减少外界刺激：医护人员要走路轻、语声低、操作稳、使用器具无噪音；护理治疗安排集中而有序，尽量在痉挛发作控制的一段时间内完成；减少探视，避免干扰病人。

（3）保持静脉输液通路通畅：在每次抽搐发作后检查静脉通路，防止因抽搐致静脉通路堵塞、脱落而影响治疗。

（4）严格隔离消毒：严格执行无菌技术；护理人员应穿隔离衣；病人的用品和排泄物均应消毒，更换下的伤口敷料应予焚烧，防止交叉感染。

2．呼吸道管理

（1）保持呼吸道通畅。对抽搐频繁、药物不易控制的严重病人，应尽早行气管切开，以便改善通气；及时清除呼吸道分泌物，必要时进行人工辅助呼吸。紧急状态下，在气管切开前，可行环甲膜粗针头穿刺，并给予吸氧，保证通气。

（2）在痉挛发作控制后的一段时间内，协助病人翻身、叩背，以利排痰；必要时吸痰，防止痰液堵塞；给予雾化吸入，稀释痰液，便于痰咳出或吸出。对气管切开病人应给予气道湿化。

（3）病人进食时注意避免呛咳、误吸。

3．加强营养

协助病人进食高热量、高蛋白、高维生素的饮食；进食应少量多次，以免引起呛咳、误吸；对病情严重者，提供肠内、外营养，以维持人体正常需要。

4．保护病人，防止受伤

（1）防止病人坠床：使用带护栏的病床，必要时设专人护理。

（2）采用保护措施：必要时使用约束带固定病人，防止痉挛发作时病人坠床和自我伤害；关节部位放置软垫保护关节，防止肌腱断裂和骨折；应用合适牙垫，避免痉挛时咬伤舌。

5．严密观察病情变化

监测生命体征；注意观察痉挛发作前的征兆；记录抽搐的发作时间、次数、症状等，及时报告，及时处理。

6．人工冬眠护理

应用人工冬眠过程中，做好各项监测，随时调整冬眠药物的用量，使病人处于浅睡状态。

7．对症处理

对留置导尿者保持持续导尿，并给予会阴部护理，防止感染；对高热病人，给予物理和药物降温等。

（九）健康教育

尽管破伤风的治疗和护理较为困难，但破伤风是可以预防的。应加强破伤风宣传教育工作，增强对破伤风的认识。注意劳动保护，避免创伤，及时正确处理伤口。普及科学接生。及时正确地免疫注射，提高机体抵抗力。

五、课后练习

1. 破伤风病人最早出现的临床表现是（　　）。
   A. 牙关紧闭　　　　　　　B. 面部苦笑　　　　　　　C. 角弓反张
   D. 阵发性抽搐　　　　　　E. 大汗淋漓

2. 王某，男，患破伤风，频繁抽搐，呼吸道分泌物多，有窒息的危险。为保持呼吸道的通畅，应采取的措施是（　　）。
   A. 吸痰、给氧　　　　　　B. 超声雾化吸入　　　　　C. 气管插管、辅助呼吸
   D. 气管切开　　　　　　　E. 环甲膜穿刺

3. 应用破伤风抗毒素的目的是（　　）。
   A. 杀死破伤风杆菌　　　　B. 中和血液中游离毒素　　C. 抑制破伤风杆菌生长
   D. 中和与神经结合的毒素　E. 清除毒素来源

2. 须执行接触隔离的疾病是（　　）。
   A. 甲型肝炎　　　　　　　B. 破伤风　　　　　　　　C. 斑疹伤寒
   D. 狂犬病　　　　　　　　E. 麻疹

5. 破伤风典型肌肉收缩最先发生在（　　）。
   A. 面肌　　　　　　　　　B. 颈项肌　　　　　　　　C. 咀嚼肌
   D. 四肢肌群　　　　　　　E. 肋间肌

6. 某男，患破伤风，意识不清，牙关紧闭，角弓反张，四肢抽搐。安全防护措施不妥的是（　　）。
   A. 使用床档　　　　　　　B. 取下义齿　　　　　　　C. 约束四肢
   D. 枕立床尾　　　　　　　E. 光线宜暗

7. 某男，20岁，足底刺伤后发生破伤风，频繁抽搐。控制痉挛的主要护理措施是（　　）。
   A. 住单人隔离病室　　　　B. 限制亲属探视　　　　　C. 避免声、光刺激
   D. 按时用镇静剂，集中护理　　E. 静脉滴注破伤风抗毒素

（张华国）

子项目（四） 乳腺炎病人的护理

一、学习目标

知识目标

1. 熟悉急性乳腺炎的概念、病因及流行病学。
2. 掌握急性乳腺炎的临床表现和辅助检查方法。
3. 掌握急性乳腺炎的诊断方法和治疗原则。
4. 掌握急性乳腺炎病人的护理措施和健康指导。

能力目标

1. 能对模拟急性乳腺炎病人进行评估。
2. 能够提出模拟急性乳腺炎病人存在的护理问题。
3. 具有对模拟急性乳腺炎病人实施护理的能力。
4. 能对模拟急性乳腺炎病人提供健康指导。

二、学习重点和难点

重　点：急性乳腺炎病人的临床表现，急性乳腺炎病人的临床大体处理原则，急性乳腺炎病人的护理评估；急性乳腺炎病人常见的护理问题，急性乳腺炎病人的护理措施，急性乳腺炎病人的健康教育。

难　点：急性乳腺炎病人的临床表现，急性乳腺炎病人的护理措施。

三、工作情境及任务

情境一： 小李，27岁，农民。3周前产下一子，一直母乳喂养。2天前突然感觉右侧乳房疼痛，皮肤发红，伴有乳头皲裂，哺乳时疼痛加重，以急性乳腺炎门诊收入院。

任务一： 急性乳腺炎病情的评估

小李在门诊护士的陪同下来到病房，你作为责任护士应给她提供哪些帮助？为了进一步了解患者的病情，请你按护理程序收集患者的资料。

情境二： 小李青霉素过敏试验（－）。医嘱：二级护理；休息；停止患侧哺乳，每日用吸乳器吸净乳汁；25%硫酸镁局部湿热敷，tid；NS 250mL 青霉素 400 万 U ivdrip bid。

任务二：急性乳腺炎病人的入院护理

请正确执行医嘱，并说出二级护理的主要内容。

情境三：查体：T 38.4℃，P 88 次/min，R 16 次/min，BP 130/85mmHg。右侧乳房轻微肿胀，局部有硬结，皮肤发红，皮温略高于左侧，有压痛，但无波动感，患侧乳头皲裂，轻度内陷。血常规检查：WBC $14 \times 10^9/L$，中性粒细胞 0.8。初步评估得知，小李为初产妇，自青春期右侧乳头即有一定程度内陷，但未采取过任何措施，孕期也未矫正过乳头内陷，产后婴儿身体状况较好，无口腔炎，但经常含着乳头入眠。患者多次流露出焦虑的情绪，担心婴儿吃不饱以及乳房的炎症是否能完全消退。

任务三：急性乳腺炎患者的护理问题及健康教育

根据以上资料，你认为小李患急性乳腺炎的主要原因有哪些？小李入院后可能存在的护理问题有哪些？请针对小李的情况制定出合理的护理措施，并教会小李正确的哺乳方法，使其养成良好的哺乳习惯。

四、知识技能应用

（一）体检注意点

检查应在光线明亮处，让病人坐正，解开或脱去上衣，两臂下垂，使乳房充分显露，以利对比。必要时在月经周期后重复检查。肥胖、乳房体积较大者可取平卧位。

（二）视诊

（1）外形：大小、对称性，局限性凹陷，局限性隆起。

（2）皮肤：水肿、红肿，静脉曲张（双侧者为上腔静脉压迫综合征）。

"橘皮样"改变——肿瘤细胞堵塞皮下淋巴管所引起的淋巴水肿。

（3）乳头：两侧不对称，乳头抬高、内陷、偏斜，皲裂，糜烂。

（三）触诊（扣诊）

（1）次序：由外上象限→外下→内下→内上→中央。

（2）目的：发现乳房内的肿块并确定其性质，明确区域淋巴结有无肿大、转移。

（3）方法：用手指掌面轻轻扣摸，勿用掌心，且忌重按、挤、捏、搓。注意和肋软骨炎（Tietze 病）区别乳房肿块。

①位置：左、右侧，相互关系。

②数目：一个、多个，相互关系。

③大小：以 cm 计，长×宽×厚，不可用实物形容。

④形态：球形、不规则。

⑤边界：是否清。

⑥硬度：弹性感（囊肿），波动感。坚硬如木块。

⑦移动度：腺纤维瘤及囊肿移动度最大，有滑脱移动（按压时）。

（四）区域淋巴结触诊

（1）腋窝淋巴结：胸大肌松弛（用手托住病人上臂）。注重数目、大小、硬度、移动性、有无触痛。分为胸肌组、肩胛下组、中央组、锁骨下组（腋顶组）。

（2）锁骨上淋巴结（第二站淋巴结）。

（五）特殊检查（乳头溢液）

鲜红色血性：乳管内乳头状瘤，乳管内癌。

暗红色血性：有乳管梗阻的乳头状瘤，乳管内癌，有乳头形成乳腺囊性增生病。

黄色黄绿色：乳腺囊性增生病，乳癌少见。

乳汁样：终止哺乳后、闭经泌乳综合征。

浆液性：正常月经期，妊娠早期，囊性增生。

乳头溢液 3%～10% 的病人有，其中 50%～75% 为血性，血性溢液中 9%～14% 为乳癌。

六、课后练习

1. 引起急性乳腺炎的常见致病菌为（　　）。

  A. 金黄色葡萄球菌

  B. 大肠杆菌

  C. 化脓性链球菌

  D. 绿脓杆菌

2. 急性乳腺炎早期，护士对患者的健康指导不恰当的是（　　）。

  A. 暂停患侧哺乳

  B. 局部湿热敷

  C. 应用抗生素

  D. 及早切开引流

3. 李某，产后 1 天。对李某的哺乳指导不正确的是（　　）。

  A. 每次哺乳都应让婴儿将乳汁完全吸净

  B. 如婴儿不能完全吸净乳汁，应及时使用吸乳器将乳汁吸净

  C. 为了让婴儿尽快睡着，可让婴儿含着乳头入睡

  D. 哺乳前后都应用毛巾蘸温水擦洗乳头

4. 王某，右侧急性乳腺炎，行多处脓肿切开，乳房下侧对口引流。作为责任护士，

你对患者的护理不应是（　　　）。

A. 保持引流通畅

B. 告知患者多吃高热量、高蛋白、高维生素饮食以加强营养

C. 定时观察切口敷料，如有渗湿应协助医生及时更换

D. 患处伤口疼痛明显也属正常现象，可以暂时不予特殊处理

5. 下列对急性乳腺炎的预防措施中，不正确的是（　　　）。

A. 产前应定时用毛巾蘸热肥皂水擦拭乳头，以增强组织的坚韧性

B. 如有乳头内陷，应定期采用挤、捏、提等方法进行矫正

C. 及时处理婴儿口腔炎

D. 发现乳头破裂时，如疼痛不明显，患侧乳房可继续哺乳

6. 孙女士，产后 3 周，右侧乳房发红，疼痛明显，但无波动感，青霉素过敏试验（－）。医嘱：25% 硫酸镁湿热敷，NS 250mL 青霉素 800 万 U ivdrip bid。下列护理不正确的是（　　　）。

A. 加强营养，告知患者进食高热量、高蛋白饮食

B. 应用硫酸镁湿热敷时应注意水温，避免烫伤患者

C. 每次热敷时间 40～50min

D. 滴注青霉素时应注意观察患者有无过敏反应

（张华国）

子项目（五）　阑尾炎病人的护理

一、学习目标

知识目标

1. 熟悉急性阑尾炎的流行病学、病因、分类和病理分型。

2. 掌握急性阑尾炎的典型临床表现、诊断和诊疗原则。

3. 熟悉急性阑尾炎病人的评估要点和常见护理问题。

4. 掌握急性阑尾炎病人的健康指导要点。

能力目标

1. 能对急性阑尾炎病人进行病情评估。

2. 能发现急性阑尾炎病人存在的护理问题。

3. 具有对急性阑尾炎病人制定护理措施的能力。

4. 能对急性阑尾炎病人提供健康指导

二、学习重点和难点

重　点：急性阑尾炎的病理类型，急性阑尾炎的典型症状和体征，急性阑尾炎手术治疗病人的护理。

难　点：急性阑尾炎的病理类型，特殊类型急性阑尾炎的临床特点，急性阑尾炎术后并发症的预防和处理。

三、工作情境及任务

情境一：某患者，女，28 岁，因餐后不久出现上腹部疼痛、恶心、呕吐而就诊，入院 5h 腹痛转移至右下腹部。

任务一：急性阑尾炎病人的入院护理

请对患者提供入院护理。患者及家属入院后对其腹痛由上腹部转移到右下腹部表示不理解，你应该如何对患者及其家属进行解释？

情境二：该患者查体：T 37.8°C，P 84 次/min，BP 125/75mmHg，右下腹麦氏点处压痛，无反跳痛及肌紧张。既往有溃疡病史。诊断为急性阑尾炎，拟行腰麻下阑尾切除术。

任务二：急性阑尾炎病人的术前护理

术前，医生为明确诊断，拟对病人行结肠充气试验、闭孔内肌试验和腰大肌试验。你能给病人解释这三种检查的目的吗？你作为责任护士，能协助医生作此三项检查吗？请说出给患者提供术前护理评估的具体内容；针对该病人，术前护理的具体内容有哪些？

情境三：初步评估得知，该患者为模特，未婚，发病前曾在餐馆用餐，用餐量不大，但多为油腻性食物，饮啤酒 5 瓶，并在饮酒后呕吐 2 次，第 2 次呕吐后突觉上腹部疼痛，当时未在意，回家后自服多潘立酮 2 片，腹痛未有缓解，遂来我院就诊。自述：由于工作原因，生活非常不规律，有胃病史 5 年；3 年前曾在本院行胃镜检查，诊断为慢性胃溃疡，因工作繁忙，一直自服药治疗，未作过正规治疗；月经正常，$14\dfrac{5}{28\sim30}$，

15 天前末次月经。由于病人是模特，非常害怕手术会影响其工作而拒绝做手术。

任务三：急性阑尾炎病人的护理问题和健康指导

根据以上资料，你认为患者存在哪些护理问题？请针对患者的情况为其讲解手术的必要性，说服其进行手术治疗。

情境四：该患者于入院 3 日后，在腰麻下行腹腔镜阑尾切除术，术中见阑尾极度充血、水肿、膨大、质脆，周围有少量炎性渗出液，阑尾表面覆盖着纤维脓性渗出物，系膜和盲肠壁水肿。手术顺利切除阑尾，并置腹腔引流管。

任务四：急性阑尾炎病人的术后护理

请说出给患者提供术后护理的具体内容，正确执行医嘱。

四、知识储备和理论学习

（一）病因

1. 阑尾管腔阻塞

这是急性阑尾炎最常见的病因。阑尾是位于盲肠末端管腔狭小的盲管，阑尾系膜短，阑尾弯曲包绕其中，蠕动慢，此种解剖结构容易使阑尾发生阻塞。引起阻塞的原因有淋巴滤泡增生（约占 60%）、粪石（约占 35%）、食物残渣、蛔虫和肿瘤等。

2. 细菌入侵

阑尾管腔阻塞后，管腔内压力增高，细菌大量繁殖，毒素堆积，使黏膜受损形成众多小溃疡，管腔细菌通过溃疡侵入管壁造成局部感染。阑尾壁炎性水肿，使管壁血管闭塞，远端发生缺血坏死。常见致病菌为肠道内各种革兰氏阴性杆菌和厌氧菌。

（二）病理分型

根据急性阑尾炎的病情发展和病理解剖学的变化，可分为四种基本类型，由轻到重逐步演变。

1. 急性单纯性阑尾炎

炎症局限于黏膜和黏膜下层。阑尾轻度肿胀，浆膜充血失去光泽，表面有少量纤维素性渗出物。属于轻型阑尾炎或病变早期。

2. 急性化脓性阑尾炎

又称急性蜂窝织炎性阑尾炎。炎症深达肌层和浆膜层。阑尾明显肿胀，浆膜高度充血，表面和腔内有脓性渗出物。镜下观察见阑尾各层水肿和中性粒细胞浸润，黏膜层有小溃疡和出血点。多由急性单纯性阑尾炎发展而来，可形成局限性腹膜炎。此期病人临床症状和体征轻。

3. 急性坏疽性阑尾炎

阑尾管腔阻塞和大量积脓可引起压力升高，阻断阑尾的血运供应，致阑尾管壁缺血坏死呈暗紫色或黑色，严重时可引起阑尾穿孔，导致弥漫性腹膜炎，属于重型阑尾炎。

4. 阑尾周围脓肿

急性阑尾炎化脓、坏疽或穿孔后，大网膜可移至阑尾包裹形成粘连，即阑尾周围脓肿。

急性阑尾炎有3种转归形式。炎症消退：部分单纯性阑尾炎经及时非手术治疗后，炎症可以消退，但化脓性阑尾炎经非手术治疗后容易复发。炎症局限：部分化脓性、坏疽性和穿孔性阑尾炎可被大网膜包裹，炎症局限，形成阑尾周围脓肿。炎症扩散：阑尾炎症未及时药物治疗或手术切除，大网膜未及时包裹，感染扩散，形成弥漫性腹膜炎，少数可发展为化脓性门静脉炎、细菌性肝脓肿或感染性休克。

（三）临床表现与诊断

1. 症状

（1）转移性右下腹痛：为急性阑尾炎最主要的症状，约80%的病人出现转移性右下腹痛，即开始发病时为上腹和脐周隐痛，6~8h后疼痛转移至右下腹，并呈持续性。部分病人在发病时即为右下腹疼痛。

不同位置的阑尾炎，腹痛的部位也不同。盲肠后位阑尾炎病人可右侧腰部疼痛；盆位阑尾炎，病人疼痛在耻骨上区；肝下阑尾炎病人，右上腹疼痛；阑尾位于左侧时，病人会左下腹疼痛。

（2）胃肠道症状：早期多数病人伴有厌食、恶心和呕吐。有的病人可有腹泻和便秘。盆位阑尾炎时，炎症刺激直肠可出现大便次数增多、里急后重等表现。若发展为弥漫性腹膜炎，可引起麻痹性肠梗阻。症状表现为腹胀、肛门停止排气和排便。

（3）全身表现：化脓性和坏疽性阑尾炎有发热、脉速、头痛、胃纳减退等感染中毒症状，但体温多在38℃以下。发生腹膜炎、门静脉炎、肝脓肿时则会出现明显的高热、寒战。门静脉炎的病人会出现轻度黄疸。

2. 体征

（1）右下腹固定压痛：是急性阑尾炎最常见和最重要的典型体征。压痛点通常位于麦氏点，可随阑尾位置的变异而发生改变，但压痛点始终固定于一个位置。其他常见的压痛部位有 Lanz 点（左、右髂前上棘连线的右中 1/3 交点）、Morris 点（右髂前上棘与脐连线和腹直肌外缘交会点），压痛的程度和病变的程度有关。当阑尾炎合并弥漫性腹膜炎出现全腹压痛时，仍以右下腹最为明显。

（2）腹膜炎体征：当阑尾化脓、坏疽和穿孔时，脓液和炎性渗出物刺激壁腹膜引起腹膜刺激征，即压痛、反跳痛、腹肌紧张。小儿、老人、孕妇、肥胖者、虚弱者和盲肠后位阑尾炎引起腹膜炎者，腹膜刺激征不明显。

（3）右下腹压痛性包块：当形成阑尾周围脓肿时，可在病人右下腹扪及压痛性包块，边界不清并且固定。

（4）特殊检查：可以帮助诊断和判断阑尾位置，在阑尾炎时不一定都出现。

①结肠充气试验（Rovsing 征）：病人仰卧位，检查者一手按压左下腹降结肠区，另一手反复挤压其上部，结肠内的气体被压向盲肠和阑尾，如病人出现右下腹疼痛，则为阳性。

②腰大肌试验：病人左侧卧位，检查者将其右下肢向后过伸，如引起病人右下腹疼痛则为阳性，提示阑尾为盲肠后位或靠近腰大肌。

③闭孔内肌试验：病人仰卧位，检查者使其右髋和右膝屈曲90°并内旋，病人出现右下腹疼痛则为阳性，提示阑尾靠近闭孔内肌。

④直肠指诊：直肠右前壁有触痛，说明阑尾位于盆腔。直肠前壁广泛触痛，提示炎症波及盆腔。若发生盆腔脓肿，可触及有波动感的痛性包块。

3. 辅助检查

（1）实验学检查：多数急性阑尾炎病人血中白细胞计数升高，多在 $10.0 \times 10^9/L$ 以上，中性粒细胞比例升高。部分单纯性阑尾炎或老年病人白细胞可无明显升高。

（2）影像学检查：B 超或 CT 检查时可发现肿大的阑尾或脓肿。

（四）治疗

急性阑尾炎一经确诊，应尽早手术治疗。部分急性单纯性阑尾炎患者可经非手术治疗而痊愈。

1. 非手术治疗

适用于急性单纯性阑尾炎和早期阑尾周围脓肿的病人。包括禁食、补液、应用广谱抗生素。在非手术治疗期间，应严密观察腹部体征的改变，病人若出现右下腹疼痛加剧，体温上升，血白细胞计数和中性粒细胞比例升高，应立即手术治疗。

2. 手术治疗

各种类型的阑尾炎均适合手术治疗，根据急性阑尾炎的不同临床类型选择不同的手术方法；反复发作的慢性阑尾炎也应该手术治疗。

（五）护理问题

（1）疼痛：与阑尾炎症刺激、腹膜炎、手术创伤有关。

（2）体温过高：与感染有关。

（3）潜在并发症：切口感染、出血、粘连性肠梗阻、腹腔脓肿、阑尾残株炎等。

（六）护理措施

1. 非手术治疗及术前护理

（1）体位：半卧位，放松腹肌，减轻腹部张力，缓解疼痛。

（2）病情观察：定时测量体温、脉搏、呼吸和血压。观察病人腹痛的变化和全身症状，一旦发现腹痛加剧、高热寒战、黄疸、白细胞计数和中性粒细胞比例增高，应及时通知医生，并协助处理。观察期间禁用吗啡，以免掩盖病情。

（3）心理护理：了解病人和家属的心理特点，进行有效沟通，稳定病人情绪，减轻病人焦虑。向病人和家属简单讲解疾病的相关知识，使其积极配合治疗。

（4）生活护理：告知病人暂禁饮食或选择清淡、易消化的饮食，做好口腔护理。

（5）治疗配合：遵医嘱输液，应用抗生素。禁止灌肠和服用泻药，以免阑尾穿孔和炎症扩散。做好术前准备，如备皮、导尿、打术前针等。

2. 术后护理

（1）体位安置：根据麻醉的方法选择合适的体位。全身麻醉的病人，清醒前安置平卧位，头偏向一侧，防止呕吐引起窒息；清醒后，血压、脉搏平稳可改为半卧位，利于呼吸和腹腔引流，同时减轻腹壁张力，减轻疼痛。椎管内麻醉平卧6h，待血压、脉搏平稳后可改为半卧位。

（2）饮食和活动：病人术后禁食，胃肠减压。禁食期间，给予肠外营养支持。肠蠕动恢复、肛门排气后才可经口饮食，由流质、半流质、软食逐步过渡到正常饮食。病人术后可在床上翻身和活动肢体，鼓励病人早期下床活动，以预防肠粘连的发生。

（3）病情观察：术后每30min测量一次体温、脉搏、呼吸和血压，平稳后每2h测量一次。如发现有异常情况及时报告医生。

（4）治疗配合：遵医嘱给予输液和应用抗生素。用药期间观察药物的疗效和副作用。

（5）切口的护理：注意观察切口敷料的渗液和渗血情况，保持切口敷料的干燥清洁，定时更换。观察切口愈合情况，及时发现切口出血和感染，报告医生。

（6）引流管的护理：阑尾切除术后留置引流管目的在于引流脓液，若有肠瘘发生，肠内容物也可从引流管流出。妥善固定引流管，保持引流管通畅，防止引流管扭曲、受压。巡视病房时经常从近端到远端挤压引流管，防止引流管堵塞。观察引流液的量、颜色和性状，并做好记录。当引流液量逐渐减少、颜色逐渐变淡、病人病情稳定时，可通知医生，一般1周左右考虑拔管。

（7）并发症的预防和观察：

①出血：较少见，由阑尾系膜结扎线松脱引起，常发生在术后24h，临床表现为腹痛、腹胀、面色苍白、血压下降、脉速等失血性休克表现，腹腔引流管可见鲜红的血液引出。护士在术后24h内应严密监测生命体征，发现病人上述表现时应及时通知医生，嘱病人平卧，做好紧急手术准备和备血，必要时输血。

②切口感染：是最常见的并发症，在化脓或穿孔性急性阑尾炎中多见。表现为术后2~3天切口局部红肿、胀痛或跳痛，体温升高。发生切口感染时，护士应遵医嘱使用抗生素、理疗等，必要时协助医生穿刺抽脓或拆开缝线敞开伤口，引流脓液。

③腹腔感染或脓肿：多见于化脓性和坏疽性阑尾炎术后，尤其是阑尾穿孔伴腹膜炎的病人。由于炎性渗出物积聚于膈下、盆腔和肠间隙，引起腹腔感染和脓肿。一般发生在术后 5~7 天，体温升高或下降后又升高，出现腹胀、腹膜刺激征、腹部肿块，以及直肠、膀胱刺激症状和全身中毒症状。应告知医生，及时处理。

④粘连性肠梗阻：阑尾炎术后易发生肠粘连，严重时可引起粘连性肠梗阻。与局部炎症重、手术损伤、术后卧床等多种因素有关。因此应鼓励病人术后早期下床活动。病人发生粘连性肠梗阻为典型的肠梗阻表现，应及时通知医生，发生完全性梗阻应手术治疗。

⑤阑尾残株炎：阑尾切除时保留的残端超过 1 cm 时，容易复发炎症，表现与阑尾炎相同。症状较重时，应配合医生再次手术切除发炎的阑尾残株。

⑥粪瘘：较少见，多因残端结扎线脱落、盲肠原有病变和手术时盲肠组织水肿所致。临床表现类似阑尾周围脓肿的表现，右下腹可扪及压痛性包块。大多数粪瘘可经非手术治疗自行闭合，只有少数需手术治疗。

（七）健康教育

1. 对非手术治疗的病人

向其解释禁食和胃肠减压的目的，简单讲解阑尾炎发生的原因，告知其可能会复发，平时要注意饮食和生活节律，教会其观察复发时的表现，以便及时就诊。

2. 对手术治疗的病人

鼓励病人早期下床活动，防止粘连性肠梗阻的发生。嘱其进食营养丰富的食物，便于伤口愈合。教会病人及家属观察生命体征和切口的情况，以便预防和及时发现并发症的发生。出院后如有不适，及时复诊。

3. 出院指导

出院后若出现腹胀、腹痛等不适，及时就诊。阑尾周围脓肿病人出院，嘱咐病人 3 个月后再次入院行阑尾切除术。

五、知识技能应用

腹部检查

	体检内容
腹部视诊	被检者仰卧位，双腿屈起。医生站在患者右侧，从上腹部至下腹部视诊全腹，或从左下腹开始逆时针方向视诊全腹，视线处于与被检查者腹平面同水平，自侧面沿切线方向观察
腹部听诊	将听诊器体件置于腹壁上，全面听诊各区，注意上腹部、中腹部、腹部两侧及肝、脾各区。口述听诊内容：肠鸣音、血管杂音、摩擦音和搔弹音等。在右下腹部听诊肠鸣音，在上腹中部听诊腹主动脉，在左、右上腹听诊肾动脉

	体检内容
腹部触诊	被检者仰卧位，双腿屈曲。站于被检查者右侧，用双手搓擦法温暖手，指甲应短
腹部紧张度	站在被检者右侧，前臂基本在被检查者腹部表面同一水平，先以全手掌放于腹壁上，使被检查者适应片刻，检查者此时可感受被检查者腹壁紧张程度，然后以轻柔动作开始触诊，触诊时应避免用指尖猛戳腹壁。检查完一个区域后，手应提起并离开腹壁，再以上述手法检查下一区域。原则上先触诊健康部位，逐步移向病痛部位
压痛、反跳痛	被检查者取仰卧位，双腿屈起。站在其右侧，按顺序触诊被检查者全腹部
肝脏触诊	单手触诊：被检查者取仰卧位，双腿屈曲。站在其右侧，将右手四指并拢，掌指关节伸直，与肋缘大致平行地放在被检查者的右侧腹部估计肝下缘的下方，随被检查者呼气时手指压向腹深部，吸气时手指向前上迎触下移的肝缘。如此反复进行，并逐渐向肋缘移动，直到触及肝缘或肋缘为止 双手触诊：右手位置同单手触诊手法，用左手托住被检查者右腰部，拇指张开置于季肋部，触诊时左手向上推，使肝下缘紧贴前腹壁下移，并限制右下胸扩张，以增加膈下移的幅度，可提高触诊的效果
脾脏触诊	仰卧位触诊：被检查者取仰卧位，双腿屈曲。站在被检查者右侧，左手绕过腹前方，手掌置于左胸下部第 9~11 肋处，试将其脾从后向前托起，右手掌平放于脐部，与左肋弓大致成垂直方向，配合呼吸，以手指的力量下压腹壁，直至触及脾缘或肋缘 侧卧位触诊：请被检者取右侧卧位，右下肢伸直，左下肢屈曲。站在被检查者右侧，双手触诊法操作：左手掌置于被检查者左腰部第 9~11 肋处，试将其脾脏从背腰部向腹部紧推，右手食指、中指、无名指、小指伸直与肋缘大致呈垂直方向，配合呼吸，以手指力量压腹壁，直至能触到脾缘或左肋缘
胆囊及莫菲征	单手滑行触诊胆囊：站在被检者右侧，先将双手搓擦暖和，指甲应短。将右手四指并拢，掌指关节伸直，与肋缘大致平行地放在被检查者右上腹部，然后随被检查者呼气手指压向腹深部，吸气时手指向前向上在胆囊点下方滑行触诊下移的胆囊 Murphy 征检查：左手掌平放于被检查者右胸下部，拇指指腹勾压于胆囊点，告知患者缓慢做深吸气。判断 Murphy 征阳性：突然因疼痛而屏住呼吸，或胆囊点压痛
肾脏触诊	右肾触诊：被检查者仰卧，两腿屈曲。站于被检者右侧，嘱被检者做较深呼吸；以左手掌托住其右腰部向上推起；右手掌平放在右上腹部，手指方向大致平行于右肋缘而稍横向；于被检查者吸气时双手夹触诊 左肾触诊：左手越过患者腹前方从后面托起左腰部，右手掌横置于患者左上腹部，依前法双手触诊左肾
膀胱触诊	采用单手滑行触诊法。在仰卧屈膝情况下医师以右手自脐开始向耻骨方向触摸，口述膀胱增大的判断，呈扁圆形或圆形，触之囊性感，不能用手推移。按压时憋胀有尿意，排尿或导尿后缩小或消失
液波震颤	被检查者仰卧，双腿屈曲，放松腹肌。站在右侧，以一手掌面贴于被检查者一侧腹壁，另一手四指并拢稍屈曲，用指端叩击对侧腹壁或指端冲击腹壁，如有大量液体存在，则贴于腹壁的手掌有被液体波动冲击的感觉。为防止腹壁本身的震动传至对侧，应请另一人的手掌尺侧缘压于腹中线上协助检查
振水音	被检者仰卧，以一耳凑近或用听诊器置于上腹部，同时以冲击触诊法振动胃部或摇晃被检者身体。意义：若在清晨空腹或餐后 6~8h 以上仍有此音，则提示幽门梗阻或胃扩张

续表

	体检内容
叩诊	从左下腹开始逆时针方向至右下腹部，再至脐部
肝脾叩诊	肝上界：沿右锁骨中线由肺区向下叩向腹部，当由清音转为浊音时，即为肝上界。确定肝下界：腹部鼓音区沿右锁骨中线向上叩，由鼓音转为浊音处即是。脾浊音区的叩诊采用轻叩法，在左腋中线上进行。正常时在左腋中线第 9~11 肋之间叩到脾浊音，其长度为 4~7cm，前方不超过腋前线
移动浊音	被检者先仰卧，自腹中部脐水平面向左侧叩诊，变浊时，板指固定不动，嘱被检者右侧卧位，再度叩诊。同样方法向右侧叩诊
肋脊角	叩击痛：使被检者取坐位或侧卧位，用左手掌平放在其肋脊角处（肾区），右手握空拳用轻到中等力量叩击左手背
膀胱叩诊	在耻骨联合上方进行，通常从上往下，由鼓音转成浊音，呈圆形浊音区。排尿或导尿后复查，如浊音区转为鼓音，即为尿潴留所致膀胱增大

六、课后练习

1. 急性穿孔性阑尾炎术后 2 天的病人应采用的体位是（　　）。

　　A. 俯卧位　　　　　　　B. 端坐位　　　　　　　C. 仰卧位

　　D. 头高脚低位　　　　　E. 半坐卧位

2. 急性阑尾炎病人护理中，不正确的是（　　）。

　　A. 观察期间不注射止痛剂

　　B. 术后应早期活动

　　C. 术前灌肠

　　D. 术后鼓励病人咳嗽

　　E. 术后病情平稳后取半卧位

3. 某患者急性阑尾炎术后 3 天，胃肠道功能恢复。下列饮食中，不符合饮食要求的是（　　）。

　　A. 小米粥　　　　　　　B. 包子　　　　　　　　C. 水饺

　　D. 鸡汤　　　　　　　　E. 麻辣鱼

4. 某患者急性阑尾炎术后第 2 天，T 38.9°C，手术切口局部肿胀、跳痛、红肿。首先应考虑（　　）。

　　A. 切口感染　　　　　　B. 粘连性肠梗阻　　　　C. 出血

　　D. 腹腔感染　　　　　　E. 粪瘘

5. 某患者急性阑尾炎术后第 2 天，无明显不适，欲下床活动。不适合该患者的活动是（　　）。

　　A. 床边散步　　　　　　B. 楼道内散步　　　　　C. 去科室门口买饭

　　D. 搬动行李　　　　　　E. 去厕所小便

6. 某急性阑尾炎患者出现寒战、高热、黄疸时，应考虑（　　　）。

　　A. 败血症　　　　　　　B. 膈下脓肿　　　　　　C. 盆腔脓肿

　　D. 门静脉炎　　　　　　E. 化脓性胆管炎

7. 某患者急性坏疽性阑尾炎手术后，出现尿频、尿急、大便次数增多、里急后重、发热，提示（　　　）。

　　A. 细菌性痢疾　　　　　B. 急性肾盂肾炎　　　　C. 盆腔脓肿

　　D. 过敏性肠炎　　　　　E. 膈下脓肿

（第8、9题基于以下病例）

　　某患者，女，24岁，诊断为急性阑尾炎，入院后第2天，腹痛突然缓解，而后加重，腹部压痛、反跳痛、腹肌紧张。

8. 对该患者首先应考虑（　　　）。

　　A. 病情好转　　　　　　B. 镇痛剂作用　　　　　C. 心理原因

　　D. 阑尾穿孔　　　　　　E. 阑尾周围脓肿

9. 此时最重要的护理措施是（　　　）。

　　A. 迅速建立静脉通道　　B. 注射镇痛剂　　　　　C. 安慰病人

　　D. 通知医生　　　　　　E. 嘱病人取半卧位

（张华国）

子项目（六）　急性胰腺炎病人的护理

一、学习目标

知识目标

1. 熟悉急性胰腺炎的概念、病因和流行病学。

2. 掌握急性胰腺炎的临床表现和常见并发症。

3. 掌握急性胰腺炎诊断方法、病人的治疗原则和护理措施。

能力目标

1. 能对急性胰腺炎病人进行护理评估。

2. 能提出急性胰腺炎病人存在的护理问题。

3. 能对急性胰腺炎病人制定护理计划。

4. 能对急性胰腺炎病人进行健康指导。

二、学习重点和难点

重　点：急性胰腺炎的概念、病因、临床表现，血淀粉酶对急性胰腺炎诊断的意义，护理措施，健康指导要点。

难　点：重症急性胰腺炎病人的病情观察和护理措施。

三、工作情境及任务

情境一：今天你是消化内科一名值大夜班的护士，晚上 12：30，从急诊转入一名男性患者，28 岁。该病人于昨晚会餐饮酒，午夜出现左上腹隐痛，2h 后疼痛加剧，伴恶心、呕吐，曾注射阿托品 2 支，症状无好转遂来院急诊，现转入消化内科。

任务一：急性胰腺炎病人的入院护理

请对该患者进行入院护理。针对患者，重点观察哪些内容？

情境二：经评估发现，该患者为持续性疼痛呈刀割样，向左腰背部放射，呕吐物为胃内容物及黄绿色苦水，无虫体及咖啡样物，吐后疼痛仍不缓解。

体检：T 36.8℃，P 80 次/min，BP 120/75mmHg；急性病容，辗转不安，大汗淋漓；左上腹轻度压痛，无肌紧张及反跳痛，移动性浊音阴性。

实验室检查：血淀粉酶 572 单位（苏氏法）。

暂行保守治疗。

任务二：急性胰腺炎非手术治疗的护理

作为责任护士，请你为该患者提供护理。

情境三：　该患者腹痛剧烈难忍，有死亡威胁感，恐惧不安。患者及家属发现患者脐周皮肤青紫，很担心。

任务三：急性胰腺炎病人的心理护理

请给患者及家属解释原因并安慰患者。

情境四：患者入院 24h 后，腹痛弥漫至全腹，血压为 82.5/60mmHg，脉搏 105 次/min，呼吸 24 次/min。全腹部有明显压痛、反跳痛、腹肌紧张，叩诊有移动性浊音。

血清淀粉酶 5910 单位，白细胞 14.1×10^9/L，血钙 1.05mmol/L。

B 型超声波：胰腺肿大，并发多个脓肿，CT 检查报告为出血坏死型胰腺炎。

医生为患者进行手术探查，术中清除脓汁及感染坏死组织，放置多根多孔引流后将切口缝合。术后转入普外科病房。

任务四：急性胰腺炎病人的术后护理

请对患者提供相应的术后护理。

任务五：急性胰腺炎病人的健康指导

该病人病情稳定后，你应如何对该病人进行健康指导？

四、知识储备和理论学习

（一）病因

1. 胆道疾病

由于主胰管和胆总管共同开口于十二指乳头，若胆总管下端发生结石嵌顿、胆道蛔虫、胆管炎、Oddi 括约肌水肿或痉挛、壶腹部狭窄，可使胆汁逆流入胰管，引起胰腺组织坏死，产生急性胰腺炎。

2. 过量饮酒和暴饮暴食

酒精可直接损伤胰腺组织，大量饮酒和暴饮暴食能刺激胰腺分泌，并引起十二指肠乳头水肿和 Oddi 括约肌痉挛，使胰液、胆汁排出受阻，引起急性胰腺炎。

3. 十二指肠液反流

十二指肠内压力增高可使十二指肠液向胰管内反流，其中的肠激酶可激活胰液中各种酶，而导致急性胰腺炎的发生。

4. 其他

创伤或手术可直接或间接损伤胰腺组织，特别是经 Vater 壶腹的操作。其他致病因素还包括高脂血症、高钙血症、药物因素等。少数病人最终找不到明确发病原因，被称为特发性急性胰腺炎。

（二）临床表现

1. 症状

（1）腹痛：是急性胰腺炎的主要症状。常于饱餐和饮酒后突然发作，疼痛剧烈。疼痛部位多位于左上腹，可向左肩及左腰背部放射。病变累及全胰时，疼痛可呈束带状。

（2）腹胀、恶心、呕吐：常与腹痛伴发，呕吐早而频繁，呕吐物为胃十二指肠内容物，呕吐后腹痛不缓解。

（3）其他：合并胆道感染常伴有寒战、高热，部分病人以突发休克为主要表现。

2. 体征

（1）腹膜炎体征：急性水肿型胰腺炎时，压痛只限于上腹部，常无明显肌紧张。急性出血性胰腺炎时，压痛明显，并有反跳痛和肌紧张；移动性浊音阳性；肠鸣音减弱或消失。

（2）皮下出血：急性出血性坏死性胰腺炎病人在腰部、季肋部和下腹部皮肤出现大片青紫色瘀斑，称 Grey – Turner 征；脐周皮肤出现的蓝色改变，称 Cullen 征。

（3）黄疸：若胆道结石嵌顿或胰头肿大压迫胆总管，可引起黄疸。

（4）休克：急性出血性坏死性胰腺炎病人可出现休克，早期以低血容量性休克为主，后期合并感染性休克。

3. 辅助检查

（1）实验室检查：

①胰酶测定：血清淀粉酶在患者发病后数小时开始升高，24h 达高峰，持续 4 ~ 5 天；尿淀粉酶在患者发病 24h 后才开始升高，48h 达高峰，持续 1 ~ 2 周。淀粉酶值越高胰腺炎诊断正确率越高，但淀粉酶的升高程度与胰腺炎严重程度不一定成正比。

②血钙测定：血钙下降与脂肪坏死后释放的脂肪酸与钙离子结合生成脂肪酸钙（皂化斑）有关。

③其他：包括白细胞增高、血糖升高、肝功能异常等。

（2）影像学检查：B 超是首选的影像学诊断方法，可发现胰腺肿胀及显示是否合并胆道结石和腹水。胸、腹部 X 线片可显示横结肠、十二指肠充气扩张，左侧膈肌抬高，左侧胸腔积液等。CT 和 MRI 对急性胰腺炎有重要诊断价值，能对鉴别水肿性和出血坏死性提供有价值的依据。

（三）处理原则

1. 非手术治疗

适用于水肿性胰腺炎，目的是减少胰腺分泌，减轻腹痛，防治并发症。包括：禁食、胃肠减压、补液、防治休克，解痉镇痛，抑制胰腺分泌，营养支持，预防和控制感染，中药治疗。

2. 手术治疗

（1）适用病情：胰腺坏死继发感染；经非手术治疗但病情继续恶化；胆源性胰腺炎；重症胰腺炎经过短期（24h）非手术治疗，多器官功能障碍仍不能得到纠正；不能排除其他急腹症时；合并肠瘘、大出血或胰腺假性囊肿。

（2）手术方式：最常用于清除坏死胰腺及胰周组织加引流术。同时行胃造瘘引流胃酸，减少胰液分泌，行空肠造瘘以提供肠内营养。

（四）护理问题

（1）疼痛：与胰腺及周围组织炎症、水肿、出血、胆道梗阻有关。

（2）有体液不足的危险：与呕吐、出血、禁食、腹腔渗出有关。

（3）营养失调：低于机体需要量，与呕吐、禁食有关。

（4）体温过高：与继发感染有关。

（5）潜在并发症：休克、多器官功能衰竭、感染、出血、胰瘘、肠瘘、胆瘘。

（五）护理措施

1. 疼痛护理

（1）禁食、胃肠减压，以减少胰液分泌，减少对胰腺的刺激。

（2）协助病人取弯腰屈膝、侧卧位，以缓解疼痛。

（3）遵医嘱给予解痉镇痛药。

2. 维持水、电解质及酸碱平衡

（1）密切观察病人生命体征、意识状态、皮肤黏膜温度和色泽变化，准确记录24h出入水量，必要时留置导尿管和中心静脉导管以记录每小时尿量和监测中心静脉压变化。

（2）维持有效循环血量：补充水、电解质液及胶体液。

（3）防止休克：若病人发生休克，应即刻通知医生，迅速建立静脉通道，尽快补液扩容，以恢复有效循环血量。

3. 营养支持

禁食期间，给予肠外营养支持。

4. 降低体温

病人体温超过38.5℃时给予物理降温，必要时给予药物降温，同时遵医嘱应用抗生素控制感染。

5. 并发症的观察与护理

（1）术后出血：术后可出现腹腔出血或应激性溃疡出血。应定时监测病人血压、脉搏，观察呕吐物及引流液颜色、量、性质。发现出血应及时清理血迹和倾倒引流液，立即通知医师，遵医嘱给予止血药，并做好急诊手术的准备。

（2）胰瘘、胆瘘或肠瘘：若从腹壁切口渗出或引流出无色透明的液体或胆汁样液体，考虑胰瘘或胆瘘；若术后出现明显的腹膜刺激征，且引流出粪样液体或输入的肠内营养液体时，则考虑肠瘘。故应密切观察病人引流情况，保持负压引流通畅。保护切口周围皮肤，可涂氧化锌软膏，防止对皮肤的浸润和腐蚀。

（3）感染：加强观察病情变化，监测体温和白细胞计数，协助病人定时翻身，有效咳嗽排痰。维持有效引流，防止引流管受压、堵塞和扭曲。

6. 心理护理

病人多因发病突然，病情进展迅速，而常会产生恐惧心理。护士应充分了解病人的感受，耐心回答病人的问题，讲解相关疾病的治疗和康复知识，配合病人家属增强病人战胜疾病的信心。

（六）健康教育

1. 知识宣教

向病人及家属介绍本病的主要诱发因素，指导病人积极治疗胆道疾病，防止诱发胰腺炎。指导病人养成规律的饮食习惯，避免暴饮暴食，戒除烟酒。

2. 出院指导

病人出院后 4～6 周避免做重体力劳动，避免情绪激动，加强自我观察，并定期随访。

五、课后练习

1. 在我国，急性胰腺炎最常见的病因是（　　　）。

    A. 胆道疾病　　　　　　　B. 胰管阻塞　　　　　　　C. 酗酒和暴饮暴食

    D. 高脂血症　　　　　　　E. 十二指肠乳头邻近部位病变

2. 急性胰腺炎的腹痛特点不包括（　　　）。

    A. 饱餐或饮酒后突然发痛

    B. 疼痛剧烈而持续、阵发性加剧

    C. 位于右上腹部

    D. 可呈钝痛、胀痛、刀割痛

    E. 仰卧时加重，坐位、前屈位减轻

3. 目前对急性胰腺炎早期诊断有重要意义的指标是（　　　）。

    A. 血淀粉酶、尿淀粉酶　　B. 血清脂肪酶　　　　　　C. 血清正铁血白蛋白

    D. 血白细胞水平　　　　　E. 血钙水平

4. 急性胰腺炎不会出现的并发症是（　　　）。

    A. 胰腺假囊肿　　　　　　B. 肝脏肿大　　　　　　　C. 败血症

    D. 胰腺脓肿　　　　　　　E. 消化道出血

5. 关于急性胰腺炎的叙述错误的是（　　　）。

    A. 分为水肿型和出血坏死型

    B. 出血坏死型病人腹部和全身表现均严重

    C. 水肿型发热较高，且持续不退

    D. 重症患者血清钙下降显著

E. 禁食和胃肠减压是必需的治疗方法

6. 某男，36 岁，左中上腹部持续性闷痛、恶心感 6h，无呕吐、腹泻。发病前有大量饮酒。体检：左中上腹深压痛。需要做的检查是（　　　）。

    A. 大便常规　　　　　　B. 血淀粉酶　　　　　　C. 尿淀粉酶

    D. 血清脂肪酶　　　　　E. 血清正铁血白蛋白

7. 血淀粉酶升高一般在急性胰腺症状出现后（　　　）。

    A. 即刻　　　　　　　　B. 3 ～4h　　　　　　　C. 6 ～12h

    D. 24 ～48h　　　　　　E. 3 ～5 天

8. 哪项指标是急性胰腺病重症和预后不良的征兆？（　　　）

    A. 代谢性酸中毒　　　　　B. 代谢性碱中毒　　　　　C. 低钾血症

    D. 低钙血症　　　　　　　E. 低钠血症

9. 急性胰腺炎的处理最重要的是（　　　）。

    A. 维持有效血容量　　　　B. 止痛　　　　　　　　　C. 抗菌治疗

    D. 抑制胰腺分泌　　　　　E. 手术治疗

10. 对于急性胰腺炎引起的腹痛，下列处理不合理（　　　）。

    A. 阿托品　　　　　　　　B. 剧痛时可用阿托品 + 哌替啶

    C. 剧痛时可用吗啡　　　　D. 吲哚美辛

    E. 山莨菪碱

11. 某男，45 岁，中腹部疼痛 3h，伴四肢冰冷、大汗淋漓。体检：BP 76/66mmHg，左肋腹部皮肤灰紫色瘀斑，全腹轻压痛、无反跳痛，肠鸣音减弱。诊断是（　　　）。

    A. 胃肠道穿孔

    B. 急性胰腺炎，水肿性

    C. 急性胰腺炎，出血坏死性

    D. 麻痹性肠梗阻

    E. 急性心肌梗死

12. 某女，27 岁，急性出血坏死性胰腺炎第 18 天，突然出现高热、腹痛。血检：WBC 19×10^9/L，中性粒细胞 97%。CT 检查发现胰腺尾部低密度包块。诊断是（　　　）。

    A. 胰腺炎复发　　　　　　B. 并发胰腺癌　　　　　　C. 并发胰腺假性囊肿

    D. 并发胰腺脓肿　　　　　E. 胰腺与周围组织粘连

13. 某男，48 岁，中腹部疼痛 8h。体检：BP 76/66mmHg，P 120 次/min；体胖，四肢冰冷，大汗淋漓；脐周皮肤青紫，腹肌稍紧张，全腹轻压痛、无反跳痛，肠鸣音减弱。首要的处理措施是（　　　）

A. 急查血常规　　　　　　B. 急查血尿淀粉酶　　　　　C. 给氧

D. 输液，补充血容量　　　E. 使用广谱抗生素

14. 孙先生，30 岁，左上腹疼痛伴恶心、呕吐 12h 入院。持续性腹痛呈刀割样，呕吐物为胃内容物，血淀粉酶 2512U/L（苏氏法）。诊断为轻症急性胰腺炎。为解除疼痛，下列护理措施不妥的是（　　　）。

A. 取平卧位　　　　　　　B. 禁食 1～3 天　　　　　　C. 必要时胃肠减压

D. 解痉镇痛　　　　　　　E. 给病人心理支持

15. 某急性胰腺炎病人，上腹部剧烈疼痛伴呕吐、发热。护理体检：上腹部压痛明显、伴反跳痛。此时的饮食护理应（　　　）。

A. 低脂、适量蛋白、易消化流质

B. 低盐、高蛋白、适量脂肪流质

C. 低脂、高糖流质

D. 高生物效价、低蛋白流质

E. 胃肠外静脉营养

（第 16、17 题基于以下病例）

陈先生，40 岁，于饱餐、饮酒后突然发生中上腹持久剧烈疼痛，伴有反复恶心，呕吐出胆汁。护理体检：上腹部压痛，腹壁轻度紧张。测血清淀粉酶明显增高。

16. 对陈先生的首选处理措施是（　　　）。

A. 禁食、胃肠减压　　　　B. 适当补钾、补钙　　　　　C. 外科手术准备

D. 屈膝侧卧位　　　　　　E. 应用抗生素

17. 经治疗后，腹痛呕吐基本缓解。陈先生饮食宜（　　　）。

A. 高脂高糖流质　　　　　B. 高脂低糖流质　　　　　　C. 低脂高糖流质

D. 高脂高蛋白流质　　　　E. 低脂低糖流质

18. Cullen 征和 Grey – Turner 征的皮肤颜色改变分别是（　　　）。

A. 胁腹部皮肤呈灰紫色斑

B. 腰背部皮肤呈灰紫色斑

C. 腰背部皮肤青紫

D. 脐周皮肤青紫

E. 前胸部皮肤红斑

（张华国）

子项目 (七) 直肠肛管良性疾病病人的护理

一、学习目标

知识目标

1. 掌握结肠、直肠、肛管的解剖和生理特点。

2. 熟悉常见直肠肛管良性疾病的病因和流行病学。

3. 掌握直肠肛管疾病的临床表现和诊断方法。

5. 熟悉直肠肛管良性疾病病人的治疗要点、护理措施和健康指导。

能力目标

1. 对直肠肛管良性疾病病人进行护理评估。

2. 提出直肠肛管良性疾病病人存在的护理问题。

3. 对直肠肛管良性疾病病人实施护理措施。

4. 对直肠肛管良性疾病病人提供健康指导。

二、学习重点和难点

重　点：肛裂、肛瘘、痔、直肠肛管周围脓肿的定义和临床表现，直肠肛管良性疾病的健康教育，直肠肛管良性疾病的常见护理问题，直肠肛管良性疾病病人的护理措施。

难　点：肛裂、肛瘘、痔的病理分型，直肠肛管良性疾病病人的护理措施。

三、工作情境及任务

情境一：某患者，女，32 岁，因便血、肛门外肿块、肛周瘙痒 10 年入院。

任务一：直肠肛管良性疾病病人的入院护理

请对患者提供入院护理。

情境二：该患者入院后经肛镜检查，确诊为"三期内痔"，拟行内痔切除术。

任务二：直肠肛管良性疾病病人的术前护理

请说出术前准备的具体内容和准备重点。

　　情境三：初步评估得知，该患者为职员，平时应酬较多。患者 10 年前怀孕期间因大便干燥用力排便，肛内有一肿块脱出，便后有手纸带血现象，一直没有在意。一段时间以后大便经常有肿块脱出及出血现象，自己买痔疮膏涂抹，一直无明显作用，病情逐渐发展变重。近一年来每次大便肿块均脱出，并由开始的一个发展为一圈全部脱出，出血由最初的手纸带血发展为滴血甚至有喷血的情况，因出血量较多，已有贫血的症状，来医院就诊。

　　任务三：直肠肛管良性疾病病人的护理问题和健康指导

　　根据以上资料，你认为患者存在哪些护理问题？并提出解决方案。

　　情境四：该患者在腰麻下行痔切除术，手术顺利切除痔块。

　　任务四：直肠肛管良性疾病病人的术后护理

　　请说出给患者提供术后护理的具体内容，正确执行医嘱。

四、知识储备和理论学习

　　（一）直肠肛管周围脓肿

　　直肠肛管周围脓肿（perianorectal abscess）是指发生在直肠和肛管周围的急性化脓性感染，多见于青壮年人。脓肿破溃或切开引流后易形成肛瘘。

　　1. 病因

　　最常见原因为肛腺炎，也可继发于肛周软组织间隙感染、损伤、内痔、肛裂、药物注射等。因肛腺开口向上，粪便易于进入或损伤肛窦而致感染，同时直肠肛管间隙为疏松的结缔组织，感染极易向上、下或外侧蔓延，形成不同部位的脓肿。

　　2. 临床表现与诊断

　　脓肿部位不同，临床表现也不同。

　　（1）肛周皮下脓肿：最常见，脓肿位置表浅，肛周局部出现持续性跳痛，排便时加重，病人常坐卧不安。局部红、肿、热、痛明显，脓肿形成后有波动感。全身症状较轻。

　　（2）坐骨肛管间隙脓肿：位于肛提肌以下、肛管与坐骨结节之间。由于间隙较大，可形成较大的脓肿，局部持续性胀痛，可发展为显著跳痛；排便时加重，可刺激直肠产生里急后重感，直肠指检有触痛和波动感；常伴有反射性膀胱痉挛而致排尿困难。局部形成脓肿的同时，全身症状较重，如乏力、寒战、高热、食欲减退等。

　　（3）骨盆直肠间隙脓肿：位于肛提肌以上、盆腔腹膜以下，较为少见。因位置深，局部症状不明显，病人全身症状较重。病人出现高热、寒战、头痛、恶心甚至脓毒血症的表现。局部症状则为直肠刺激症状如里急后重感，若脓肿刺激膀胱可引起尿频、尿急和排尿困难。直肠指检可触到直肠壁隆起、触痛和波动感。

3. 治疗

脓肿尚未形成时，使用抗生素，配合局部理疗和高锰酸钾温水坐浴。若病人排便疼痛，可口服缓泻剂。脓肿形成后应及时切开引流。

（1）肛旁皮下脓肿：做放射状切口。

（2）坐骨肛管间隙脓肿：穿刺抽到脓液后，距肛门 3～5cm 做前后方向的弧形切口，放置乳胶管引流脓液。

（3）骨盆直肠间隙脓肿：在腰麻下进行。

以上手术均应保持引流通畅彻底，避免形成肛瘘。

（二）肛瘘

肛瘘（anal fistula）是肛门周围和直肠下端形成的肉芽肿性管道。其特征：瘘管内口多位于肛窦内，管道穿过肛门直肠周围组织；外口位于肛周皮肤，经常有脓性分泌物由外口流出，常因外口闭合而致局部肿痛，继而在原外口处或附近重新溃破出脓，如此反复发作，经久不愈。多好发于男性青壮年患者。

1. 病因和病理

多由直肠肛管周围脓肿破溃或引流不畅所致，少数由结核杆菌感染引起。肛瘘包括内口、瘘管和外口。如果只有一个内口、一个外口称为单纯性肛瘘，有一个内口、多个外口称为复杂性肛瘘。瘘管位于肛门外括约肌深部以上称为高位肛瘘，位于肛门外括约肌深部以下则为低位肛瘘。骨盆直肠间隙脓肿易形成高位肛瘘，肛门周围脓肿易形成低位肛瘘。

2. 临床表现与诊断

（1）症状：肛周流脓是主要症状，脓液刺激肛周皮肤可引起瘙痒不适。高位肛瘘可有粪便或气体从外口排出。若外口阻塞或假性愈合，脓液在瘘管内积聚，可引起局部肿胀疼痛，当封闭的瘘管破溃时症状才消失。肛瘘可反复形成脓肿。

（2）体征：外口为红色的乳头状突起或肉芽组织隆起，可挤出少量脓性或脓血性分泌物。直肠指诊可扪及条索样瘘管和内口，内口处有轻度压痛。

（3）辅助检查：可通过肛门镜检查，或自外口注入亚甲蓝溶液，碘油瘘管造影检查，明确内口位置和瘘管的走向。

3. 治疗

肛瘘不能自愈，应手术治疗。低位肛瘘适用于瘘管切开术和切除术，手术时应避免损伤肛门括约肌而造成肛门失禁。高位肛瘘适用于挂线疗法，此法可防止术后肛门失禁。

（三）肛裂

肛裂（anal fissure）是指因肛管皮肤全层裂开，继发感染形成的慢性溃疡，好发部位多在肛管后正中线。多见于中青年人。

1. 病因和病理

肛门外括约肌在肛管后部和前部，不如两侧坚固，容易损伤，肛管后正中线血供缺乏，弹性较小，是造成肛裂的原因。

肛裂的直接原因是长期便秘、粪便干结的病人排便时用力过猛，导致肛管皮肤全层裂伤。排便时肛门后方承受压力较大，因此是肛裂的好发部位。肛裂多为单发的纵向、椭圆形溃疡，反复损伤和感染。

2. 临床表现与诊断

肛裂的典型表现为排便痛、便秘和大便带血。

（1）排便痛：肛裂病人的疼痛特点是排便时和排便后肛门剧烈疼痛。前者是由于肛门扩张，干结粪便牵拉和撕扯溃疡创面所致，便后缓解；后者是由于肛门括约肌痉挛引起持续性疼痛，可长达数小时。

（2）便秘：病人因疼痛害怕排便而出现严重便秘，便秘又可使疼痛加重，形成恶性循环。

（3）大便带血：排便时因发生粪便撕拉溃疡创面，可出现便血，粪便表面可见少量鲜血，也可便时滴出。

（4）肛裂三联征：肛裂下端皮肤因炎症，静脉和淋巴回流受阻，形成结缔组织性外痔，称"前哨痔"。肛裂上端肛瓣和肛乳头因炎症和纤维变性，形成肥大肛乳头。肛裂"三联征"即为肛裂、"前哨痔"和肛乳头肥大。

肛管后正中线的慢性溃疡裂隙，溃疡上方为肥大肛乳头，下方可见"前哨痔"，即可明确诊断。此类病人不进行直肠指检和肛镜检查，否则会增加病人痛苦。

3. 治疗

（1）非手术治疗：

①软化大便，保持大便通畅：可口服缓泻剂或液状石蜡，调节饮食，增加纤维素饮食，定时大便。

②局部温水坐浴：可改善局部血液循环，缓解肛门括约肌痉挛，减轻疼痛，保持清洁。

③解除肛门括约肌痉挛，促进溃疡愈合：可行扩肛疗法。

（2）手术治疗：非手术治疗无效或陈旧性肛裂病人应进行手术治疗，包括肛裂切除术和肛管内括约肌切断术。

（四）痔

直肠上下静脉丛在齿状线附近瘀血扩张、迂曲而形成的静脉血管团。

1. 病因

主要原因有久坐、便秘、妊娠、腹水等引起腹内压升高的因素。此外，直肠下端和肛管慢性炎症，饮酒、食辛辣食物都可以引起痔。

2. 临床表现与诊断

根据痔的位置不同可分为内痔、外痔和混合痔，不同类型的临床表现不同。

（1）内痔：最多见，位于齿状线以上，表面被直肠黏膜所覆盖。内痔可分为四期。

①第一期：大便排出时有鲜血滴出，有时可为喷射状，可自行停止。饮酒、便秘或进食刺激性食物可诱发出血，无痛。肛门镜可见暗红色痔核。好发部位是截石位的3、7、11点位置。

②第二期：主要症状为便血，量多，长期出血可致贫血。排便时痔块可脱出肛门，便后可自行回纳。痔块脱出时可有黏液流出，刺激肛门周围皮肤引起瘙痒和湿疹。

③第三期：痔块脱出肛门，需要用手才能回纳肛门。

④第四期：便血量少，痔块长期脱出肛门，不能回纳。痔块经常受摩擦可致黏膜损伤、糜烂和感染，甚至发生嵌顿，引起剧烈疼痛。

（2）外痔：外痔位于齿状线以下，表面被肛管皮肤覆盖，肛管皮肤下可见一个或多个椭圆形突起。最常见的是血栓性外痔，可见皮下蓝紫色半球形肿块，病人触痛明显，排便时剧烈疼痛。

（3）混合痔：齿状线上下均发生静脉曲张，具有内痔和外痔的临床特点，严重时可发生环状痔。

3. 治疗

（1）非手术治疗：

①改变饮食结构，保持大便通畅。多进食富含膳食纤维的食物，多饮水，忌酒和刺激性食物。便后温水坐浴，血栓性外痔可局部热敷。肛门内可注入消炎、润滑、收敛的栓剂。

②注射疗法：用于一、二期内痔，注射5%鱼肝油酸钠、复方明矾注射液、5%苯酚植物油等硬化剂，使痔块产生无菌性炎症反应，痔内静脉闭塞，痔块萎缩。外痔禁用注射疗法。

③胶圈套扎疗法：用于一、二、三期内痔，将特制乳胶圈扎至内痔根部，使痔缺血坏死脱落。术后有继发出血的可能。

（2）手术治疗：适用于病程长、三期以上、出血严重的内痔、血栓性外痔、混合痔以及经非手术治疗无效者。手术方式包括痔切除术、痔结扎术和血栓外痔剥脱术。

（五）护理措施

1. 非手术治疗及术前护理

（1）调节饮食，保持大便通畅。鼓励病人多吃新鲜蔬菜、水果和富含纤维素的食物，少吃辛辣等刺激性食物，尽量不饮酒。养成定时排便的习惯。便秘者可服用缓泻剂，即蓖麻油、液状石蜡等。

（2）温水坐浴。温水坐浴可清洁肛门，改善局部血液循环，促进炎症吸收，并能够缓解肛门括约肌痉挛，起到减轻疼痛的作用。一般用 1∶5000 高锰酸钾温水坐浴，温度为 40～43℃，坐浴盆应事先消毒、大而深，能使肛门会阴部完全浸泡在温水中，每日 2～3 次，每次 20～30min。水温下降时应补充热水加温。

（3）适当运动。长期站立或久坐的人，应适当运动或做保健操。年老体弱者除适当运动外，可进行肛门括约肌的舒缩练习，增强肛门括约肌的舒缩功能。

（4）术前准备：

①纠正贫血：长期内痔便血的病人会出现贫血，严重贫血时需输血，并且排便和坐浴时应找人陪伴，以防因贫血头晕而受伤。

②肠道准备：手术前 3 天进食少渣饮食，并口服缓泻剂和肠道杀菌剂，每晚温水坐浴。手术前 1 天进全流质饮食，手术前晚或手术日晨进行清洁灌肠。

③皮肤准备：做好手术野皮肤准备，保持肛门皮肤的清洁干净。已婚女性病人术前应冲洗阴道。

2. 术后护理

（1）病情观察：术后最常见的是伤口出血，应定时观察病人的呼吸、血压、脉搏和伤口的渗血情况。病人发生内出血时，可有面色苍白、出冷汗、心率加快、脉速等表现，大量血液在直肠积聚时可有肛门坠痛和急切排便感，大便可排出大量鲜血和血块。

（2）饮食：尽量避免术后 3 天排大便，利于切口愈合。可在术后两天内服用阿片酊减少肠蠕动，控制排便。术后 3 天进流质饮食，以后逐步过渡到少渣半流质饮食、普食。有便秘者可口服叶天石蜡和缓泻剂，但禁忌灌肠。

（3）症状护理：

①疼痛：肛管手术后，因手术创伤、肛门括约肌痉挛或肛管内填塞敷料过紧，可引起伤口剧烈疼痛，可适当使用止痛剂或放松填塞敷料。

②尿潴留：因手术创伤、麻醉和肛门填塞物等可引起尿潴留，可通过诱导排尿、针灸和导尿的方法处理。

（4）伤口护理：术后取仰卧位时为防止伤口受压，臀部垫气圈。肛门部手术后伤口敞开不缝合，每天换药，换药时注意引流通畅，以促进伤口愈合。排便后和换药前应用 1∶5000 的高锰酸钾溶液温水坐浴。

（5）预防并发症，即预防肛门狭窄和肛门失禁。注意病人有无大便变细和大便失禁的现象。为预防肛门狭窄，术后 5～6 天进行扩肛，每日一次。肛门松弛的病人，手术后 3 天进行肛门收缩和舒张运动。

五、课后练习

1. 为年老体弱或病重病人行肛门直肠检查，病人宜采取的体位为（　　）。

　　A. 左侧卧位　　　　　　　B. 右侧卧位　　　　　　C. 俯卧位

　　D. 半卧位　　　　　　　　E. 胸膝卧位

2. 肛管手术后尿潴留的原因不是（　　）。

　　A. 麻醉刺激　　　　　　　B. 伤口疼痛　　　　　　C. 术后出血

　　D. 肛管内填塞敷料　　　　E. 膀胱括约肌痉挛

3. 对肛管疾病者不利的是（　　）。

　　A. 多饮水　　　　　　　　B. 多吃水果及新鲜蔬菜　　C. 每日适量运动

　　D. 每日清洁肛门部　　　　E. 排便时看报

4. 直肠肛管手术后的护理不宜（　　）。

　　A. 便后高锰酸钾溶液坐浴　　B. 腹胀时肛管排气　　　　C. 术后早期起床活动

　　D. 尿潴留时导尿　　　　　E. 便秘时口服液状石蜡油

5. 肛管疾病手术前后护理不正确的是（　　）。

　　A. 术后更换敷料后坐浴　　B. 术前一般不控制饮食　　C. 术后早期活动

　　D. 必要时术日晨清洁灌肠　　E. 术前排空大小便

6. 肛管直肠手术后引起大便失禁的主要原因是（　　）。

　　A. 外括约肌皮下部切断　　B. 内括约肌切断　　　　　C. 外括约肌浅部切断

　　D. 外括约肌深部切断　　　E. 肛管直肠环切断

7. 内痔的大便特点是（　　）。

　　A. 黏液血便　　　　　　　B. 便后滴血　　　　　　C. 果酱样粪便

　　D. 陶土样粪便　　　　　　E. 柏油样粪便

8. 便后出血，且长时间行走有软块从肛门脱出，应考虑（　　）。

　　A. 肛裂　　　　　　　　　B. 外痔　　　　　　　　C. 直肠脱垂

　　D. 直肠癌　　　　　　　　E. 三期内痔

9. 内痔的早期症状是（　　）。

　　A. 痔块脱出　　　　　　　B. 便秘　　　　　　　　C. 无痛性便血

　　D. 便后疼痛　　　　　　　E. 分泌黏液

10. 不宜做直肠指诊的情况是（　　）。

　　A. 内痔出血　　　　　　　B. 直肠脱垂　　　　　　C. 肛裂

　　D. 外痔　　　　　　　　　E. 复杂性肛瘘

（张华国）

项目五

梗阻患者的护理

子项目（一） 腹外疝患者的护理

一、学习目标

知识目标

1. 掌握腹外疝的病因、病理类型。
2. 掌握腹股沟斜疝、直疝的发病原因和临床表现。
3. 熟悉其他类型腹外疝的临床表现。
4. 熟悉腹外疝的治疗原则和方法。
5. 掌握腹外疝患者的护理措施。

能力目标

1. 能对腹外疝患者进行护理评估，并提出护理问题。
2. 能对腹外疝非手术治疗的患者提供护理措施。
3. 能对腹外疝手术患者提供手术前、手术后的护理措施。
4. 能对腹外疝患者提供健康指导。
5. 具有初步的自学能力、沟通能力、合作能力。

二、学习重点和难点

重　点：腹外疝的病因，腹外疝的分类，腹股沟斜疝和直疝的临床表现和鉴别，腹外疝患者的护理措施。

难　点：腹外疝的病理生理，腹股沟斜疝和直疝的鉴别。

三、工作情境及任务

情境一：王先生，男，58 岁，因反复出现右下腹部包块 10 年，门诊以右侧腹股沟斜疝收入院。

任务一：请对患者进行护理评估，收集与本病有关的资料。

情境二：初步评估得知，王先生，建筑工人，长期从事重体力劳动。10 年前，在一次搬动石块过程中突发右下腹部包块，肿块脱出时右下腹有轻微胀痛，平卧后肿块消失，当时未在意，后又多次出现类似情况。5 年前曾在当地小诊所按腹股沟斜疝行注射疗法（具体不明），注射一年后肿块再次出现。近 3 个月来患者发现肿块脱出后不能完全回纳，无明显疼痛，遂来我院就诊。患者一般情况好，营养中等，大小便正常；有吸烟史 30 年，40 支/日，长期慢性咳嗽。15 年前曾在本院行双下肢大隐静脉剥脱术。无药物过敏史。患者家庭条件较差，妻子长期卧床，二子尚未大学毕业。因疝块反复脱出影响患者体力劳动，特别是近 3 个月肿块不能回纳，患者非常害怕是否恶变，情绪低落，精神紧张。

任务二：根据评估资料，提出患者存在的护理问题。

情境三：医生拟对该患者行腰麻下无张力疝修补术，但患者家庭条件不好，不能理解无张力疝修补术和传统疝修补术的区别。

任务三：请你向患者解释一下两种手术方式的优劣，以使患者能了解并接受该手术。

情境四：入院后第 2 天，该患者从卫生间回病房后，腹痛突然加剧，呈持续性疼痛伴有恶心、呕吐。

任务四：请对该患者进行快速处理。

任务五：医生诊断为嵌顿性疝，行手术治疗。请做好该患者术前准备工作。

情境五：该患者在腰麻下行疝复位术及无张力疝修补术，术后病情平稳，安返病房。

任务六：请你该患者进行护理评估，并为患者安置体位、进行饮食及活动指导。

任务七：请针对患者的情况为其讲解术后防止腹外疝复发的重要性和注意事项。

情境六：患者病情稳定，即将出院。

任务八：请给患者提供出院护理。

四、知识准备和理论学习

腹外疝是腹腔内脏器连同壁腹膜通过腹壁先天性或后天性的缺损、薄弱区向体表突出，在局部形成一包块。

（一）病因与护理评估

主要有腹壁强度降低和腹内压增高两大因素。

1. 腹壁强度降低

这是腹外疝发病的基本因素，包括先天存在的腹壁解剖缺陷及后天形成的腹壁缺损，如手术切口愈合不良，腹部损伤、感染造成的腹壁缺损，腹壁神经损伤、年老体弱、肥胖等造成的肌萎缩等。

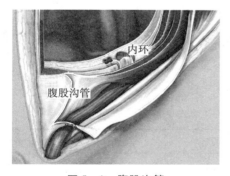

图 5-1　腹股沟管

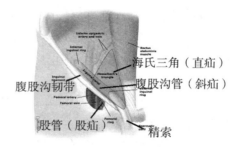

图 5-2　直疝三角

2. 腹内压增高

这是形成疝的诱发因素，如慢性咳嗽、便秘、排尿困难、腹水、妊娠、举重、婴儿啼哭、重体力劳动等。在护理评估时应着重评估患者是否存在上述腹内压增高的因素。

（二）病理解剖

典型的腹外疝由疝环、疝囊、疝内容物及疝外被盖 4 部分组成。

（1）疝环：又称疝门，是疝从腹腔突向体表的门户，即腹壁缺损或薄弱处，多依疝门部位而命名。

（2）疝囊：为壁腹膜向外突出的囊袋结构。

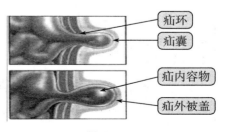

图 5-3

（3）疝内容物：指从腹腔内进入疝囊的脏器和组织。以小肠最多见，其次为大网膜。

（4）疝外被盖：指疝囊外的各层组织，通常由筋膜、皮下组织和皮肤组成。

（三）临床类型

以疝内容物还纳腹腔的难易及血供情况可分为4种类型。

1. 易复性疝（reducible hernia）

凡疝内容物很容易还纳入腹腔的，称为易复性疝。当患者站立、行走或腹压增高时，疝内容物突出；平卧或用手轻推，疝内容物即可以回纳腹腔，疝块消失。此类型最常见。

2. 难复性疝（irreducible hernia）

指疝内容物不能完全还纳腹腔，局部包块不能完全消失但并不引起严重症状者。

3. 嵌顿性疝（incarcerated hernia）

疝环较小而腹内压突然增高，较多疝内容物强行扩张疝环挤入疝囊而被卡住不能还纳腹腔，称为嵌顿性疝。如嵌顿的疝内容物为肠管，可出现肠梗阻表现。

4. 绞窄性疝（strangulated hernia）

指嵌顿性疝继而发生血运循环障碍者。嵌顿性疝不及时解除，肠管及其系膜受压情况不断加重，使动脉血供不断减少最终停止，成为绞窄性疝。如肠壁逐渐失去原有的光泽、弹性、蠕动能力，最终变黑坏死，囊内渗出液转为血性，若继发感染则渗出液为脓性。

在病情观察时应注意患者是否出现了疝块嵌顿或绞窄。

（四）临床表现

临床表现	腹股沟斜疝	腹股沟直疝	股疝	脐疝	切口疝
性别、年龄	儿童、青壮年人多见	多见于男性老年人	中年以上妇女	婴儿	任何年龄（近期腹部手术者）
突出途径	经腹股沟管突出	经腹股沟三角突出	经股管从卵圆窝突出	脐环	手术切口的瘢痕处
肿块形态	椭圆形或梨形	半球形，基底宽大	半球形	卵圆形	形态不一
是否入阴囊	可降入阴囊	不会	不会	不会	不会
压迫内环时能否阻止突出	可阻止疝突出	不能	不能	不能	不能
疝囊颈与腹壁下动脉关系	在腹壁下动脉外侧	在腹壁下动脉内侧	无关系	无关系	无关系
嵌顿机会	较多	少	最多	较少	少见

（五）治疗原则与方法

1. 腹股沟疝

（1）治疗原则：诊断明确后，一般均应尽早施行手术；非手术疗法仅适于婴幼儿及年老、体弱者且疝块未发生嵌顿或绞窄者；术前应对慢性咳嗽、排尿困难、腹水、便秘、肿瘤或妊娠等可致腹内压增高的因素进行纠正，术后 3 个月内应避免重体力劳动，否则易复发。

（2）治疗方法：

①非手术治疗方法：以棉线束带压迫腹股沟管内环，以防疝的突出；配用医用疝带。

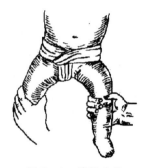

图 5 - 4　棉线束带

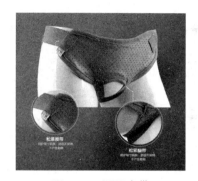

图 5 - 5　医用疝带

②手术治疗：手术是腹股沟斜疝的主要治疗手段。手术方法可分为传统的疝修补术、无张力疝修补术和经腹腔镜疝修补术。

2. 股疝

因股疝较易嵌顿并进而发生绞窄，故一经诊断应及早行疝修补术。发生嵌顿时应紧急手术，解除嵌顿，修补疝环。

3. 脐疝

2 岁以内儿童多能自愈，除发生嵌顿等紧急情况外，一般用非手术疗法，可用大于脐环、外包纱布的硬币压住脐环，再用胶布或绷带固定。超过 2 岁的儿童或疝环直径大于 1.5cm 者，则需手术修补腹壁缺损。

成人脐疝易于嵌顿，应及早手术治疗。

（六）护理评估

1. 术前护理评估

（1）致病因素及健康史：

①一般情况：年龄、性别、职业、妊娠史、生育史等。

②相关因素：吸烟、咳嗽、便秘、慢性排尿困难等。

③既往史：既往发病情况。

（2）身体状况：评估疝块突出的情况，疝块的部位、大小、外形、回纳情况，有无疼痛及腹膜刺激征等

（3）辅助检查结果。

（4）心理社会支持情况。

2. 术后护理评估

（1）手术方式、术中情况。

（2）生命体征。

（3）切口及敷料情况。

（4）术后有无阴囊水肿、切口感染等并发症。

（5）有无腹内压增高及疝复发。

（七）护理问题

1. 术前护理问题

（1）焦虑：与疾病影响工作及担心疾病预后有关。

（2）知识缺乏：缺乏预防腹内压增高的有关知识。

（3）舒适的改变：与疝块突出有关。

（4）疼痛：与疝块突出、嵌顿或绞窄有关。

（5）潜在并发症：肠梗阻、嵌顿性疝或绞窄性疝。

2. 术后护理问题

（1）疼痛：与手术创伤有关。

（2）焦虑：与担心疾病预后有关。

（3）潜在并发症：阴囊血肿、术后感染、术后疝复发等。

（八）护理措施

1. 术前护理

（1）心理护理：向患者解释腹外疝的病因和诱发因素、手术治疗的必要性和手术的方法。了解患者的顾虑，消除患者的紧张情绪，使之配合手术治疗，并对医护人员的措施有充分的信任。

（2）消除腹内压增高的因素。除紧急手术外，对术前存在的腹内压增高的因素，应给予积极的治疗，待症状控制后方可施行手术，以免疝复发，是术前准备的最重要措施。

（3）严格备皮：是预防切口感染、术后复发的重要措施。会阴部阴毛多且阴囊处皮肤皱褶多，备皮是难点，既要剃净阴毛又要防止剃破皮肤。

（4）灌肠和排尿。术前晚灌肠，清除肠内积粪，防止术后腹胀及排便困难。进手术室前嘱患者排空膀胱，以防术中误伤膀胱。

（5）病情观察。观察腹部情况，患者若出现明显腹痛伴疝块突然增大、紧张发硬且

触痛明显，不能回纳腹腔，应高度警惕嵌顿疝发生的可能，需立即通知医生，并配合紧急处理。

（6）急诊手术前的准备：腹外疝发生嵌顿或绞窄时须进行急诊手术。除一般护理外，应给予禁食、输液、胃肠减压、纠正水电解质及酸碱平衡失调，并备血、抗感染等。

2. 术后护理

（1）体位和活动：术后平卧，膝下垫一软枕，使髋关节微曲，以减少手术缝合处的张力。一般术后 3~6 天后可考虑离床活动。采用无张力修补术的患者可以早期离床活动。年老体弱、复发性疝、绞窄性疝、巨大疝患者卧床时间延长至术后 10 天方可下床活动，以防止术后初期疝复发。

（2）饮食：一般患者于术后 6~12h 若无恶心、呕吐可进流质，次日可进软食或普食。行肠切除、肠吻合术者术后应禁食，待肠道功能恢复后方可进流质饮食，逐渐过渡到半流质饮食、普食。

（3）预防阴囊血肿：切口渗血是引起阴囊血肿的主要原因，手术时仔细止血是预防的关键。术后注意切口敷料有无渗血渗液，及时给予加压包扎，必要时用 0.5kg 沙袋压迫 24h，以减轻渗血；使用丁字带或阴囊托托起阴囊，减少渗血、渗液的积聚，促进回流和吸收。加强病情观察，如有异常及时报告医生处理。

（4）预防腹内压增高：术后剧烈咳嗽和用力排便等均可引起腹内压升高，不利于伤口愈合，所以术后应注意保暖，防止着凉而引起咳嗽。如有咳嗽应及时用药治疗，并指导患者在咳嗽时用手掌保护切口，以减轻腹内压增高对伤口愈合的不利影响。保持大小便通畅，对便秘者给予及时处理；对尿潴留者，可注射卡巴胆碱或以针灸治疗，必要时导尿。

（5）预防切口感染：切口感染是疝复发的主要原因之一。严格无菌操作，注意保持切口敷料清洁、干燥、不被污染；绞窄性疝行肠切除、肠吻合术者，易发生切口感染，术后需应用抗生素。

（九）健康指导

（1）出院后注意休息，术后 3 个月内应避免重体力劳动或提举重物。

（2）预防和及时治疗使腹内压增高的各种疾病，如咳嗽、便秘、排尿困难等，以防疝复发。保持大便通畅，多饮水，多食含纤维丰富的食物，养成定时排便的习惯。

（3）若出现疝复发，应及早诊治。

五、课后练习

（一）选择题

A1 型题

1. 最常见的腹外疝是（　　）。

  A. 腹股沟直疝   B. 腹股沟斜疝   C. 股疝

  D. 脐疝   E. 切口疝

2. 最多见的疝内容物是（ ）。

  A. 小肠   B. 大网膜   C. 盲肠

  D. 乙状结肠   E. 膀胱

3. 最易发生嵌顿的腹外疝是（ ）。

  A. 腹股沟斜疝   B. 腹股沟直疝   C. 股疝

  D. 脐疝   E. 切口疝

4. 腹股沟斜疝修补术后早期，最适宜的卧位是（ ）。

  A. 半卧位   B. 仰卧位，腘窝垫枕 C. 俯卧位

  D. 斜坡卧位   E. 侧卧位

5. 护理传统疝修补术后患者时，错误的是（ ）。

  A. 及时处理大便秘结

  B. 切口部位压沙袋

  C. 咳嗽时注意保护切口

  D. 术后 3 个月内避免重体力劳动

  E. 鼓励患者早期下床活动

6. 腹外疝最重要的发病原因是（ ）。

  A. 慢性咳嗽   B. 长期便秘   C. 排尿困难

  D. 腹壁有薄弱点或缺损 E. 经常从事导致腹内压增高的工作

7. 腹股沟直疝与斜疝的最有意义的鉴别之处在于（ ）。

  A. 疝块的形状   B. 发病的年龄   C. 嵌顿的程度

  D. 回纳疝块压迫内环，增加腹压是否出现 E. 包块的位置

8. 疝手术后取仰卧位、腘窝垫枕的目的是（ ）。

  A. 防止麻醉后误吸   B. 防止复发   C. 预防阴囊水肿的发生

  D. 预防切口感染   E. 髋关节微屈，减轻局部张力和疼痛

9. 嵌顿性疝经手法复位后，护理上要特别注意（ ）。

  A. 患者意识状态   B. 肛门是否排气、排便 C. 体温变化

  D. 有无腹痛、腹肌紧张 E. 经镇静止痛处理后患者睡眠状况

10. 嵌顿疝与绞窄疝的鉴别要点是（ ）。

  A. 疝块是否压痛

  B. 疝块不能回纳的时间长短

  C. 有无休克表现

  D. 有无肠梗阻表现

E. 疝内容物有无血循环障碍

A2 型题

11. 某患者，男，腹股沟斜疝修补术。术后，护士对其采取的护理措施错误的是（　　）。

A. 及时处理便秘

B. 切口部位压沙袋

C. 咳嗽时注意保护切口

D. 术后 3 个月内避免重体力劳动

E. 鼓励患者早期下床活动

12. 孙先生，58 岁，因腹股沟疝准备择期手术治疗。术前体检时，不能用来区别斜疝和直疝的情况是（　　）。

A. 疝块的形状　　　　B. 突出途径　　　　C. 疝内容是否进入阴囊

D. 疝囊颈与腹壁下动脉的关系　　E. 压迫内环后疝块是否突出

13. 某患者，男，30 岁，右腹股沟可复性肿块 5 年，逐渐增大，站立时出现，平卧后消失。查外环超过一指，压迫内环后肿块不能出现。最可能的诊断是（　　）。

A. 鞘膜积液　　　　　B. 精索肿物　　　　　C. 精索鞘膜积液

D. 腹股沟斜疝　　　　E. 腹股沟直疝

14. 某患者，男，行腹股沟斜疝传统修补术。术后第二天，护士给予的护理措施错误的是（　　）。

A. 指导患者下床活动

B. 指导患者预防便秘

C. 咳嗽时按压切口

D. 丁字带托起阴囊预防水肿

E. 指导患者采取仰卧屈膝位

15. 孙某，男，6h 前负重物时，右侧斜疝发生嵌顿。下列哪项临床表现说明疝内容物已发生缺血坏死，应做好急诊手术前准备？（　　）

A. 疝块增大　　　　　B. 局部有剧烈疼痛　　　　C. 疝块紧张发硬，有触痛

D. 阵发性腹痛伴呕吐　　E. 全腹有压痛，肌紧张

16. 郑某，男，69 岁，右侧腹股沟斜疝嵌顿 2h，经手法复位成功。留院观察的重点是（　　）。

A. 疝块有无再次嵌顿　　B. 呼吸、脉搏、血压　　C. 腹痛、腹膜刺激征

D. 呕吐、腹胀、发热　　E. 疝块部位红、肿、痛

17. 某患者，男，腹股沟斜疝手术治疗后即将出院。护士给予指导，其中不正确的是（　　）。

  A. 减少和消除引起腹外疝复发的因素

  B. 出院后 3 个月内避免重体力劳动

  C. 注意避免增加腹内压的动作，如剧烈咳嗽等

  D. 调整饮食习惯，保持排便通畅

  E. 定期随访，疝复发时可在家中自行观察

18. 王先生，35 岁，患腹股沟斜疝，行疝修补术后，何时可恢复工作？（ ）

  A. 术后至少 2 周   B. 拆线后至少 1 周   C. 术后体力恢复

  D. 术后至少 1 个月   E. 术后至少 3 个月

（二）案例分析题

  某患者，男，62 岁，右侧腹股沟部位可复性肿块 10 年。12h 前剧烈咳嗽后，肿块突然增大，不能回纳，伴右下腹绞痛并伴恶心、呕吐 3 次，未经治疗急诊入院。患者有慢支病史。查体：T 38.5℃，P 120 次/min，R 24 次/min，BP 130/80mmHg；腹部膨隆，未见肠型，全腹压痛、反跳痛，肠鸣音消失，肛门排便、排气停止；右侧腹股沟韧带中点上方至阴囊处有一约 6cm×5cm×4cm 梨形肿块，质软，有触痛；WBC $13×10^9$/L，中性粒细胞 0.73；X 线显示腹中部有 3 个气液平面。

请分析：

1. 患者最可能的诊断是什么？首选的治疗方法是什么？目前患者存在哪些护理问题？术前的护理要点是什么？

2. 患者入院后急诊手术，行肠切除吻合术，术后安返病房。作为责任护士，你应如何对患者进行评估？患者存在哪些护理问题？请制定出合理的护理措施。

（张伟伟）

子项目（二） 肠梗阻患者的护理

一、学习目标

知识目标

1. 熟悉肠梗阻的概念、分类、病因病理变化。

2. 掌握肠梗阻的临床表现及常见肠梗阻的临床特点。

3. 熟悉肠梗阻的辅助检查。

4. 掌握肠梗阻的治疗原则。

5. 掌握肠梗阻非手术治疗的护理措施及手术后护理措施。

能力目标

1. 能对肠梗阻患者进行护理评估，并提出患者存在的护理问题。

2. 能对肠梗阻非手术治疗的患者提供护理措施。

3. 能对肠梗阻手术患者实施术前、术后护理。

4. 能对肠梗阻患者及家属进行健康指导。

5. 具有初步的自学能力、沟通能力、合作能力。

二、学习重点和难点

重　点：肠梗阻的病因和分类，肠梗阻的临床表现，肠梗阻的辅助检查，肠梗阻患者的护理措施。

难　点：肠梗阻的病因和分类，肠梗阻的病理生理。

三、工作情境及任务

情境一：某女，60 岁，因阵发性腹痛、腹胀、肛门无排便排气 4 天，以"急性肠梗阻"收入院。

任务一：请为该患者提供入院护理，并按护理程序完成护理评估。

情境二：进一步评估得知，该患者 8 年前曾因十二指肠球部溃疡穿孔行手术治疗。查体：T 38.5℃，P 112 次/min，BP 100/70mmHg；腹部膨隆、不对称，可见肠型及蠕动波，腹部压痛及反跳痛，无腹水征，肝浊音界缩小，肠鸣音亢进，有气过水声及金属音。腹部 X 线检查示：中下腹部见小肠有数个气液平面，盲肠胀气。诊断：急性低位不完全性机械性肠梗阻，暂行保守治疗，给予胃肠减压，禁饮食。

任务二：根据评估资料，提出患者存在的护理问题。

任务三：请执行医嘱，对该患者实施非手术治疗的护理，并说明在非手术治疗期间患者出现哪种情况应及时报告医生。

情境三：该患者入院后 8h，突然出现腹痛加剧。查体：T 37.8℃，P 100 次/min，R 25 次/min，BP 95/60mmHg。经积极补液、胃肠减压后病情不见好转，半小时后胃肠减压管引流出血性液体，拟行急诊手术治疗。

任务四：请对该患者进行必要的术前准备。

情境四：该患者经积极的术前准备，于当日下午 16：00 在硬膜外麻醉下行剖腹探查，术中见全部小肠呈顺时针方向扭转 720°，肠管呈紫红色，轻度扩张，腹内淡红色臭味液体 800mL。复位后见肠管色泽有所好转，系膜血管搏动存在但较弱，肠管张力较差；再予以热敷，肠管颜色进一步好转，置引流管后关腹。术后病情平稳，安返病房。

任务五：对该患者进行术后护理评估，并提出病人存在的护理问题。

任务六：请对该患者进行术后护理。

情境五：该患者经精心细致的护理，术后 8 天，伤口愈合好，已拆线，拟于明日出院。

任务七：作为患者的责任护士，请你对患者进行出院健康指导。

四、知识准备和理论学习

肠梗阻是由于各种原因导致肠道内容物不能正常运行、顺利通过肠道，是外科常见的急腹症之一。

（一）病因和分类

1. 按发生的原因分类

（1）机械性肠梗阻：各种原因引起肠腔变窄、肠内容物通过障碍，是最常见的肠梗阻。原因：肠腔阻塞，如寄生虫、粪块、结石、异物等阻塞肠腔；肠壁病变，如肠道肿瘤，先天性肠道狭窄、闭锁，肠套叠等；肠管受压，如粘连带压迫、嵌顿疝、肠扭转等。

（2）动力性肠梗阻：肠壁本身没有病变，梗阻是由于神经反射或毒素刺激引起肠壁肌肉功能紊乱，使肠内容物不能顺利通过。分为麻痹性肠梗阻和痉挛性肠梗阻两种类型。前者肠管丧失蠕动功能，常见于急性弥漫性腹膜炎、腹部大手术和腹部损伤之后；后者肠壁肌肉异常收缩，见于急性肠炎和铅中毒。

（3）血运性肠梗阻：由于肠系膜血管栓塞或血栓形成引起肠管血运障碍，发生肠麻痹。此类较少见但后果严重。随着人口老龄化，动脉硬化等疾病增加，此类型肠梗阻患者逐渐增多。

2. 按肠壁血运有无障碍分类

（1）单纯性肠梗阻：仅有肠内容物通过受阻，没有肠管壁的血运障碍，称为单纯性肠梗阻。

（2）绞窄性肠梗阻：发生肠梗阻后出现了肠管壁的血运障碍。

3. 其他分类

（1）按肠梗阻发生的部位：空肠上段梗阻为高位肠梗阻，回肠末端和结肠梗阻为低位肠梗阻。

（2）按肠梗阻的病程分为急性肠梗阻和慢性肠梗阻。

（3）按肠梗阻的程度分为完全性肠梗阻和不完全性肠梗阻。

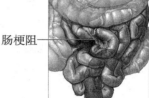

肠梗阻—

图 5 - 6

（二）病理生理

1. 肠管局部变化

（1）肠管膨胀：肠梗阻发生后，梗阻以上部位大量积液、积气，引起肠管膨胀。积液主要是消化液，如胆汁、胰液、胃液和肠液。积气主要是口腔咽下的气体，少部分是血液弥散和肠道细菌发酵产生的气体。梗阻以下的部位则瘪陷、空虚。

（2）肠蠕动增强：机械性肠梗阻时，梗阻以上的肠管蠕动增强，以克服肠内容物通过障碍。

（3）肠壁血运障碍：若肠梗阻未能及时解除，肠腔压力持续增加，可使肠壁发生静脉回流受阻，肠壁瘀血，进而发生动脉供血受阻，最后肠管缺血坏死、破溃而穿孔。

2. 水、电解质和酸碱平衡紊乱

（1）脱水：发生高位肠梗阻时，病人大量呕吐，引起消化液的大量丢失；发生低位肠梗阻时，大量消化液积聚在肠腔，致使有效循环血量骤减，发生不同程度的脱水。

（2）电解质和酸碱平衡失调：高位肠梗阻时病人严重呕吐，可丢失大量氢离子和氯离子，引起代谢性碱中毒。低位肠梗阻时主要丢失钠离子和钾离子。肠壁血运障碍时发生缺氧，可发生严重的代谢性酸中毒。

3. 全身感染和毒血症

由于肠腔内容物积聚，肠腔内的细菌繁殖，产生大量毒素，同时因肠壁通透性的增加，渗入腹腔经腹膜吸收入血，则会引起全身感染和毒血症。

4. 休克及多器官功能障碍

严重的脱水、血液浓缩、血容量减少、电解质紊乱、酸碱平衡失调，同时细菌及其毒素的作用，可以引起严重休克。当肠穿孔发生腹膜炎时，全身中毒尤为严重。肠腔膨胀使腹内压增高、膈肌上升、腹式呼吸减弱，影响肺内气体交换，同时下腔静脉血液回流受阻，导致循环、呼吸功能障碍，最后可发生多器官功能障碍甚至衰竭而死亡。

（三）临床表现与诊断

1. 症状

（1）腹痛：不同类型的肠梗阻腹痛的性质不同。单纯性机械性肠梗阻：阵发性腹部绞痛，系梗阻部位上方肠管强烈蠕动所致。腹痛发作时，病人感觉有气体在腹中窜动，到某一部位时突然停止，此时腹痛最剧烈。绞窄性肠梗阻：腹痛为剧烈的持续性腹痛，并阵发性加重。麻痹性肠梗阻：为持续性腹部胀痛。

（2）呕吐：与梗阻的部位和性质有关。呕吐在梗阻早期即可发生，为反射性。高位肠梗阻：呕吐出现早，较频繁，呕吐物为胃内容物、十二指肠液和胆汁。低位肠梗阻：呕吐出现较晚，呕吐物为带臭味的粪汁样物。绞窄性肠梗阻：呕吐物为棕褐色或血性液体。麻痹性肠梗阻：溢出性呕吐，呕吐物为粪样物。

（3）腹胀：在梗阻发生一段时间后出现，程度与梗阻的部位有关。高位肠梗阻，由于病人呕吐频繁，因此腹胀不明显；低位肠梗阻为全腹膨胀，常伴有肠型；麻痹性肠梗阻，全腹膨胀明显，但不伴有肠型；闭袢性肠梗阻腹胀多不对称，如肠扭转等。

（4）停止排气、排便：不完全性肠梗阻可有少量排气、排便。完全性肠梗阻则停止肛门排便、排气，但在梗阻早期，梗阻以下的肠腔积聚的气体和粪便仍可排出，所以不能排除肠梗阻的诊断。发生绞窄性肠梗阻时，可自肛门排出血性黏液便或果酱样便。

2. 体征

（1）腹部体征：

①视诊：机械性肠梗阻可见腹胀、肠型和蠕动波。肠扭转时腹胀多不对称。麻痹性肠梗阻则呈全腹均匀腹胀。

②触诊：单纯性肠梗阻时腹部仅有轻微压痛，无腹膜刺激征。发生绞窄性肠梗阻时可有固定压痛和腹膜刺激征。

③叩诊：因肠管积气叩诊呈鼓音，绞窄性肠梗阻时，如腹腔渗液可叩及移动性浊音。

④听诊：肠鸣音亢进；机械性肠梗阻时可闻及气过水声或金属音；麻痹性肠梗阻时，肠鸣音减弱或消失。

（2）全身体征：单纯性肠梗阻病人早期多无明显全身表现，晚期可出现脱水、休克和中毒表现，如唇干、眼窝凹陷、面色苍白、血压下降、脉搏细速、四肢发凉等。

3. 辅助检查

（1）X线检查：肠梗阻发生 4 ~ 6h 后，X 线平片可见肠积气和阶梯状排列的气液平面。发生绞窄性肠梗阻时，则有孤立、突出和胀大的肠祥，其位置不随时间的改变而改变。

（2）实验室检查：绞窄性肠梗阻时，白细胞计数和中性粒细胞比例增加，呕吐物可含有红细胞，粪便检查可见潜血试验阳性。

（3）其他：绞窄性肠梗阻时，腹腔穿刺可抽出血性液体。直肠指检发现黏液血便。

（四）治疗

尽快消除引起肠梗阻的病因，解除肠梗阻，纠正水、电解质和酸碱平衡紊乱。

1. 非手术治疗

适用于单纯粘连性肠梗阻，动力性肠梗阻，蛔虫或粪块堵塞引起的肠梗阻，肠结核等炎症引起的不完全性肠梗阻和肠套叠早期等。主要措施包括：

（1）持续胃肠减压，禁食禁饮：胃肠减压是治疗肠梗阻最重要的措施，通过胃肠减压，可吸出肠管内的积液和积气，从而减轻腹胀，降低肠管压力，减少肠腔内细菌数量和毒素，改善肠壁血运。

（2）补液，纠正水、电解质和酸碱平衡紊乱：根据临床表现，结合血清电解质值及血气分析结果决定输液的量和种类，必要时补充钾离子血浆、全血或血浆代用品。

（3）使用抗生素：根据病情，酌情使用针对肠道细菌的抗生素，防治感染。

（4）支持治疗。

（5）病因治疗：对老年人的粪块性肠梗阻可用温盐水低压灌肠，对小儿早期肠套叠可试用空气灌肠复位。

在非手术治疗期间，要密切观察病人病情，及时发现病情的进展和绞窄性肠梗阻的发生，以便及时进行手术治疗。

2. 手术治疗

适用于经非手术治疗无效、绞窄性肠梗阻、肿瘤和先天性肠畸形引起的肠梗阻。原则是尽快解除肠道梗阻，恢复肠道通畅。常用的手术方式有梗阻解除术，如肠扭转复位术、肠套叠复位术、粘连松解术、肠切开取出异物、肠切除术、肠短路吻合术和肠造口术。

（五）常见的机械性肠梗阻

1. 粘连性肠梗阻

有腹腔内手术、炎症、创伤、出血病史，常在肠粘连的基础上，由于肠功能紊乱等因素诱发肠梗阻的发生，有典型的肠梗阻的表现。一般采用非手术治疗，若症状加重或有肠绞窄表现，应及时手术治疗。

2. 肠扭转

一段肠祥沿其系膜长轴旋转，形成闭祥性肠梗阻，是一种严重的机械性肠梗阻。由于肠祥两端完全阻塞，肠腔高度膨胀，肠管容易在短期内发生缺血坏死。肠扭转常发生的部位是小肠，其次是乙状结肠。

小肠扭转多见于饱餐后立即进行剧烈活动的青壮年人，表现为突发腹部绞痛，呈持续性伴阵发性加剧，多位于脐周，腹痛常放射至腰背部，常取蜷曲卧位，呕吐频繁且呕吐后疼痛不缓解。可有局限性腹胀和局限性腹部包块，较早出现腹膜刺激征和休克。因极易发生绞窄性肠梗阻，应及时进行手术治疗。

乙状结肠扭转多见于有慢性便秘习惯的男性老年人，也可继发于结肠肿瘤。病人出现腹部绞痛，明显腹胀，呕吐一般不明显，肛门停止排气、排便。体检可见病人左下腹触及膨胀、固定和有压痛的肠祥，晚期可有腹膜刺激征。X 线检查可见马蹄状肠祥，钡剂灌肠检查可见受阻部的锥形或鸟嘴形改变。

3. 肠套叠

肠套叠是指一段肠管及其系膜套入其相连的另一段肠管内。多见于 2 岁以内的儿童，以回肠末端套入结肠最为多见。常为突然发作剧烈的阵发性腹痛，伴有呕吐和果酱样血便，腹部可扪及腊肠样肿块，并有压痛。X 线空气或钡剂灌肠检查，可见"杯口状"阴影。早期首选空气灌肠复位。如复位不成功，或病程已超过 48h，或出现肠坏死、肠穿孔等，应及时手术治疗。

4. 蛔虫性肠梗阻

多见于 2~10 岁儿童，因蛔虫聚集成团堵塞肠腔引起，多为不完全性肠梗阻。表现为脐周阵发性疼痛或呕吐，可有吐蛔虫或便蛔虫病史，肠鸣音亢进，腹部 X 线有成团的虫体阴影。主要采用非手术治疗，如口服生豆油或液状石蜡等。如非手术无效，应及时手术治疗。

（六）护理评估

1. 术前护理评估

（1）健康史：年龄、感染情况、饮食不当、腹部手术史等。

（2）身体状况：

①症状：腹痛、呕吐、腹胀及停止排气排便等。

②体征：视诊、触诊、叩诊、听诊。

（3）辅助检查结果：X 线检查结果。

（4）社会支持情况。

2. 术后护理评估

（1）生命体征。

（2）手术类型和术中情况。

（3）手术切口和引流情况。

（4）腹部情况：有无腹痛、腹胀、恶心、呕吐等。

（5）评估有无出现并发症。

（七）护理问题

1. 术前护理问题

（1）疼痛：与肠内容物不能正常运行或通过障碍有关。

（2）焦虑：与发病突然、正常生活受影响有关。

（3）不舒适：与肠梗阻致肠腔积液、积气有关。

（4）体液不足：与呕吐、禁食、肠腔积液及胃肠减压有关。

（5）潜在并发症：肠坏死、腹腔感染、休克等。

2. 术后护理问题

（1）疼痛：与手术创伤有关。

（2）舒适的改变：与手术后切口疼痛有关。

（3）知识缺乏：缺乏康复相关的知识。

（4）潜在并发症：腹腔感染或肠瘘、吻合口出血、切口感染、切口裂开等。

（八）护理措施

1. 非手术治疗的护理措施

（1）心理护理。

（2）生活护理：

①饮食：遵医嘱给予禁食、胃肠减压，禁食期间肠外营养。

②体位：休克者采取平卧位或中凹卧位，生命体征平稳后半卧位。

（3）病情观察：密切观察生命体征、腹痛、腹胀、呕吐及腹部体征情况，警惕发生绞窄性肠梗阻。出现下列情况之一，即可认为患者出现了绞窄性肠梗阻，应及时通知医生：

①腹痛发作急骤，起始即为持续性剧烈疼痛，或在阵发性加重期间仍有持续性疼痛。肠鸣音可不亢进。呕吐出现早、剧烈而频繁。

②病情发展迅速，早期出现休克，抗休克治疗后症状改善不显著。

③有明显腹膜刺激征，体温升高，脉率增快，白细胞计数和中性粒细胞比例增高。

④腹胀不对称，腹部有局部隆起或可触及有压痛的肿块。

⑤呕吐物、胃肠减压抽出液、肛门排出物为血性，或腹腔穿刺抽出血性液体。

⑥经积极非手术治疗后症状体征无明显改善。

⑦腹部 X 线检查可见孤立、突出胀大的肠祥。此类病人病情危重，应在抗感染、抗休克同时紧急手术治疗。

（4）配合治疗：遵医嘱给予补液、止痛、抗感染治疗。对腹痛剧烈的病人，如果肠管没有发生绞窄和麻痹，可遵医嘱使用阿托品类抗胆碱药解除肠道痉挛，缓解疼痛。但禁用吗啡，以免掩盖病情。也可热敷腹部，针刺双侧足三里穴，缓解腹痛。

2. 急诊手术术前准备

（1）心理准备。

（2）建立静脉输液通道，补液。

（3）禁饮食、胃肠减压。

（4）迅速备皮，并嘱患者排尿。

（5）急查血常、尿常规、出凝血时间、血型鉴定和交叉配血试验。

（6）做好药物过敏试验，并给予术前用药。

3. 手术后护理措施

（1）病情观察：定期测量体温、呼吸、脉搏和血压，观察切口渗血渗液和全身有无感染征象，如有异常立即汇报医生。观察腹部体征，有无胀痛及腹腔引流管的情况。

（2）生活护理：术后禁食期间做好胃肠减压管的护理，待肠蠕动恢复、排气后进食少量流质饮食，以后逐渐过渡到半流质饮食、软食，切忌暴饮暴食。病人血压平稳后可半卧位。鼓励病人早期下床活动，防止肠粘连。

（3）腹腔引流管的护理：妥善固定引流管，防止脱出、扭曲和受压。定期挤压引流管，防止血块堵塞引流管。观察并记录引流液的量、颜色、性状，如有异常，及时汇报医生。当引流液的量逐渐减少、颜色变淡，病人一般情况良好时可考虑拔管。

（4）术后并发症的预防、观察和护理：

①内出血：术后24h内加强巡视，定时测量生命体征，如发现面色苍白、血压下降、脉搏细速、腹腔引流管有血性液流出，提示有内出血，应立即使病人平卧，告知医生，遵医嘱补液和进行术前准备，必要时输血，做好备血工作。

②切口感染：保持切口敷料的干燥清洁，定时更换敷料。询问病人切口是否疼痛，如果术后3~5天切口疼痛并且出现体温升高、局部红肿、压痛，应遵医嘱使用抗生素和理疗，协助医生拆开缝线，引流脓液。

③腹腔感染和肠瘘：观察病人腹部体征，有无胀痛，全身有无发热，白细胞计数是否升高，腹腔引流管是否带有粪臭样液体。一旦出现以上状况，应告知医生并做好术前准备。

（九）健康教育

（1）注意饮食卫生和规律饮食，避免不洁饮食及暴饮暴食。

（2）出院后进食易消化食物，少食刺激性食物，避免腹部受凉及饭后剧烈活动。

（3）保持乐观的情绪，术后一个月可进行适当的活动，但避免重体力劳动，做到劳逸结合。

（4）保持大便通畅，老年便秘者应及时服用缓泻剂。

（5）出院后注意观察，如有腹痛、腹胀、停止排气排便等及时就诊。

五、课后练习

（一）选择题

1. 下列不属于肠梗阻的基本处理的是（　　　）。

    A. 禁食　　　　　　　　　　　B. 胃肠减压　　　　　　　　　C. 灌肠

    D. 使用抗菌药物　　　　　　　E. 补液、纠正水电解质及酸碱失衡

2. 对疑有肠梗阻的患者禁忌做的检查是（　　　）。

    A. X 线透视或摄片　　　　　　B. 肛门直肠指诊　　　　　　　C. 钡剂灌肠造影

    D. 口服钡餐透视　　　　　　　E. 血气分析

3. 呕吐出现早且频繁的肠梗阻类型是（　　　）。

    A. 高位小肠梗阻　　　　　　　B. 盲肠扭转　　　　　　　　　C. 低位小肠梗阻

    D. 横结肠癌　　　　　　　　　E. 乙状结肠扭转

4. 某女，57 岁，4 个月来经常便秘，两天前出现腹部持续疼痛，阵发性加剧，呕吐两次，均含胆汁性胃内容物，约 500mL，过去无类似发作史。体检：腹部膨隆，BP 130/90mmHg，T 38℃，右下腹轻微压痛，腹软，未扪及肿块，肠鸣音亢进，白细胞计数 9×10^9/L。该患者腹部 X 线检查最可能出现的影像学变化是（　　　）。

    A. 多个阶梯状气液平面

    B. 口服造影剂后可见充盈缺损

    C. 膈下游离气体

    D. 孤立、胀大的肠袢且位置较固定

    E. "马蹄状"充气肠袢

5. 肠套叠患者的大便特点是（　　　）。

    A. 脓血便　　　　　　　　　　B. 果酱样血便　　　　　　　　C. 黏液便

    D. 血便　　　　　　　　　　　E. 黏液脓血便

6. 与粘连性肠梗阻密切相关的因素是（　　　）。

    A. 肠道肿瘤　　　　　　　　　B. 肠系膜血管栓塞　　　　　　C. 肠道蛔虫

    D. 肠道手术和炎症　　　　　　E. 习惯性便秘

7. 麻痹性肠梗阻临床表现中错误的是（　　　）。

    A. 呕吐呈溢出样　　　　　　　B. 阵发性绞痛　　　　　　　　C. 肠鸣音减弱或消失

    D. 全腹胀　　　　　　　　　　E. 肠道普遍胀气

8. 某患者，男，30 岁，饱餐后剧烈运动突发肠梗阻症状。应首先考虑（　　　）。

    A. 肠扭转　　　　　　　　　　B. 肠套叠　　　　　　　　　　C. 嵌顿疝

    D. 肠黏连　　　　　　　　　　E. 痉挛性肠梗阻

9. 肠梗阻诊断明确后，最为重要的是了解（　　　）。

A. 梗阻的发生速度   B. 梗阻的原因   C. 梗阻的程度

D. 梗阻的部位   E. 梗阻是否发生绞窄

10. 绞窄性肠梗阻的特点不包括（   ）。

    A. 早期出现休克   B. 腹穿抽出有臭味血性液   C. 出现气腹征

    D. 肠鸣音亢进   E. 腹膜刺激征明显

11. 粘连性肠梗阻最常见的原因不包括（   ）。

    A. 先天性肠管发育异常   B. 腹腔手术   C. 胎粪性腹膜炎

    D. 腹部损伤   E. 腹腔内肿瘤

12. 有关肠梗阻的错误叙述是（   ）。

    A. 单纯性肠梗阻为阵发性腹痛

    B. 低位小肠梗阻呕吐较晚

    C. 高位小肠梗阻腹胀明显

    D. 麻痹性肠梗阻腹痛不剧烈

    E. 绞窄性肠梗阻呕吐物可呈血性

13. 肠套叠患儿腹部 X 线检查的特征表现是（   ）。

    A. 巨大胀气肠袢阴影位置固定   B. "鱼肋骨刺" 状阴影

    C. "杯口状" 阴影   D. "鸟嘴" 形阴影

    E. 大小肠广泛积气

14. 腹膜炎引起的肠梗阻属于（   ）。

    A. 机械性绞窄性肠梗阻   B. 痉挛性肠梗阻   C. 机械性单纯性肠梗阻

    D. 血运性肠梗阻   E. 麻痹性肠梗阻

15. 肠梗阻患者的临床表现不包括（   ）。

    A. 腹胀   B. 腹痛   C. 腹泻

    D. 呕吐   E. 肛门停止排气、排便

16. 某患者，男，肠扭转。护士对患者进行的下列健康指导中预防肠扭转最重要的措施是（   ）。

    A. 避免腹部受凉   B. 避免进食高脂饮食   C. 避免进食辛辣食物

    D. 避免进食高蛋白饮食   E. 避免饱餐后剧烈运动

17. 某患者，女，48 岁，患急性肠梗阻。采取非手术治疗，正确的措施为（   ）。

    A. 高压灌肠   B. 胃肠减压   C. 吗啡镇痛

    D. 尽早进食   E. 去枕平卧位

18. 某男，36 岁，因急性阑尾炎穿孔行 "阑尾切除术"。术后 5 天，感腹部持续性胀痛，伴恶心、呕吐，未排便、排气。体检：全腹膨胀，肠鸣音消失，未触及腹部肿块，腹部 X 线片检查见小肠及结肠均有大量充气及气液平面。对于该病

人的处理，最适宜的是（　　）。

A. 立即剖腹探查　　　　B. 口服钡剂全胃肠道透视　　C. 腹腔穿刺，灌洗

D. 钡剂灌肠　　　　　　E. 胃肠减压及支持疗法

19. 某女，30 岁，胃溃疡穿孔行"毕 I 式胃大部切除术"。术后 4 天，诉腹部胀痛、恶心，停止排气、排便。查体：全腹膨隆，未见肠型，全腹压痛，以中上腹最为显著，轻度肌紧张，肠鸣音消失；T 37.8℃，P 90 次/min，BP 112/78mmHg。血常规：白细胞 12×10^9/L，中性粒细胞比例 0.86。腹部 X 线平片见肠腔积气及小液气平面。以下护理措施错误的是（　　）。

A. 禁食、胃肠减压

B. 遵医嘱给予哌替啶止痛

C. 协助病人取低半坐位

D. 及时、准确记录出入水量

E. 应用抗菌药预防感染

20. 某男，52 岁，因绞窄性肠梗阻行"回肠部分切除术"，术后 4 天病人出现腹痛，以脐周最为明显，腹腔引流管间断引出血性液每天约 200mL。体检：T 38.5℃，R 22 次/min，P 95 次/min，BP 135/76mmHg。腹胀，脐周中度压痛，未扪及肿块，肠鸣音弱。血常规：白细胞 13.5×10^9/L，中性粒细胞比例 0.83。关于该病人的护理，以下措施错误的是（　　）。

A. 取低半坐卧位

B. 予全胃肠外营养

C. 充分负压引流

D. 若引流管堵塞，应高压冲洗

E. 如行灌洗，应用等渗盐水

（二）病例分析题

某患者，男性，20 岁，因腹痛、腹胀、呕吐、停止肛门排气 3 天到医院就诊。查体：T 36.8°C，P 20 次/min，BP 90/60mmHg。营养状况差，皮肤黏膜干燥，眼窝凹陷，中等程度腹胀，无固定压痛点，肠鸣音亢进，可闻及气过水声，移动性浊音阴性。腹部拍片可见小肠多个气液平面。追问病史，1 个月前曾因肠梗阻在外院行肠粘连松解术。

1. 对该患者主要的护理措施有什么？

2. 如何对患者进行健康教育？

（张伟伟）

子项目（三） 胆石症及胆道感染患者的护理

一、学习目标

知识目标

1. 理解胆石症及胆道感染的病因、分类、病理生理。

2. 掌握胆石症及胆道感染的临床表现。

3. 熟悉胆石症及胆道感染常用的辅助检查方法。

4. 熟悉胆石症及胆道感染的治疗原则。

5. 掌握胆石症及胆道感染患者的护理措施。

能力目标

1. 能对胆石症及胆道感染患者进行护理评估。

2. 能提出胆石症及胆道感染患者存在的护理问题。

3. 能对胆石症及胆道感染非手术治疗的患者提供护理。

4. 能对胆石症及胆道感染手术患者提供手术前、术后的护理。

5. 能完成 T 形引流管的操作。

6. 能对胆石症及胆道感染患者进行健康指导。

二、学习重点和难点

重　点：胆石的分类和特点，胆石症和胆道感染的临床表现和诊断方法，急性梗阻性化脓性胆管炎患者的急救原则和措施，胆总管切开取石加 T 管引流患者的护理。

难　点：胆石症引起的病理生理变化，急性梗阻性化脓性胆管炎患者的急救原则和措施，胆总管切开取石加 T 管引流患者的护理。

三、工作情境及任务

情境一：某患者，女性，35 岁，小学文化。胆囊结石病史 2 年，晚餐后突然出现腹痛，伴有恶心、呕吐、腹胀等症状。体检：T 38.9℃，P 112 次/min，BP 106/85mmHg。右上腹有压痛、肌紧张、反跳痛。实验室检查：WBC 10.5×10^9/L，中性粒细胞比例 0.79。被诊断为胆囊结石。

任务一：该患者出现了腹痛，你应当如何去评估患者的腹痛？按护理程序收集患者的其他相关资料。

任务二：提出该患者目前存在的主要护理问题。

任务三：对于剧烈的疼痛，在非手术治疗期间你应当如何护理以减轻患者的疼痛？

任务四：在非手术治疗期间，患者早餐主食是油条。你发现后应当如何处理和解释？

任务五：患者拟行胆囊切除术，患者家属认为只需取出结石即可，没必要切除胆囊，拒绝在手术知情同意术上签字。你应当如何对患者家属做出解释？

任务六：经解释，患者同意胆囊切除术，但在传统手术胆囊切除术和腹腔镜胆囊切除术之间无法做出抉择，反复向病友及医务人员打听腹腔镜手术的相关情况。请你给患者及家属介绍腹腔镜胆囊切除的优势和可能出现的问题。

情境二：某女，31岁，因胆总管结石，行胆总管切开取石、T管引流术。腹腔放置引流管，术后患者对两根引流管的放置不理解，几次要求护士拔掉引流管。

任务七：请你将两根引流管的作用、意义和注意事项向患者解释清楚。

情境三：患者术毕返回病房，神志清醒。体检：P 95次/min，BP 125/70mmHg，腹腔引流液100mL。回病房1h后腹腔引流液为210mL，呈血性；P 110次/min，BP 105/65mmHg，唇稍干燥。

任务八：作为责任护士，你判断患者可能出现了何种问题？并对患者进行正确处理。

任务九：应当重点观察患者哪些指标的变化？

情境四：术后第 3 天，患者突然出现高热、腹胀、腹痛，全腹压痛、反跳痛、腹肌紧张。腹腔引流液为黄绿色胆汁样。

任务十：患者可能出现了什么问题？判断并做出正确处理。

任务十一：在护理工作中，应如何做好 T 管的操作，防止此类问题发生？

情境五：术后第 10 天，T 管引流液每日 200mL 左右。无腹胀、腹痛，手术切口已拆线。体检：皮肤及巩膜黄疸逐渐消退，T 36.5°C，P 80 次/min，BP 105/60mmHg。根据患者术后时间及病情，可考虑拔管。

任务十二：拔除 T 管前，需注意哪些问题？

任务十三：拔除 T 管后，需重点观察患者的哪些方面？

任务十四：拔除 T 管后，如何对患者进行健康教育？

情境六：某女，36 岁。患者在无明显诱因下突然出现剑突下、右上腹胀痛，随后出现寒战、高热、恶心、呕吐等症状，入院后很快出现神志淡漠、谵妄。以往有胆管结石病史。体检：T 41.5°C，P 128 次/min，BP 85/55mmHg。右上腹有压痛、肌紧张、反跳痛。实验室检查：WBC 21×10^9/L，中性粒细胞比例 0.83，可见中毒颗粒。血清总胆红素 102μmol/L，谷丙转氨酶 165U/L。B 超检查：胆管内可见强光团伴声影，近端胆管扩张。临床诊断：急性梗阻性化脓性胆管炎。

任务十五：针对该患者的处理原则是什么？

任务十六：患者目前的主要护理问题有哪些？

任务十七：对于该患者，应如何对其实施护理？

四、知识储备和理论学习

(一) 胆道系统的解剖生理

胆道系统包括胆管、胆囊和 Oddi 括约肌三部分，其中胆管又分为肝内胆管和肝外胆管。肝内胆管起始于肝内毛细胆管，后者逐渐汇集成左、右肝内胆管，其行径与肝内门静脉和肝动脉分支基本一致。肝外胆管包括肝总管、胆囊管和胆总管，左、右肝内胆管出肝脏汇集成肝总管，肝总管长 2 ~ 4cm，直径 0.4 ~ 0.6cm，沿十二指肠韧带右前缘下行，与胆囊管汇合成胆总管。胆总管长 7 ~ 9cm，直径 0.6 ~ 0.8cm，其下端与主胰管在十二指肠肠壁内共同开口于 Oddi 括约肌，Oddi 括约肌可调节和控制胆汁和胰液的排放，防止消化液反流。胆囊位于肝脏面的胆囊窝内，外观呈梨形，长 8 ~ 12cm，宽 3 ~ 5cm，容积为 40 ~ 60mL。胆囊分颈、体、底三部分，胆囊颈上部呈囊性膨大，外科称之为 Hartmann 袋，是胆囊结石易嵌顿的部位。

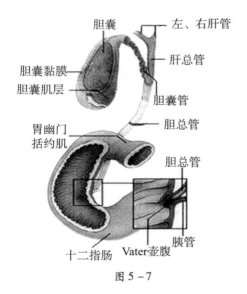

图 5 - 7

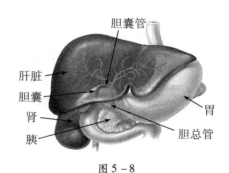

图 5 - 8

胆道系统具有分泌、储存、浓缩和输送胆汁的功能。胆汁由肝细胞和肝管分泌，每天 800 ~ 1200mL，胆汁的分泌受神经内分泌调节，迷走神经、促胰液素、胃泌素、胰高糖素等可促进胆汁分泌。胆汁具有乳化脂肪、协助脂溶性维生素的吸收、抑制肠内致病菌生长和内毒素生成等生理作用。正常胆汁中胆盐、磷脂酰胆碱和胆固醇三种成分按一定的比例组成，如果胆汁中的胆盐和胆固醇比例失调，则胆汁中的胆固醇容易析出形成胆固醇结石。当胆道感染时，大肠杆菌所产生的 β - 葡萄糖醛酸酶将结合胆红素水解成游离胆红素，与钙结合形成胆色素结石。胆囊具有浓缩和储存胆汁的功能，胆囊黏膜有强大的选择性吸收胆汁中水和电解质的功能，可以将胆汁浓缩 5 ~ 10 倍储存于胆囊中。胆囊黏膜还具有分泌粘蛋白的作用，保护胆囊黏膜不受胆汁侵蚀，当胆囊管完全梗阻后，胆汁中的胆红素被吸收，胆囊黏膜分泌的黏液积存在胆囊内成为无色透明的液体，称为"白胆汁"。当胆囊炎或 Oddi 括约肌功能失调时，胆汁排出障碍，胆汁淤积，固体成分沉淀，成为结石形成的因素之一。

（二）胆道疾病常用的检查

1. B 超检查

B 超为胆道疾病首选的检查方法。超声检查具有无创、简便易行、可重复多次检查、经济、准确率高等特点，对诊断急慢性胆囊炎、胆囊结石、胆道病变等的正确诊断率在90%以上。鉴于进食后胆囊排空及肠腔内积气，会对诊断产生一定的影响，故检查前空腹 8h 以上，晚餐清淡素食。

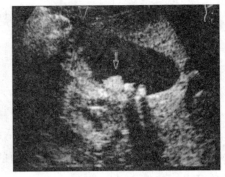

图 5-9　B 超检查

2. 胆道造影检查

（1）经皮肝穿刺胆道造影（PTC）：在超声或 X 线的引导下，利用特制的穿刺针经皮肤直接刺入肝脏内的胆管，再将造影剂注入肝内胆管，使得整个胆道系统显影，显示病变的部位、程度和性质，有助于胆道疾病特别是阻塞性黄疸的诊断。此检查虽然操作简单、诊断性高，但是由于 PTC 是一项创伤性的诊断技术，有发生胆漏、出血和胆道感染的危险，故术前要做充分的准备工作：

①术前检查出凝血时间、血小板计数和凝血酶原时间。

②检查前做碘过敏试验和普鲁卡因皮试。

③检查前 3 天使用抗生素预防感染。

④检查前晚服缓泻剂，当日晨禁食。造影检查后应卧床休息 4~6h，避免术后出血。定时监测生命体征，注意有无胆漏及出血的发生，遵医嘱使用抗生素及止血药。

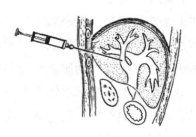

图 5-10　经皮肝穿刺胆管造影（PTC）

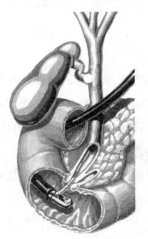

图 5-11　十二指肠镜逆行胆胰管造影（ERCP）

（2）十二指肠镜逆行胆胰管造影（ERCP）：在纤维十二指肠镜直视下，通过十二指肠大乳头将导管插入胆管或胰管进行造影。可观察十二指肠有无占位性病变，显示胆道梗阻的部位和原因，也可以对胰管病变进行检查。急性胰腺炎和碘过敏者禁忌做此项检查。病人于造影后2h才能进食。由于此检查能诱发急性胰腺炎和胆管炎等并发症的发生，故于造影后1～3h及第2日晨各测血淀粉酶一次，注意体温变化和白细胞的变化。

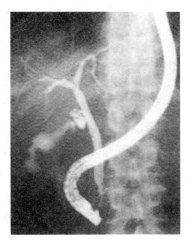

图5-12　ERCP

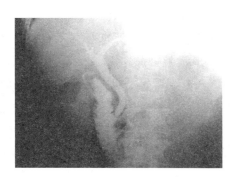

图5-13　胆道造影检查

（三）病理生理

胆石症是我国的常见病和多发病，随人们年龄的增长其发病率增高。按照胆石的成分可分为胆固醇结石、胆色素结石和混合结石3种。胆固醇结石以胆固醇为主要成分，常由于饮食和代谢因素使胆汁中胆固醇浓度过高所致；胆色素结石以胆红素为主，常与胆道感染有关系；混合性结石由胆红素、胆固醇、钙盐等多种成分组成。按结石所在的部位可分为胆囊结石、肝外胆管结石和肝内胆管结石。胆石症和胆道感染之间互为因果：胆石症可以引起胆囊管和胆管的梗阻，导致胆汁淤积，胆道内的细菌生长繁殖，产生大量的毒素，而使得胆道感染；另一方面，当胆道感染时，细菌及坏死组织易形成结石的核心，再加上细菌可以将结合胆红素分解成游离的胆红素，促进胆色素结石的形成。

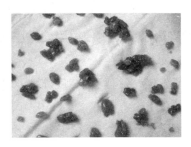

胆固醇结石

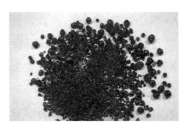

胆色素结石

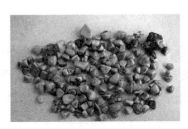
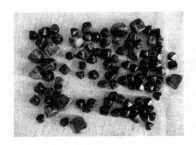

以胆固醇为主的混合性结石　　　　　　　　以胆色素为主的混合性结石

图 5 - 14

拓展材料

种族与地区：以北欧、北美国家胆石症发病率最高，南非地区黑人发病率最低。北美的印第安人 25% 妇女患有胆石症。胆石成分中以胆固醇结石为最多见，占 75% ~ 90%，而亚洲地区则以胆色素结石为多，特别是肝内胆管结石较多。国内 1985 年对 11342 例胆石症调查表明：胆囊结石与胆管结石比为 1.5:1，胆固醇结石与胆色素结石之比为 1.4:1。

年龄因素：40 岁为胆石症典型发病年龄，小于 20 岁者少，一般随年龄增加胆石症发病率亦增加。国内尸检资料显示胆石症检出率为 7%，而 80 岁以上老人胆石症发病率可达 23%。女性胆石症较男性胆石症发病率高，50 岁以上女性胆石症发病率为男性的 2 倍。

（四）胆囊结石及胆囊炎

1. 病因和病理

胆囊结石是综合性因素的结果，主要与脂类代谢异常、胆囊的细菌感染和收缩排空功能障碍有关。这些因素引起胆汁的成分和理化性质发生改变，使胆汁中的胆固醇呈过饱和状态，沉淀析出、结晶而形成结石。急性胆囊炎的导致因素：胆囊管梗阻，80% 是由胆囊结石引起的，其他因素如蛔虫或胆囊管扭转；细菌入侵，主要是大肠杆菌，细菌主要来源于胃肠道，经胆道逆行进入胆囊。

根据胆囊内结石是否嵌顿及感染的程度，其病理类型可分为：

（1）胆囊积液：胆囊结石长期嵌顿而未合并感染时，胆汁中的胆色素被胆囊黏膜吸收，胆囊黏膜分泌黏液性物质而引起胆囊积液，因其透明无色而称"白胆汁"。

（2）急性单纯性胆囊炎：胆囊管梗阻后，胆囊内压力增高使得胆囊黏膜的保护作用下降，细菌侵入黏膜和黏膜下层，胆囊壁轻度充血水肿。

（3）化脓性胆囊炎：炎症继续发展，累及胆囊壁全层，胆囊高度充血水肿，有脓性分泌物渗出。

（4）急性坏疽性胆囊炎及胆囊穿孔：若胆囊内压力持续增高，使得胆囊壁血液循环障碍，引起胆囊缺血坏死。严重者可使得胆囊壁坏死穿孔，导致胆汁漏出形成胆汁性腹膜炎。穿孔部位多为胆囊颈部和底部。

2. 临床表现

（1）症状：

①腹痛：又称为胆绞痛，多数病人具有上腹部疼痛史，表现为右上腹阵发性绞痛，常发生在饱餐、进食油腻食物后。疼痛可向右肩部和背部放射。

②消化道症状：病人腹痛发作时常伴有恶心、呕吐及厌食等消化道症状。

③发热：多数病人伴有不同程度的体温升高和脉搏加快。

（2）体征：

①腹部压痛：右上腹可有不同程度和不同范围的压痛，Murphy征阳性，即左手拇指压于右上腹肋缘下胆囊区，嘱病人做深呼吸，在深呼吸过程中，如果出现突然屏气，此为Murphy征阳性，提示胆囊有肿大。

②腹膜刺激征：严重的胆囊炎可导致全腹的压痛、反跳痛和肌紧张。

（3）辅助检查：

①B超：是胆道疾病首选的辅助检查。可发现胆囊内有结石的光团和声影，并随体位改变而移动。如发现胆囊增大和胆囊壁增厚，常提示胆囊炎或有积液。

②血常规：胆囊炎时常有白细胞计数增高，若白细胞明显增高，常提示胆囊化脓或坏疽。部分病人会有血清胆红素、转氨酶、AKP及淀粉酶的增高。

3. 处理原则

主要是手术治疗，手术的时机和手术的方式取决于病人的病情。

（1）非手术治疗：禁食和胃肠减压，输液纠正水、电解质和酸碱平衡紊乱，解痉止痛、消炎利胆，使用抗生素控制感染。

（2）手术治疗：胆囊切除是胆囊结石最佳的治疗方法。对于无症状的胆囊结石，一般认为不需要立即行胆囊切除术。胆囊切除术包括传统的开腹胆囊切除和腹腔镜胆囊切除术。

拓展材料

腹腔镜手术简介

腹腔镜手术多采用2~4孔操作法，其中一个孔开在人体的脐部，避免在病人腹腔部位留下长条状的伤疤，恢复后，仅在腹腔部位留有2~4个0.5~1cm的线状疤痕，可以说是创面小、痛楚小的手术，因此也称为"钥匙孔"手术。腹腔镜手术具有病人创伤小、住院时间短、节省费用、疗效显著、并发症少等传统开腹手术所无法比拟的优点。腹腔镜手术是近年来发展迅速的一个手术项目。

4. 护理问题

（1）疼痛：与结石嵌顿、胆汁排除受阻致胆囊强烈收缩或激发胆囊炎症有关。

（2）有体液不足的危险：与呕吐及不能进食有关。

（3）潜在并发症：胆囊穿孔。

5. 护理措施

（1）心理护理：稳定病人情绪，用和蔼亲切的语言与病人交流，倾听病人的诉说，耐心向病人解释病情及手术，尽可能降低和消除病人因疾病、疼痛及预后所产生的焦虑和恐惧。

（2）观察病情：严密监测病人的生命体征及腹部疼痛的程度、性质和腹部体征的变化。若有反跳痛及肌紧张出现，提示胆囊穿孔和病情加重。

（3）减轻和控制疼痛：根据疼痛的程度和性质，采取正确有效的方法。

①体位及休息：安置病人于半卧位的体位，指导病人进行有节律的深呼吸，达到放松和减轻疼痛的目的。

②合理饮食：对于病情较轻的非手术治疗患者，指导病人清淡饮食，避免油腻食物。拟手术的患者应禁食、胃肠减压，减轻腹胀和疼痛。

③药物止痛：诊断明确的患者可使用解痉止痛药，如阿托品、哌替啶，但禁用吗啡，避免因 Oddi 括约肌痉挛，增加胆道压力，加重疼痛。

④控制感染：遵医嘱及时合理使用有效抗生素，控制炎症，减轻胆囊肿胀以减轻疼痛。

（4）维持体液平衡：因禁食、呕吐及胃肠减压等可引起脱水和电解质紊乱，遵医嘱静脉补充适量的水和电解质，以保持体液平衡。

6. 健康教育

（1）合理安排作息时间，劳逸结合，避免过度劳累及精神高度紧张。

（2）在饮食上要低脂饮食，忌油腻食物，宜少食多餐，避免过饱。

（3）遵医嘱按时服药，定期到医院检查，若出现腹痛、发热和黄疸应及时就诊。

（五）胆管结石及胆管炎

胆管结石和胆管炎常同时存在。胆管结石可分为肝内和肝外胆管结石两种。肝外胆管结石可原发于胆总管或继发于肝内胆管结石，一少部分继发于胆囊结石。胆管结石多发生在胆总管的下端。急性胆管炎多数是由胆管结石导致的，急性胆管炎和急性梗阻性化脓性胆管炎是同一疾病的不同发展阶段。后者又称为急性重症胆管炎，是在胆道梗阻的基础上并发的急性化脓性感染，发病急骤，病情重，并发症凶险，如不及时治疗可危及生命。

1. 病因

胆道结石和胆道蛔虫是引起胆道梗阻最常见的原因。在胆道梗阻的基础上，细菌突破胆道黏膜的屏蔽作用引起胆道感染，常见的致病菌有大肠杆菌、变形杆菌、产气杆菌，引起混合感染。

2. 临床表现

（1）夏柯三联征（Charcot 征）：

①腹痛：起病急骤，突发上腹部或剑突下阵发性绞痛，常向右肩背部放射。

②寒战高热：继腹痛发作后常伴有体温的持续升高，体温可达40℃。

③黄疸：常于腹部绞痛和发热后出现不同程度的黄疸，取决于梗阻的程度和有无继发感染。

以上三者并存的夏柯三联征是结石梗阻胆总管继发胆道感染的典型表现。

（2）雷诺五联征（Reynolds 征）是在上述三联征的基础上病人又出现了以下表现：

①意识的改变，如神志淡漠、嗜睡、神志不清甚至昏迷。

②休克：脉搏快速，达120 次/min；血压下降。

雷诺五联征是急性梗阻性化脓性胆管炎病人典型的临床表现。

（3）胃肠道症状：多数病人伴有恶心、呕吐。

3. 辅助检查

（1）血常规：可见白细胞计数增高，可超过 $20 \times 10^9/L$，中性粒细胞比例明显增高，可出现中毒颗粒。

（2）影像学检查：B 型超声检查，可显示胆管内结石影像、近段胆管的扩张。

（3）肝功能检查：血清转氨酶、谷氨转肽酶、胆红素均升高。

（4）其他检查：PTC 和 ERCP 检查有助于明确梗阻的部位、原因和程度。

4. 处理原则

（1）非手术治疗：既是治疗的手段，也是手术前的准备，包括禁食及胃肠减压、解痉止痛、扩容抗休克及抗感染治疗。

（2）手术治疗：肝外胆管结石以手术治疗为主，原则是尽可能取尽结石，解除胆道狭窄和梗阻，去除感染病灶，保证引流通畅。常用的术式：胆总管切开取石加 T 管引流，胆肠吻合术。急性梗阻性化脓性胆管炎的治疗原则是紧急行胆总管切开减压，T 管引流术。

5. 护理问题

（1）疼痛：与胆道结石、胆道梗阻致胆汁排出不畅及 Oddi 括约肌痉挛、胆道感染有关。

（2）体液不足：与呕吐、禁食及胃肠减压有关。

（3）体温过高：与胆道感染、手术后合并感染有关。

（4）营养失调，低于机体需要量：与发热、恶心、呕吐、感染及手术有关。

（5）皮肤完整性受损：与皮肤瘙痒、引流物刺激有关。

（6）潜在并发症：肝脓肿、胆道出血、胆瘘、休克等。

6. 护理措施

（1）术前护理：

①心理护理：了解病人及家属对手术的心理反应，观察病人有无烦躁不安、焦虑、

恐惧的心理。耐心倾听病人及家属的想法，根据具体情况给予详细解释，说明手术的重要性、术后的预期效果，消除病人顾虑，使之能积极配合手术。

②观察病情：密切观察病情变化，观察腹痛的部位、性质、范围、诱因及持续时间，注意黄疸和腹膜刺激征的变化。每2h监测一次生命体征，警惕休克的发生。

③饮食的护理：胆道疾病由于对脂肪的消化吸收能力下降，故术前应提供低脂、高热量、富含维生素的易消化食物，肝功能良好者可给予富含蛋白饮食。对于急性腹痛伴有恶心、呕吐者应禁食，注意静脉补液，防止水、电解质及酸碱平衡失调。

④对症护理：对胆绞痛发作者，给予解痉、镇静、止痛药物，如哌替啶50mg、阿托品0.5mg肌肉注射，切忌使用吗啡，以免Oddi括约肌痉挛，加重梗阻。对高热病人应进行物理降温；对黄疸病人出现皮肤瘙痒时可外用炉甘石洗剂止痒，温水擦浴。

（2）术后护理：密切观察病情，除生命体征外，重点注意观察神志、黄疸及腹部的症状和体征。记录腹腔引流的量、颜色、性状，以判断有无胆汁漏出及内出血的发生。观察伤口情况。其他护理参照腹部术后的常规护理，胆道疾病术后护理的重点是T管引流的护理。

（3）T管引流的护理：胆道手术后常在胆总管切开处放置T管引流，T管上端通向肝管，下端通向十二指肠。T管引流的目的：引流胆汁，因为胆总管切开后，胆道水肿常导致胆汁排出受阻，使得胆总管内压力升高，容易发生胆汁外漏，出现腹膜炎；术后经T管继续引流出残留的泥沙样结石；支撑胆道，避免胆道愈合时形成瘢痕狭窄。

①妥善固定好T管：T管由皮肤穿出后用缝线固定于腹壁，再用胶布粘贴固定于腹壁的皮肤上。连接管不要太短，尽可能不将T管固定在床上，以免病人翻身、活动时牵拉脱出。

②保持有效的引流：术后在病情允许的情况下鼓励病人下床活动，注意引流袋要低于切口高度。随时检查T管引流是否通畅，避免受压、折叠、扭曲，应经常向远端挤捏。术后5~7天内禁止加压冲洗引流管，以免引流液逆流引起感染，若有阻塞，可用细硅胶管插入T管内进行负压吸引，所有操作均需严格遵循无菌原则。

③观察记录胆汁量和性状：正常人每日胆汁分泌量是800~1200mL，呈黄色或黄绿色，清亮无沉渣。术后24h内引流量为300~500mL，恢复饮食后增至每日600~700mL，以后逐渐减少至每日200mL左右。术后1~2天内引流出的胆汁呈浑浊淡黄色，以后逐渐颜色加深、清亮。若引流量突然减少，可能因T管阻塞、脱出或肝功能衰竭所致；若量多，则提示胆道下端有梗阻。

④预防感染：严格无菌操作，定时更换引流管和引流袋。引流管周围的皮肤每日用75%的酒精消毒，更换无菌敷料。无论什么情况下引流袋都不能高于引流口，以免引流液逆流引起感染。

⑤拔管护理：T管一般放置10~14天，当病人体温正常、黄疸消退、无腹部疼痛

时，可考虑给予拔管。拔管前需做夹管试验，即先试行夹闭引流管 1～2 天，若夹管后病人又出现发热、腹痛、黄疸等，说明胆总管下端仍有阻塞，暂时不能拔管；若无异常，可给予拔管。拔管后引流口有少量胆汁溢出，为暂时现象，可用无菌敷料覆盖，术日后自行愈合。

7. 健康教育

（1）指导病人选择低脂、高糖、高蛋白、高维生素、易消化的食物，忌食油腻及饱餐，肥胖病人要积极减肥。

（2）告诉病人结石病复发率高，应遵医嘱按时服药、定期检查。一旦出现腹痛、发热和黄疸，应尽早来院就诊。

（3）向带 T 管出院的病人解释 T 管的重要性，告知出院后的注意事项。应避免举重物或过度活动，防止 T 管脱落；尽量穿宽松衣服，以防引流管受压；洗澡时用塑料薄膜覆盖留置导管处，敷料湿透应立即更换；引流管口每日换药一次，周围用氧化锌软膏涂抹保护引流口周围皮肤；每日同一时间更换引流袋，记录引流液的量、颜色和性状；引流管一旦脱落，立即就诊。

拓展材料

胆石症病人的饮食

（1）尽量减少脂肪特别是动物脂肪的食用量，不吃肥肉、油炸食物，尽可能地以植物油代替动物油。

（2）有相当一部分胆囊炎和胆石症的形成与体内胆固醇的含量过高和代谢障碍有关，因此要限制鱼籽、各种蛋类的蛋黄及各种食肉动物的肝、肾、心、脑等胆固醇含量高的食物。

（3）烹调食品以蒸、煮、炖、烩为佳，切忌大量食用炒、炸、烧、烤、熏、腌制食品。

（4）增加鱼、瘦肉、豆制品、新鲜蔬菜和水果等富含优质蛋白和碳水化合物的食品食用量，以保证热量供应，从而促进肝糖原的形成，保护肝脏。

（5）多吃西红柿、玉米、胡萝卜等富含维生素 A 的食物，以保持胆囊上皮细胞的健全，防止上皮细胞脱落构成结石核心而诱发结石，或使结石增大、增多。

（6）若条件许可，平时可多饮新鲜蔬菜或瓜果汁，如西瓜汁、橘子汁、胡萝卜汁等，并增加饮水、吃饭的次数和数量，以增加胆汁的分泌与排泄，减轻炎症反应和胆汁淤积。

（7）少吃大头菜、芹菜等纤维素含量丰富的食物，以免因难以消化而增加胃肠蠕动，从而引发胆绞痛。

（8）戒烟酒及少食辛辣刺激性食物、浓烈调味品，如芥末油等，以免刺激胃肠道，诱发或加重病情。

（9）宜进清淡、易消化、少渣、温度适宜、无刺激性、低脂肪的流质或半流质饮食，切不可图一时痛快而"放开手脚"大吃大喝，以免造成不必要的麻烦，甚至诱发胆道出血而危及生命。

五、知识技能应用

T管引流护理操作流程：

（一）T管引流的目的

（1）引流胆汁，减轻胆道系统内的压力。

（2）引流出残留结石。

（3）支撑胆道，避免胆道愈合时形成瘢痕狭窄。

（4）经T管进行造影。

（二）用物准备

治疗盘：弯盘、碘伏、一次性引流袋、换药盘、止血钳1把、一次性治疗巾、无菌手套、记录单、生活垃圾桶、医疗垃圾桶、屏风。

（三）操作步骤

操作流程	操作步骤	要点说明
评估解释	评估环境（安静、整洁、舒适、安全）→携病历至病床核对病人床号、姓名等→观察病人引流管是否通畅	
用物准备	准备用物→洗手→戴口罩 在治疗室按无菌方法打开换药盘，将碘伏倒在换药盘内的棉球上	检查棉签、纱布等时要注意检查包装、有效期、质量（无漏气）
安置体位	携用物至病人床旁→再次核对病人床号、姓名→关窗、屏风遮挡→协助病人取合适体位	
更换导管	将一次性治疗巾垫于病人引流管下方，暴露引流管及腹部→用止血钳夹闭引流管近端适宜处→打开一次性引流袋并将其固定在病人床旁→打开换药盘于治疗巾上→戴好无菌手套→取无菌纱布包裹住引流管的连接处，一手捏住引流管，一手捏住引流袋自接口处分离→上提引流袋前段使液体流入引流袋内→取碘伏棉球以螺旋方式消毒引流管管口周围→与T管相连接→松开止血钳→观察引流液是否引流通畅→撤去治疗巾，脱手套→在引流袋上写明更换日期及时间	T管拔除后，局部伤口以凡士林纱布堵塞，1~2日会自行封闭。 注意拔管后观察伤口渗液情况、体温变化，以及皮肤巩膜黄染、呕吐、腹痛、腹胀等情况

续表

操作流程	操作步骤	要点说明
整理记录	收拾用物→开窗，收起屏风，整理床单位→告知患者注意事项→消毒液喷手，推治疗车回治疗室→收拾用物（医疗垃圾、生活垃圾分类放置，由院感科统一回收处理，消毒液擦拭治疗车、治疗盘，治疗盘反扣晾干备用）→洗手→取口罩→记录病人引流液的颜色、形状、量	告知病人注意保持引流管的通畅，防止打折、弯曲，平卧时引流管应低于腋中线，站立或活动时不可高于腹部引流口平面，防止引流液逆流

六、课后练习

（一）选择题

1. T管夹管后，出现以下哪种情况提示暂时不能拔管？（　　）

　　A. 精神萎靡　　　　　　　B. 食欲缺乏　　　　　　C. 发热、腹痛、黄疸

　　D. 恶心、呕吐　　　　　　E. 腹胀

2. 急性胆囊炎在非手术治疗期间若出现胆囊穿孔，最主要的护理措施是（　　）。

　　A. 做好紧急手术准备　　　B. 药物止痛　　　　　　C. 非药物止痛

　　D. 物理降温　　　　　　　E. 药物降温

3. 胆总管引流术后，T管引流胆汁过多常提示（　　）。

　　A. 肝细胞分泌亢进　　　　B. 胆管分泌胆汁过多　　C. 胆囊浓缩功能减退

　　D. 胆道下端梗阻　　　　　E. 十二指肠反流

4. 某男，40 岁，急诊入院，神志不清，出冷汗，脉搏细速，血压 80/45mmHg，被诊断为急性梗阻性化脓性胆管炎。其体位应取（　　）。

　　A. 半坐卧位　　　　　　　B. 坐位　　　　　　　　C. 平卧位

　　D. 头高足低位　　　　　　E. 任意卧位

5. 某女，45 岁，行胆总管切开取石、T管引流术后，T管引流液每天均在 2000mL 左右，提示（　　）。

　　A. 胆汁量过少　　　　　　B. 胆汁量正常　　　　　C. 胆管下端梗阻

　　D. 胆管上端梗阻　　　　　E. 胆管中部梗阻

6. 某女，35 岁，被诊断为肝外胆管结石，出现重度黄疸及皮肤瘙痒。对其皮肤的护理措施不当的是（　　）。

　　A. 温水擦洗皮肤　　　　　B. 遵医嘱用药　　　　　C. 保持皮肤清洁

　　D. 防止皮肤损伤　　　　　E. 可用手搔抓

7. 某男，45 岁，被诊断为胆总管结石，拟行胆总管切开取石、T管引流术。放置 T 管的目的不包括（　　）。

　　A. 引流胆汁　　　　　　　B. 引流残余结石　　　　C. 引流腹腔渗液

D. 经 T 管造影　　　　　　　E. 支撑胆道

8. 普查和诊断胆道疾病的首选检查方法是（　　　）。

A. X 线平片　　　　　　　B. CT　　　　　　　　　C. B 超

D. MRI　　　　　　　　　E. ERCP

9. B 超检查胆囊前常规进食（　　　）。

A. 3h　　　　　　　　　　B. 8h　　　　　　　　　C. 6h

D. 4h　　　　　　　　　　E. 12h

10. T 管造影后应开放引流至少（　　　）。

A. 4h　　　　　　　　　　B. 8h　　　　　　　　　C. 10h

D. 24h　　　　　　　　　E. 12h

11. 夏柯三联征常见于（　　　）。

A. 急性胆囊炎　　　　　　B. 急性胆管炎　　　　　C. 慢性胆囊炎

D. 硬化性毛细胆管炎　　　E. 急性胰腺炎

12. 关于胆道 T 管的护理，不妥的是（　　　）。

A. 用胶布固定引流管于腹壁

B. 经常挤捏引流管防其堵塞

C. 每日按时做引流管加压冲洗

D. 每日更换引流接管和引流瓶

E. 每日记录引流液的量和性质

13. Charcot 三联征的主要表现常是（　　　）。

A. 寒战高热、黄疸、腹痛

B. 寒战高热、腹痛、黄疸

C. 黄疸、寒战高热、腹痛

D. 腹痛、寒战高热、黄疸

E. 腹痛、黄疸、寒战高热

14. 胆道 T 管拔管前，应先夹管并观察的指标是（　　　）。

A. 体温、血压、意识　　　B. 腹痛、血压、体温　　　C. 腹痛、呕吐、体温

D. 黄疸、血压、意识　　　E. 腹痛、体温、黄疸

15. 黄先生，35 岁，2 天前突然出现剑突下阵发性绞痛。近 1 天来腹痛呈持续性，阵发性加剧，伴寒战、高热。检查：T 39℃，巩膜黄染，右上腹压痛及肌紧张。首先应考虑（　　　）。

A. 急性胆囊炎　　　　　　B. 急性胰腺炎　　　　　C. 胆囊结石

D. 胆道蛔虫病　　　　　　E. 胆总管结石并发胆管炎

16. 赵女士，48 岁，被诊断为急性梗阻性化脓性胆管炎急诊入院。其最关键的治疗

措施是（　　）。

A. 应用大剂量抗生素控制感染

B. 胆总管切开引流术

C. 纠正酸中毒

D. 应用大剂量糖皮质激素

E. 快速输液，补充血容量

17. 钱先生，46 岁。因胆总管结石行胆囊切除、胆总管切开取石、T 管引流术。在 T 管引流期间，提示胆道远端通畅的指征是（　　）。

A. 黄疸减轻，腹痛减轻，引流量增多

B. 黄疸减轻，大便陶土色，引流量增多

C. 黄疸减轻，腹痛减轻，大便陶土色

D. 黄疸减轻，大便黄褐色，引流量减少

E. 黄疸加深，大便陶土色，引流量减少

18. 某患者，男性，42 岁，因"急性梗阻性化脓性胆管炎"急诊入院。患者寒战、高热，T 42℃，P 112 次/min，BP 85/65mmHg。其休克类型是（　　）。

A. 低血容量性休克　　　　B. 感染性休克　　　　　　C. 心源性休克

D. 神经性休克　　　　　　E. 过敏性休克

19. 一患者，男，47 岁，因胆石症入院行胆囊切除术、胆总管切开术，术中放置 T 管。护士向患者家属解释时，应说明使用 T 管的首要目的是（　　）。

A. 引流胆汁和减压　　　　B. 促进伤口引流　　　　　C. 提供冲洗胆道的途径

D. 阻止胆汁进入腹膜腔　　E. 将胆汁进入十二指肠的量减至最少

20. 一患者，男性，行胆总管切开取石、T 管引流。术后第 3 天，护士查房时发现 T 管无胆汁流出，患者诉腹部胀痛。护士应首先（　　）。

A. 用无菌生理盐水冲洗 T 管

B. 准备 T 管造影

C. 用注射器抽吸 T 管

D. 检查 T 管是否受压、扭曲

E. 继续观察，暂不处理

21. 胆道疾病手术后，对患者饮食的要求为（　　）。

A. 低蛋白、低脂饮食

B. 低糖、低盐、低脂饮食

C. 低盐、低蛋白、低脂饮食

D. 高蛋白、低盐、低脂饮食

E. 高蛋白、低脂饮食

(第22~26题基于以下病例)

一患者，男，38岁，十余年来反复上腹疼痛，因症状加重伴皮肤、巩膜黄染，畏寒、发热2天入院。体检：神智淡漠，T 39.5℃，P 125 次/min，BP 80/50mmHg；上腹压痛，肌紧张。实验室检查：WBC 25×10^9/L，中性粒细胞比例0.95，血清总胆红素 209μmol/L，谷丙转氨酶 310U/L。B超提示肝外胆管示肝外胆管扩张，内有强光团伴声影。

22. 对该患者首先应考虑（　　）。

  A. 肝性脑病　　　　　　B. 感染性休克　　　　　C. 胰腺炎

  D. 重症肝炎　　　　　　E. 脑血管意外

23. 处理原则是（　　）。

  A. 密切观察病情变化

  B. 择期手术

  C. 紧急手术解除胆道梗阻并引流

  D. 中药治疗

  E. 非手术治疗

24. 该患者目前最重要的护理诊断或问题是（　　）。

  A. 活动无耐力　　　　　B. 体温过高　　　　　　C. 营养失调

  D. 知识缺乏　　　　　　E. 组织灌注量改变

25. 若对该患者拟行手术治疗，术前护理措施的关键在于（　　）。

  A. 抗休克治疗　　　　　B. 有效止痛　　　　　　C. 肠道准备

  D. 观察病情　　　　　　E. 皮肤准备

26. 引起该患者感染最可能的病原菌为（　　）。

  A. 金黄色葡萄球菌　　　B. 链球菌　　　　　　　C. 肠道病毒

  D. 胆管病毒　　　　　　E. 大肠杆菌

(二) 病例分析题

李女士，48岁。5年前因胆囊结石行胆囊切除术。近日右上腹间歇性疼痛，伴畏寒及恶心、呕吐，呕吐物为胃内容物。体查：T 39.2℃，P 110 次/min，呼吸24 次/min，BP 80/50mmHg；急性痛苦病容，神志淡漠，巩膜黄染，皮肤干燥、弹性差；呼吸稍急促，未闻及干湿性啰音，心率104 次/min，律齐，未闻及器质性杂音；腹平，剑突下偏右有明显压痛、反跳痛、肌紧张；肝肋下1cm，边缘钝，有轻触痛，无移动性浊音，肠鸣音减弱。实验室检查：血白细胞 23×10^9/L，中性粒细胞比例0.9，血清钠136mmol/L，血清钾3.5mmol/L，血浆 HCO_3^- 浓度23mmol/L。B超检查：胆总管扩张，直径约2cm，管壁毛糙，内可见1.9cm直径的增强光团1枚，后伴声影。

请分析：

1. 初步诊断及治疗原则各是什么？

2. 列出主要护理问题。

3. 若手术放置 T 管引流，术后应如何护理？

（张伟伟）

子项目（四）　泌尿系统结石患者的护理

一、学习目标

知识目标

1. 熟悉泌尿系结石的概念、病因及发病机制。

2. 掌握泌尿系结石的临床表现。

3. 熟悉泌尿系结石常用的辅助检查。

4. 熟悉泌尿系结石的处理原则。

5. 掌握泌尿系结石患者的护理措施。

能力目标

1. 能对泌尿系统结石患者实施护理评估。

2. 能提出泌尿系统结石患者存在的护理问题。

3. 能对上尿路结石非手术治疗的患者实施护理措施。

4. 能对上尿路结石体外冲击波碎石患者实施护理措施。

5. 能对泌尿系结石手术患者实施手术前后的护理措施。

6. 能对泌尿系结石患者进行健康教育。

二、学习重点和难点

重点：泌尿系结石的病因，肾结石、输尿管结石、膀胱结石、尿道结石的临床表现，肾、输尿管结石非手术和体外冲击波治疗的护理措施。

难点：泌尿系结石的病因、病理生理改变。

三、工作情境及任务

情境一：某患者，男，32 岁，打篮球后突发右侧腰部疼痛，阵发性加剧 2h，疼痛呈绞痛样，伴有恶心、呕吐，疼痛沿输尿管行径向下腹部放射，伴尿频、尿急，以"肾、输尿管结石"收入院。

任务一：请对该患者提供入院护理，并完成资料收集。

情境二：该患者入院查体：T 36.8℃，P 106 次/min，R 24 次/min，BP 110/70mmHg；神志清楚，表情痛苦，辗转卧位，右肾区叩击痛，右中腹有压痛、无反跳痛、无明显腹肌紧张，移动性浊音阴性，肠鸣音正常。B 超提示：上尿路结石。给予保守治疗。

任务二：根据患者的资料，提出患者可能存在的护理问题。

任务三：请对该患者提供非手术治疗的护理。

情境三：该患者保守治疗两天，症状不见好转。给予体外冲击波碎石术，术后病情平稳。

任务四：请对该患者实施体外冲击波碎石术后护理。

情境四：该患者进行体外冲击波碎石后，恢复顺利，即将出院。

任务五：请对该患者进行出院健康指导。

四、知识储备及理论学习

泌尿系统结石又称尿石症，是泌尿外科最常见疾病之一。泌尿系结石包括肾结石、输尿管结石、膀胱结石和尿道结石。按结石所在的部位分为上尿路结石和下尿路结石。上尿路结石指肾和输尿管结石，下尿路结石指膀胱结石和尿道结石。临床以上尿路结石多见。

（一）病因

尿路结石的病因极为复杂，有许多因素影响尿路结石的形成，尿中形成结石晶体的盐类呈超饱和状态、抑制晶体形成物质不足和核基质的存在是形成结石的三大主要因素。上尿路结石和下尿路结石的形成机制、病因、结石成分和流行病学有显著差异。上尿路结石以草酸钙结石多见，下尿路结石以磷酸镁铵结石多见。

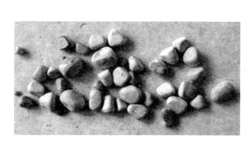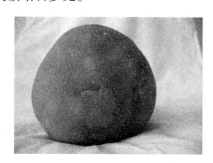

图 5 - 15　泌尿系结石

1. 流行病学因素

年龄、性别、职业、饮食成分和结构、水摄入量、气候、代谢和遗传性等因素与尿路结石有关。尿石症以 25～40 岁人群多见，男性多于女性，约 3:1；某些人群中，如高温作业人员、飞行员、海员、外科医生、办公室工作人员等发病率较高；饮食中动物蛋白过多、精制糖多、纤维素少者，上尿路结石发病多。原发性膀胱结石多见于男孩，与营养不良和低蛋白饮食有关。

2. 尿液因素

（1）尿液中形成结石的物质增加：如长期卧床、甲状旁腺功能亢进使尿钙增加，痛风病人、使用抗结核药物和抗肿瘤药物使尿中尿酸增加。

（2）尿 pH 改变：在碱性尿中易形成磷酸钙及磷酸镁铵结石，在酸性尿中易形成尿酸结石和胱氨酸结石。

（3）尿量减少：尿液浓缩时，尿中盐类和有机物质的浓度增高。

（4）尿中抑制晶体形成和聚集的物质减少：如枸橼酸、焦磷酸盐、酸性黏多糖、肾钙素和某些微量元素等含量减少时可促进结石形成。

3. 泌尿系统局部因素

（1）尿液淤滞：如各种原因所致尿路梗阻、尿动力学改变、肾下垂等，均可以引起尿液的淤滞，使尿盐晶体沉积。

（2）尿路感染：如大肠杆菌能分解尿素产生氨，使尿 pH ≥ 7.2，易形成磷酸镁铵结石。泌尿系统感染时，细菌、坏死组织、脓块等均可成为结石的核心，尤其与磷酸镁铵和磷酸钙结石的形成有关。

（3）尿路异物：长期留置尿管、小线头等可成为结石的核心而逐渐形成结石。

（二）病理生理

尿路结石通常在肾盂、肾盏和膀胱内形成，在排出过程中可停留在输尿管和尿道。输尿管结石常停留或嵌顿于三个生理狭窄处，即肾盂输尿管连接处、输尿管跨越髂血管处及输尿管膀胱连接处。尿路结石所致的病理生理改变与结石部位、大小、数目、是否有继发性炎症和梗阻的程度等因素有关。

若肾盂输尿管交界处和输尿管结石发生梗阻，可致肾积水，使肾实质受损、肾功能不全，若感染易发展为肾积脓。此外，肾盂和膀胱黏膜可因结石的长期慢性刺激而发生恶变。

结石引起损伤、梗阻、感染，梗阻与感染也可使结石增大，三者互为因果，加重泌尿系损害。

（三）临床表现

1. 肾和输尿管结石

该结石多见于男性青壮年人。以单侧多见，双侧占10%，主要表现为与活动有关的肾区疼痛和血尿。

（1）疼痛：其程度与结石的部位、大小、活动与否及有无损伤、感染、梗阻等有关。极少数病人可长期无自觉症状，直至出现泌尿系感染或积水时才发现。若肾盂、肾盏内较大的结石可无明显症状，活动后可出现上腹和腰部钝痛。输尿管结石梗阻时，可出现肾绞痛。典型的肾绞痛位于腰部或上腹部，沿输尿管向下腹、会阴部及大腿内侧放射。疼痛往往突然发生，呈阵发性、刀割样，剧烈难忍，辗转不安、面色苍白、出冷汗，伴恶心、呕吐，可伴明显肾区叩击痛。若结石位于输尿管膀胱壁段和输尿管口，可伴有膀胱刺激征、尿道和阴茎头部放射痛。

（2）血尿：是肾、输尿管结石的主要表现。绞痛发作后或活动后出现肉眼或镜下血尿，以后者常见。疼痛与血尿相继出现是本病的特点。

（3）其他症状：结石引起严重肾积水时，可触到增大的肾脏；继发急性肾盂肾炎或肾积脓时，可有发热、畏寒、脓尿、肾区压痛。双侧上尿路完全梗阻时可导致无尿。

2. 膀胱结石

典型症状是排尿过程中尿流突然中断，伴阴茎头部剧烈的放射性疼痛；若为患儿，常在排尿时啼哭不止，用手搓拉阴茎，改变体位后可继续排尿，疼痛亦可缓解。因结石刺激，常伴有膀胱刺激征及终末血尿。若合并感染，膀胱刺激征加重，并有脓尿。

3. 尿道结石

典型表现为排尿困难，排尿费力，呈点滴状并伴有尿痛，有时甚至发生急性尿潴留。

（四）辅助检查

尿石症多数有肾绞痛合并镜下血尿。收集资料时应注意患者饮食习惯和营养状况。

1. 实验室检查

（1）尿液检查：镜下血尿是诊断的重要线索，尿常规检查可有镜下血尿，伴感染时有脓尿，有时可见结晶尿。测定24h尿钙、磷、尿酸、草酸等有助于结石原因的分析。

尿细菌培养有助于选择抗菌药物。

（2）血液检查：对反复发生结石的病人应测定血钙、血磷、24h 尿量、pH，以及尿钙、尿磷、尿酸、草酸、胱氨酸及枸橼酸等的排泄。

2. 影像学检查

（1）尿路平片（KUB）：95% 以上的结石可在尿路平片中显影，是诊断尿石的重要依据，从 X 线平片上可了解结石的大小、形状、数目、部位。观察结石的性状和致密度有助于对结石成分的估计。尿酸结石在 X 线平片上不显影，又称阴性结石。

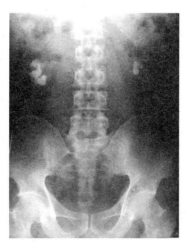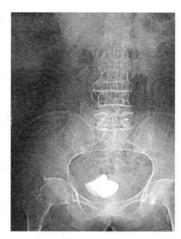

图 5 - 16　尿路 X 线平片检查

（2）静脉肾盂造影（IVP）：可显示结石、尿路形态和双侧肾功能情况，透 X 线结石可显示充盈缺损。

（3）逆行肾盂造影：可用于 IVP 显影不清晰或禁忌者，可见 X 线不显影的结石，明确结石位置。

（4）B 超检查：能查出平片不能显影的小结石和透 X 线结石，还能显示肾结构改变和肾积水等，适用于筛选和随诊尿石症病人。

（5）肾图：可判断泌尿系梗阻程度及双侧肾功能。

3. 输尿管肾镜、膀胱镜检查

可直接观察到结石，适用于其他方法不能确诊或同时进行治疗时。

4. 直肠指诊

可触及较大膀胱结石或后尿道结石。

（五）治疗

结石治疗的目的不仅是解除疼痛，保护肾功能，而且尽可能找到并解除病因，防止结石复发。根据每个病人的全身状况、结石大小、结石成分，有无梗阻、感染、积水，肾实质损害程度及结石复发趋势等，制定防治方案。

1. 肾、输尿管结石

肾、输尿管结石的治疗目的不仅是解除病痛，保护肾功能，而且应尽可能找到并解除病因，防止结石复发。根据每个病人的全身状况、结石大小、结石成分，有无梗阻、感染、积水，肾实质损害程度及结石复发趋势等，制定防治方案。

（1）非手术治疗：适用于结石直径小于 0.6cm、表面光滑、无尿路梗阻、无感染、纯尿酸或胱氨酸结石的病人。

①大量饮水：配合利尿、解痉药物使用，有利于结石的排出，还可延缓结石的增长和术后结石的复发，也有利于感染的控制。保持每日尿量在 2000~3000mL 以上。

②加强运动：选择跳跃性运动可促进结石的排出。

③调整饮食：根据结石成分、生活习惯及条件适当调整饮食，起到延缓结石增长及术后复发的作用。

④解痉止痛：在肾绞痛发作时应首先缓解肾绞痛，解除病人痛苦。常用药物有阿托品、吗啡或哌替啶。此外，局部热敷、针刺、应用钙离子阻滞剂、吲哚美辛、黄体酮等也可缓解肾绞痛。

⑤调节尿 pH：根据尿石在酸性或碱性尿中的成因，可碱化尿液或酸化尿液，达到治疗和预防的目的。

⑥调节代谢的药物：别嘌呤醇可降低血和尿的尿酸含量，α - 巯丙酰甘氨酸、乙酰半胱氨酸有溶解胱氨酸结石的作用。

⑦抗感染：根据尿细菌培养及药敏试验选用合适的抗菌药物控制感染。

⑧中医中药：通过中草药解痉、止痛、利水，促使小结石的排出。中药有金钱草、石苇、滑石、车前子、鸡内金、木通、瞿麦等。

（2）体外冲击波碎石（ESWL）：在 X 线、B 超定位下，将高能冲击波聚焦于结石使之碎裂，然后随尿流排出。此法最适于肾及输尿管上段结石直径小于 2.5cm，且结石以下输尿管通畅、肾功能良好、未发生感染的上尿路结石病人。必要时可重复治疗，但重复治疗间隔时间不少于 7 天。伴有结石远端梗阻、严重心脑血管病、急性尿路感染、出血性疾病、妊娠者不宜使用此法。

（3）手术治疗：手术治疗的目的是取净结石。

①非开放手术（微创手术）：随着电视影像系统、腔镜和碎石设备和技术在泌尿外科中应用的发展与完善，泌尿外科越来越趋向于微创手术。适应证：结石直径大于 1cm，合并顽固性感染、梗阻、大量出血、肾功能损害者，经非手术治疗无效者。方法有输尿管镜取石或碎石术、经皮肾镜取石或碎石术、腹腔镜输尿管取石（LUL）等。

②开放手术：有肾盂或肾窦内肾盂切开取石、肾实质切开取石、肾部分切除术、肾切除术、输尿管切开取石等。

2. 膀胱结石

原则是取净结石，纠正结石成因。方法有采用经膀胱镜机械、激光、超声、液电波碎石，经耻骨上膀胱切开取石等。

3. 尿道结石

治疗方法应根据结石大小、形状、所在部位和尿道状态而定。前尿道结石，可在麻醉下注入无菌液状石蜡，压迫结石近端尿道并轻轻向远端推挤、钩取和钳出结石；后尿道结石，在麻醉下用尿道探条将结石轻轻推入膀胱，再按膀胱结石处理。

（六）护理评估

1. 术前护理评估

（1）致病因素：

①饮食因素：高草酸高嘌呤、饮水情况、小儿低蛋白及营养不良。

②代谢因素：甲状旁腺瘤功能亢进、高血钙、高尿钙。

③是否长期卧床：骨溶钙、尿流缓慢。

④药物因素：维生素、糖皮质激素、磺胺。

⑤其他因素：尿路感染、异物存留、梗阻、家族史等。

（2）身体状况：

①肾、输尿管结石：有无活动后疼痛或血尿、疼痛性质部位，有无寒战高热、尿频、尿急和尿痛等表现。

②膀胱与尿道结石：排尿是否通畅、突然中断；变换体位后是否继续排尿、是否伴剧烈疼痛、是否点滴状排尿，或有尿频、尿急、尿痛和血尿。

（3）辅助检查结果：B超、X线、尿常规等。

（4）心理社会支持情况。

2. 术后护理评估

（1）手术情况：麻醉方式、手术方式、术中情况等。

（2）切口及引流情况。

（3）康复情况：结石排出和尿液引流情况，切口愈合情况，有无尿路感染等并发症。

（4）肾功能状态：尿路梗阻解除情况，肾积水和肾功能恢复情况，残余结石对泌尿系的影响。

（5）心理和社会支持情况。

（七）护理问题

（1）疼痛：与结石刺激引起的炎症、损伤及平滑肌痉挛有关。

（2）排尿异常：与结石或血块引起尿路梗阻有关。

（3）有感染的危险：与尿路梗阻、黏膜损伤有关。

（4）焦虑：与结石引起的绞痛、并发症及患者对治疗有顾虑有关。

（5）知识缺乏：与病因及预防复发的知识有关。

（八）护理措施

1. 非手术治疗的护理

（1）生活护理：

①多饮水，保持每日尿量 2000～3000mL。

②活动：病情允许的情况下适当活动，促进输尿管蠕动和结石下移。

③饮食调节。

（2）病情观察：疼痛情况、纱布过滤观察排石效果。

（3）治疗配合：

①止痛：肾绞痛明显时，遵医嘱给予阿托品、哌替啶等药物，或局部热敷、针刺。

②膀胱结石，变换体位，如侧卧排尿。

③用药：遵医嘱给予利尿药、排石中草药、溶石药物。

④若结石嵌顿，及时排除，必要时行耻骨上膀胱造瘘术。

⑤正确使用抗生素，注意无菌操作。

2. 体外冲击波碎石术的护理

（1）心理护理：争取主动配合，避免随意改变体位，一过性血尿的解释。

（2）治疗配合：术前测定出凝血时间，术前三天禁食肉蛋及麦乳精等易产气食物，术前晚服用缓泻药或灌肠，术晨禁食禁水等。

（3）术后护理：

①多饮水，每日 3000mL 以上，必要时遵医嘱使用排石药物。

②多数患者碎石后可下床活动，少数有并发症者需卧床休息，卧床期间变换体位。巨大肾结石者术后取患侧在下的侧卧位 48～72h，并缓慢起身，以防结石过快排出形成石街。

③常规给予抗生素。

④纱布过滤，观察并记录排尿情况，有无尿路梗阻，有无碎石排出，一般 4～6 周。

⑤碎石术后肾绞痛、血尿一般不需特殊处理，可自然消失，必要时给予镇静解痉药、止血药，饮水利尿。梗阻症状严重时，预防感染，直肠阴道按摩，必要时再次冲击波碎石或经输尿管镜取石或开放性手术取石。

3. 手术治疗患者的护理

（1）术前护理：给予心理护理，做好术前准备，如术前常规检查、备皮、呼吸道准备、胃肠道准备等；输尿管结石病人入手术室前需再次拍摄腹部 X 线平片。

（2）术后护理：

①体位：上尿路结石术后取侧卧位或半卧位；经膀胱镜钳夹碎石后经常变换体位，增加排石，术后 48h 内取半卧位；肾实质切开者，术后卧床 2 周。

②饮食：肠蠕动恢复后可进食，并鼓励病人多饮水 3000～4000mL/天。

③病情观察：观察尿液排出情况、尿液的颜色和性状，纱布过滤观察术后碎石排出情况，术后病人症状、体征是否消失。

④配合治疗：输液，应用抗生素，应用利尿剂，做好引流管护理和切口护理。

（九）健康指导

根据结石成分、代谢状态及流行病学因素，坚持长期预防，对减少或延迟结石复发十分重要。

1. 饮水防石

大量饮水以增加尿量，减少尿中晶体沉积。成人保持每日尿量在 2000mL 以上，尤其是睡前及半夜饮水效果更好。

2. 解除局部因素

尽早解除尿路梗阻、感染、异物等因素，可减少结石形成。

3. 饮食指导

根据结石成分调节饮食。含钙结石者宜食用含纤维丰富的食物，限制含钙和草酸成分多的食物，如牛奶、奶制品、豆制品、巧克力、坚果等含钙高，浓茶、菠菜、番茄、土豆、芦笋等含草酸量高。尿酸结石者不宜食用含嘌呤高的食物，如动物内脏、海鲜等。

知识拓展

尿石症病人饮食指导

1. 尿酸结石

限制：鲜肉、鱼、禽类及肝、肾、胰等动物内脏的摄入。

少吃：白菜、胡桃和栗子、花生、扁豆。

禁食：红茶、可可饮料、烈性酒、啤酒。

多食：低嘌呤食物，如玉米粉、芋艿、麦片、藕粉、蛋、水果、甜菜、芹菜、黄瓜、山芋、南瓜、豇豆、鱼肝油、胡萝卜、西瓜、冬瓜、梨、鲜藕等。

2. 草酸钙结石

限制：精制糖。

少吃：菠菜、西红柿、马铃薯、竹笋、毛豆、甜菜、龙须菜、榨菜、海带、虾皮、香菇、芝麻酱、杨梅、草莓、苹果、橘子、咖啡、可可、巧克力、代乳粉、豆类制品等。

禁食：红茶、可可饮料、烈酒、啤酒。

多食：纤维素含量多的食物及鱼肝油、胡萝卜、西瓜、冬瓜、梨、鲜藕等。

3. 磷酸盐结石

少吃：含高钙、高磷的食物，如牛奶。

禁食：红茶、可可饮料、烈酒、啤酒。

多食：酸性食物，如乌梅、梅子、核桃仁、鱼肝油、胡萝卜、西瓜、冬瓜、梨、鲜藕等。

4. 药物预防

根据结石成分，血、尿钙磷，尿酸、胱氨酸和尿 pH，应用药物降低有害成分，碱化或酸化尿液，预防结石复发。如口服枸橼酸钾、碳酸氢钠等可使尿 pH 保持在 6.5 ~ 7.0 以上，可预防尿酸和胱氨酸结石的形成；口服别嘌醇，可降低血和尿中尿酸含量。口服氯化铵使尿液酸化，可预防磷酸钙及磷酸镁铵结石的形成；维生素 B6 可减少尿中草酸含量，氧化镁可增加尿中草酸溶解度。

5. 预防骨脱钙

伴甲状旁腺功能亢进者，必须手术摘除腺瘤或增生组织。鼓励长期卧床者功能锻炼，防止骨脱钙，减少尿钙含量。

6. 复诊

定期行尿液检查、X 线或 B 超检查，观察有无复发及残余结石情况。若出现肾绞痛、血尿等症状，及时就诊。

六、课后练习

（一）选择题

1. 临床上最多见的泌尿系结石是（　　　）。

　　A. 草酸盐结石　　　　　　　　B. 碳酸盐结石　　　　　　　C. 尿酸盐结石

　　D. 胱氨酸结石　　　　　　　　E. 磷酸盐结石

2. 痛风易产生的结石是（　　　）。

　　A. 草酸盐结石　　　　　　　　B. 碳酸盐结石　　　　　　　C. 尿酸盐结石

　　D. 胱氨酸结石　　　　　　　　E. 磷酸盐结石

3. 尿酸盐结石患者应禁食（　　　）。

　　A. 动物肉类　　　　　　　　　B. 芦笋　　　　　　　　　　C. 海鲜

　　D. 豆类食品　　　　　　　　　E. 奶制品

4. 体外冲击波碎石术前的护理错误的是（　　　）。

　　A. 嘱病人术前 3 日禁豆、奶等食品

　　B. 嘱病人碎石时勿移动体位

　　C. 嘱病人术前晚服用缓泻剂

　　D. 嘱病人术日晨应禁食

　　E. 嘱病人术日晨多饮水

5. 在 X 线下不显影的结石是（　　　）。

　　A. 草酸盐结石　　　　　　　　B. 尿酸盐结石　　　　　　　C. 磷酸盐结石

　　D. 碳酸盐结石　　　　　　　　E. 胱氨酸盐结石

6. 膀胱结石最典型的症状是（　　）。

　　A. 尿频　　　　　　　　　B. 尿急　　　　　　　　　C. 排尿终末痛

　　D. 排尿突然中断　　　　　E. 终末血尿

7. 尿道结石最主要的症状是（　　）。

　　A. 排尿困难　　　　　　　B. 尿痛　　　　　　　　　C. 尿频、尿急

　　D. 血尿　　　　　　　　　E. 排尿突然中断

8. 泌尿系结石排石疗法中最重要的护理是（　　）。

　　A. 防治感染　　　　　　　B. 多饮水、适当运动　　　C. 注射哌替啶、阿托品

　　D. 碱化尿液或酸化尿液　　E. 药物治疗

9. 泌尿系结石碎石术后的处理，不妥的是（　　）。

　　A. 鼓励病人多饮水　　　　B. 常规应用广谱抗生素 1 周

　　C. 过滤尿液以观察排石　　D. 出现血尿一般不需特殊处理

　　E. 两次治疗的间隔不得少于 1 周

10. 某患者，男，肾结石。行肾窦切开取石术后，护士给予的护理措施不妥的是（　　）。

　　A. 术后注意血压、脉搏

　　B. 适当应用镇静镇痛药，利于病人恢复

　　C. 术后 24h 禁食，肠蠕动恢复后逐渐进食

　　D. 术后 2 ~ 3 日后方可下床活动

　　E. 注意各引流管常规护理

11. 季先生，56 岁，因左肾结石行 ESWL 治疗，1 周内排出数枚米粒大小结石，结石成分分析证实为草酸钙及磷酸钙结石。下列预防结石再发的措施中，错误的是（　　）。

　　A. 控制尿路感染　　　　　B. 碱化尿液　　　　　　　C. 一般情况不补充钙剂

　　D. 多饮水　　　　　　　　E. 少食马铃薯、蛋黄等食物

12. 李明，男，10 岁，排尿异常 6 月余，腹部 X 线平片提示膀胱区有近 2cm 椭圆形致密影。他最可能出现的症状是（　　）。

　　A. 进行性排尿困难　　　　B. 膀胱刺激征　　　　　　C. 腹部肿块伴发热

　　D. 排尿中断　　　　　　　E. 腰痛及脓血尿

13. 杨先生，40 岁，突发左上腹部、腰部剧痛，呈阵发性，向同侧下腹部、外生殖器及股内侧放射，伴有恶心、呕吐、面色苍白及冷汗。2h 后化验尿常规，每高倍镜视野红细胞 5 ~ 8 个。该病人最可能患（　　）。

　　A. 肾、输尿管结石　　　　B. 尿道结石　　　　　　　C. 膀胱结石

　　D. 肾盂癌　　　　　　　　E. 肾癌

14. 江先生，29 岁，因肾、输尿管结石做体外冲击波碎石，术后一般不会出现（　　）。

    A. 血尿、绞痛   B. 发热、恶心、呕吐   C. 皮肤损伤、咯血

    D. 排尿困难   E. "石街"

（二）病例分析

某患者，女，42 岁，上 5 层楼回家后出现右侧腰部剧烈疼痛，伴有恶心。急诊行 B 超检查，发现右侧肾盂输尿管交界处有一个 2cm 结石。入院后，给予冲击波碎石，患者腰部疼痛减轻，排尿时伴有疼痛不适，血尿，同时伴有尿路刺激征。

1. 患者存在哪些护理问题？拟一份护理方案。

2. 请对接受体外碎石机治疗的患者提供健康教育。

（张伟伟）

子项目（五）　前列腺增生患者的护理

一、学习目标

知识目标

1. 熟悉前列腺增生的病因。

2. 掌握前列腺增生的临床表现。

3. 熟悉前列腺增生的常用辅助检查方法。

4. 熟悉前列腺增生的治疗要点。

5. 掌握前列腺增生患者的护理措施和健康指导。

能力目标

1. 能按护理程序对前列腺增生的患者进行护理评估。

2. 能提出前列腺增生患者存在的护理问题。

3. 能对前列腺增生患者实施护理措施。

4. 能对出现急性尿潴留的前列腺增生患者进行正确护理。

5. 能对前列腺增生患者进行健康教育。

二、学习重点和难点

重点：前列腺增生的早期症状、典型症状、急性尿潴留，前列腺增生经尿道前列腺

电切术（TUR - P）患者的护理措施，前列腺增生开放性手术后患者的护理措施，前列腺增生患者的健康教育。

难点：前列腺增生的病理生理、TUR 综合征的判断与处理。

三、工作情境及任务

情境一：某患者，男，62 岁，进行性排尿困难伴有尿频 2 年、尿潴留 1 天，以"前列腺增生"入院。

任务一：请按护理程序对该患者进行护理评估。

情境二：该患者入院检查：P 80 次/min，BP 140/80mmHg，T 36.4℃，R 20 次/min，可触及膨胀的膀胱；直肠指诊触及前列腺增大，表面光滑、质韧、有弹性，中间沟消失。其他的查体未见异常。

任务二：请提出该患者存在的护理问题，并制定一份护理计划。

任务三：该患者入院后第二天，因受凉突然出现尿潴留。请对该患者进行正确处理。

情境三：该患者入院后，体检心肺功能良好，各项检查正常，可以耐受手术，拟于全麻下行经尿道前列腺电切术。

任务四：请做好该患者的术前准备。

任务五：该患者术后安返病房，请为该患者提供术后护理措施。

情境四：该患者术后回到病房，突然出现烦躁不安、恶心、呕吐、抽搐，继而出现昏迷。

任务六：请判断该患者出现了何种问题，分析原因，并做出正确处理。

情境五：该患者经积极手术治疗，病情平稳，可以出院。

任务七：请对该患者进行出院健康指导。

四、知识储备及理论学习

良性前列腺增生，简称前列腺增生（BPH），为老年男性常见病。男性前列腺自35岁后即可发生不同程度的增生，随着年龄增长其增生也越来越明显，50岁以后多出现临床症状。

（一）病因与病理

病因目前尚不完全清楚，可能与体内性激素水平失衡有关，目前认为高龄和有功能的睾丸是发病的两个重要因素。

病理改变始于围绕尿道精阜部位的移行带腺体，以纤维细胞增多而致局部腺体体积增大，继之其他结构亦增生，突向后尿道内，使前列腺段尿道弯曲、伸长、受压变窄，引起排尿困难（机械性尿道梗阻）。加之前列腺内尤其是围绕膀胱颈的含有丰富α肾上腺素能受体的平滑肌收缩（功能性尿道梗阻），致使排尿阻力增加，久之，膀胱逼尿肌增厚，膀胱黏膜面出现小梁、小室，严重时形成假性憩室。当逼尿肌失代偿时，残余尿逐渐增多，重者出现充盈性尿失禁。长期排尿困难使膀胱高度扩张或膀胱内高压，可发生膀胱、输尿管反流，致肾积水和肾功能损害。梗阻后膀胱内尿液潴留，容易继发感染和结石。

（二）临床表现

取决于梗阻的程度、病变发展的速度以及是否合并感染和结石，而不在于前列腺本身的增生程度。

1. 尿频

这是前列腺增生病人最初出现的症状。早期仅夜尿次数增多，随着梗阻加重，尿频更加明显。其原因：早期是前列腺充血刺激引起的，随梗阻加重残余尿量增多，膀胱有效容量减少。

2. 排尿困难

进行性排尿困难是前列腺增生的典型症状，但发展缓慢。表现为排尿迟缓、尿线变细、射程缩短、尿后滴沥、排尿费力、终成滴沥状。

3. 尿潴留

随着梗阻加重，膀胱残余尿增多，长期可导致膀胱无力，发生尿潴留和充盈性尿失禁。在前列腺增生的任何阶段，病人可因受凉、劳累、饮酒等使增大的前列腺突然充血、水肿而发生急性尿潴留。

4. 其他

前列腺增生合并感染或结石时，可出现明显尿频、尿急、尿痛症状。因前列腺黏膜血管充血、扩张破裂，可发生无痛性血尿。少数病人在后期可出现肾积水和肾功能不全表现。长期排尿困难者可并发疝、痔或脱肛。

（三）辅助检查

1. 直肠指检

这是诊断前列腺增生简单而重要的检查方法，指检时可触到增大的前列腺，表面光滑、质韧、有弹性，中间沟变浅或消失。

2. B 超检查

可了解前列腺的形态、结构、体积及残余尿量，并可发现早期前列腺癌，常用经腹或经直肠 B 超检查。

3. 尿流率测定

可初步判断梗阻的程度。检测时要求排尿量必须超过 150mL 才有意义。若最大尿流率<15mL/s，提示排尿不畅；<10mL/s，提示梗阻严重。

4. 血清前列腺特异抗原（PSA）测定

前列腺体积较大、有结节或较硬时，应测定血清 PSA，以排除合并前列腺癌的可能。

（四）治疗

1. 随访观察

无明显前列腺增生症状和无残余尿者需门诊随访，定期复查，每年至少一次。如症状加重，再采用其他处理方法。

2. 药物治疗

对症状较轻、残余尿<50mL 的病人可用药物治疗。常用药物有 α_1 受体阻滞剂（特拉唑嗪）、5α 还原酶抑制剂（非那雄胺）。前者可降低平滑肌的张力，减小尿道阻力，改善排尿功能；后者通过降低前列腺内双氢睾酮的含量使前列腺缩小，改善排尿功能。

3. 手术治疗

梗阻症状严重、残余尿量超过 50mL 或既往出现过急性尿潴留、药物治疗疗效不佳而全身状况能够耐受手术者，手术治疗仍是最佳选择。手术方式有经尿道前列腺电切术（TURP）、耻骨上经膀胱前列腺切除术和耻骨后前列腺切除术。

4. 其他疗法

适用于尿道梗阻较重又不能耐受手术者，有激光治疗、经尿道气囊高压扩张术、前列腺尿道支架网、经尿道热疗、体外高强度聚焦超声等。

（五）护理评估

（1）致病因素：年龄、吸烟、饮酒及饮食等。

（2）身体状况：有无尿频、排尿困难、尿潴留、尿失禁、血尿、肾积水及肾功能损害症状或体征，以及有无腹外疝或痔等。

（3）辅助检查结果：B超和尿动力学检查结果等。

（4）心理社会支持情况。

（六）护理问题

（1）睡眠形态紊乱：与夜尿次数增多有关。

（2）排尿形态异常：与膀胱出口梗阻、逼尿肌受损、留置尿管和手术刺激有关。

（3）疼痛：与逼尿肌功能不稳定、导管刺激、血块堵塞冲洗管引起的膀胱痉挛有关。

（4）潜在并发症：TURP综合征、尿频、尿失禁、出血。

（七）护理措施

1. 术前及非手术治疗的护理

（1）生活护理：戒烟酒，多吃水果蔬菜保持大便通畅，禁辛辣刺激性食物，鼓励患者多饮水、勤排尿，保证病人的安全。

（2）心理护理：耐心与病人沟通，向其解释各种手术的方法及注意事项，术前做好心、肝、肺、肾等重要脏器的检查。

（3）对排尿困难、残余尿量过多者应留置导尿管持续引流尿液，以改善肾功能。

（4）有泌尿系感染时，遵医嘱使用抗生素，并定期进行膀胱冲洗。

（5）实施TURP手术的患者，应于术前协助医生进行尿道扩张。

（6）指导患者按时服用药物。

（7）做好常规的术前护理。

2. TUR－P手术后护理

（1）术后常采用三腔气囊导尿管压迫止血，导尿管固定在大腿内侧。

（2）持续膀胱冲洗三天，以防止血块堵塞尿管。色深则快，色浅则慢。若在术后3~5天尿液颜色清澈，可拔除尿管。

（3）TUR综合征的观察与处理：行TURP手术的过程中，通常需要大量冲洗液（10~30L），大量的冲洗液被吸收，可使病人血容量剧增，形成稀释性低钠血症，病人可在术后几小时内出现烦躁、恶心、呕吐、抽搐、痉挛甚至昏迷，严重者可出现肺水肿、脑水肿和心力衰竭，称为TUR综合征。术后应加强观察，一旦出现，遵医嘱使用利尿剂、脱水剂并减慢输液速度，对症处理。

3. 开放性手术后护理

（1）术后饮食：一般术后6h、麻醉反应消失后可给予流质饮食，1~2天无腹胀即可恢复正常饮食。鼓励病人多饮水。

（2）术后常规给予缓泻剂，术后1周内禁止灌肠或肛管排气，以免损伤前列腺窝而引起出血。

（3）常规给予抗生素，预防感染。

（4）膀胱痉挛的处理：疼痛明显者，遵医嘱进行处理。如应用止痛药物或用钙离子阻滞剂（硝苯地平、维拉帕米等）加入冲洗液中进行膀胱冲洗，以缓解膀胱括约肌的痉挛，减轻疼痛。

（5）适时拔除导尿管或引流管：

①耻骨后引流管术后 3 ~ 4 天引流量很少时即可拔除；

②耻骨上前列腺切除术后 5 ~ 7 天拔除导尿管；

③耻骨后前列腺切除术后 7 ~ 9 天拔除导尿管；

④膀胱造瘘管一般术后 10 ~ 14 天排尿通畅后拔除。

（八）健康教育

（1）预防出血：嘱病人出院后 1 ~ 2 个月内避免久坐、骑自行车、进行体力劳动，以免引起腹内压增高而诱发出血。

（2）戒烟酒，少吃刺激性食物，多吃水果蔬菜，保持大便通畅。

（3）非手术治疗的患者应避免受凉、劳累、饮酒和便秘，以免引起急性尿潴留。

（4）排尿功能训练：如有溢尿现象，应指导患者经常进行肛提肌功能锻炼。

（5）自我观察：TURP 手术后可能会发生尿道狭窄，应告知患者进行自我观察，术后若出现尿线变细甚至排尿困难，应及时到医院就诊。

（6）心理和性生活指导：结合病人康复情况，原则上经尿道前列腺切除术后 1 个月，经膀胱前列腺切除术后 2 个月可恢复性生活。告知患者术后可能出现逆行性射精，不影响性交；少数患者可出现阳痿，应及时查明原因，并进行针对性处理。

（7）门诊随访：定期行尿液检查，复查尿流率及残余尿量。

五、课后练习

1. 前列腺增生最早出现的症状是（　　　）。

　　A. 排尿困难　　　　　　　　B. 尿频　　　　　　　　C. 血尿

　　D. 尿潴留　　　　　　　　　E. 肾积水

2. 前列腺增生最重要的症状是（　　　）。

　　A. 进行性排尿困难　　　　　B. 尿频　　　　　　　　C. 血尿

　　D. 尿潴留　　　　　　　　　E. 肾积水

3. 前列腺增生的并发症不包括（　　　）。

　　A. 前列腺癌变　　　　　　　B. 膀胱结石　　　　　　C. 肾积水

　　D. 尿毒症　　　　　　　　　E. 腹股沟斜疝

4. 某男，60 岁，尿频伴进行性排尿困难 6 个月。考虑为前列腺增生，对该患者首选的检查方法是（　　　）。

A. 残余尿测定   B. 膀胱镜检查   C. B 超检查

D. 直肠指检前列腺   E. 尿流动力学检查

5. 某男，58 岁，进行性排尿困难伴终末血尿 2 年，3 天前曾发生急性尿潴留。在诊断其疾病的方法中，错误的是（   ）。

A. 直肠指检   B. 残余尿测定   C. 膀胱镜检查

D. 尿流动力学检查   E. B 超检查

6. 前列腺摘除术后膀胱冲洗的错误措施是（   ）。

A. 回病房后即连接好密闭式膀胱冲洗装置

B. 冲洗液可选用生理盐水

C. 根据需要冲洗液内可以加入止血药物

D. 冲洗液常规经膀胱造瘘管注入，由尿管排出

E. 结合病情做持续或间断膀胱冲洗

7. 前列腺摘除术后，禁忌灌肠的时限为（   ）。

A. 24h   B. 3 天   C. 7 天

D. 10 天   E. 2 周

8. 对防止前列腺摘除术后出血，无作用的措施是（   ）。

A. 定时测量脉搏、血压

B. 气囊尿管的气囊充液压迫前列腺窝

C. 全身及膀胱冲洗液内应用止血药物

D. 低温生理盐水冲洗

E. 1 周内禁止肛管排气、灌肠

9. 某男，70 岁，患前列腺增生十余年，自昨日下午起一直未排尿，今日上午因腹胀急诊入院，入院后导尿管不能插入。此时应采取何种最适合的方法解除尿潴留？（   ）

A. 插金属导尿管   B. 膀胱区热敷   C. 注射阿托品

D. 耻骨上膀胱造瘘   E. 膀胱穿刺

10. 确定前列腺增生是否手术的最重要标志是（   ）。

A. 尿频的程度   B. 排尿困难的程度   C. 血尿的程度

D. 有否尿潴留   E. 残余尿的多少

11. 前列腺增生的最严重并发症是（   ）。

A. 慢性尿潴留   B. 血尿   C. 膀胱结石

D. 反复的尿路感染   E. 双肾积水

12. 某男，60 岁，进行性排尿困难 3 年，夜间尿频。触诊前列腺不大，神经系统无异常，F20 导尿管可插入膀胱，残余尿 70mL。考虑哪种疾病的可能性大？（   ）

A. 慢性前列腺炎　　　　B. 慢性膀胱炎　　　　C. 尿道狭窄

D. 前列腺增生　　　　E. 膀胱结石

13. 关于急性尿潴留的护理，错误的是（　　　）。

A. 导尿应缓慢排出尿液

B. 导尿应迅速排空尿液

C. 导尿要遵守无菌操作

D. 插入导尿管时有困难者，应行耻骨上膀胱造瘘

E. 排尿功能短时间内难以恢复者，应留置导尿管

14. 某患者，男，前列腺增生致急性尿潴留。应首先采取的有效方法是（　　　）。

A. 嘱其不要多饮水　　　　B. 施行导尿术　　　　C. 膀胱穿刺排尿

D. 耻骨上膀胱造瘘术　　　　E. 安慰病人

15. 最大尿流率为多少时说明下尿路梗阻严重，必须治疗？（　　　）

A. <5mL/s　　　　B. <10mL/s　　　　C. <15mL/s

D. <20mL/s　　　　E. <25mL/s

16. 前列腺增生尿路梗阻症状的明显程度取决于（　　　）。

A. 前列腺增生的大小

B. 前列腺增生部位的位置

C. 发生前列腺增生时患者的年龄

D. 前列腺增生的病理基础

E. 前列腺增生的病程长短

（二）病例分析

某患者，男性，59 岁，尿频，尤其是夜间排尿次数增多，近半年来出现排尿费力和分段排尿，有时排尿不成线，并出现终末血尿。

1. 作为泌尿外科的责任护士，请你判断，患者还需要做什么检查？患者的初步诊断应该是什么？

2. 请写出患者的护理诊断。

3. 根据患者的病情拟一份护理计划。

（张伟伟）

项目六

颈肩腰腿痛患者的护理

子项目（一） 颈椎病患者的护理

一、学习目标

知识目标

1. 熟悉颈椎病的病因、分类。
2. 掌握各型颈椎病的临床表现。
3. 熟悉颈椎病的治疗原则。
4. 掌握颈椎病患者的护理措施及保健指导。

能力目标

1. 能对颈椎病患者进行护理评估，并提出患者存在的护理问题。
2. 能对颈椎病非手术治疗的患者提供护理措施。
3. 能对颈椎病手术治疗的患者提供护理措施。
4. 能为颈椎病的患者提供健康教育。
5. 会指导颈椎病患者进行功能锻炼。

二、学习重点和难点

重点：各型颈椎病的临床表现，颈椎病患者的护理措施及健康教育。

难点：颈椎病的分类及病理生理。

三、工作情境及任务

情境一：某患者，男，48 岁，因颈背部酸痛 1 年、右上肢疼痛半年就诊，以"颈椎病"为诊断收入院。

任务一：请对该患者进行护理评估。

情境二：经评估得知，该患者为办公室职员。1 年前，因长期伏案工作致颈背部酸痛，时有心悸、胸闷、双眼视物模糊。半年前出现右肩、上肢放电样疼痛。查体：项部压痛，颈活动范围受限，压头试验（＋），臂丛神经牵拉试验（＋）。X 线提示：C4～6 前缘及后缘见唇样增生，C5～6 间隙狭窄。

任务二：请判断该患者颈椎病的类型。

任务三：提出患者存在的护理问题。

情境三：医生拟给患者行枕颌带牵引术。

任务四：配合医生进行枕颌带牵引术，并做好患者非手术治疗的护理。

任务五：以小组为单位进行角色扮演，指导患者进行颈部锻炼。

任务六：以小组为单位进行角色扮演，给患者讲明在日常生活中注意的问题。

情境四：患者，女，52 岁，神经根型颈椎病，拟于全麻下行前路颈椎间盘切除、植骨融合内固定术。

任务七：作为责任护士，请你完成患者的术前护理。

情境五：该患者在全麻下经前路进行了颈椎间盘切除、植骨融合内固定术，术后病情平稳，安返病房。

任务八：请对该患者进行术后护理评估，并提出患者存在的护理问题。

任务九：请对该患者实施术后护理措施。

四、知识储备和理论学习

颈椎病（cervical spondylosis）指颈段椎间盘、椎骨、骨连接的退行性及其继发性椎间关节退行性病变导致脊髓、脊神经根、交感神经、椎动脉等结构发生损害，从而出现相应的临床综合征。因下颈段处于动静交界部位，所受应力最大、最集中，好发部位依次为 C5～6、C4～5、C6～7（C 指颈椎）。40～60 岁属高发年龄，60 岁后有自愈倾向。男性多于女性，单侧受累多于双侧。

（一）病因

1. 颈椎间盘退行性病变

这是颈椎病发生、发展中最基本的病因。可使椎间盘处于松弛状态，造成刺激和压迫脊髓、血管和神经而发病；也可因为颈椎力学功能紊乱，使椎体、椎间关节、钩椎关节、黄韧带、后纵韧带等发生变性、钙化，引起对脊髓、血管和神经的刺激和压迫而发病。

2. 颈椎先天性椎管狭窄

颈椎矢状内径小于正常（14～16mm）时，即使退行性病变比较轻也可发生临床症状和体征。

3. 损伤

急性损伤可使原已有退行性病变的颈椎和椎间盘诱发颈椎病，慢性损伤可加速颈椎椎间盘退行性病变过程。

护理评估时应着重评估患者有无颈椎急慢性损伤史等。

（二）临床表现

1. 神经根型

最常见，占颈椎病的 50%～60%。它由颈椎间盘向后外侧突出，钩椎关节或关节突关节增生、肥大，刺激或压迫神经根所致。其典型症状为麻木、疼痛，其范围与颈脊神经所支配的区域一致，向肩部及上肢放射，仰头、咳嗽、喷嚏时症状加重，皮肤可出现麻木、过敏等感觉异常；压头试验阳性，即病人正坐，颈后伸偏向患侧，检查者左手托其下颌、右手自其头顶逐渐下压，有颈痛或放射痛；臂丛神经牵拉试验阳性，即检查者一手扶病人头部患侧，另一手握患侧上肢外展 90°，两手反向牵拉，出现放射痛或麻木感；X 线摄片显示颈椎曲度改变、不稳或增生骨赘形成，椎间隙变窄。

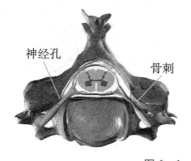
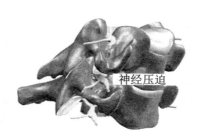

图 6-1　神经根型颈椎病

2. 脊髓型

占颈椎病的 10% ~ 15%，主要由后突的髓核、椎体后缘的骨赘、肥厚的黄韧带以及钙化的后纵韧带等压迫脊髓所致。有脊髓受压所导致的感觉、运动障碍，主要表现为手部发麻、活动不灵敏，精细动作失调，下肢无力，步态不稳、踩棉花感，躯体有紧束感等。其中，周围型症状从下肢开始，中央型症状从上肢开始。X 线摄片显示椎体后缘骨质增生，椎管前后狭窄。个别诊断有困难者，可作脊髓造影、CT 或 MRI 检查。

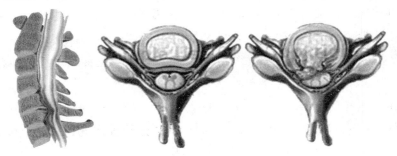

图 6 - 2　脊髓型颈椎病图例

3. 椎动脉型

由颈椎横突孔增生、变窄，上关节突增厚肥大和颈椎失稳直接刺激和压迫椎动脉所致。病人主要表现为眩晕、头痛、视物障碍、耳鸣、猝倒等一过性脑或脊髓缺血症状；旋颈试验阳性，即头后旋时昏倒，倒地后立即清醒；X 线摄片显示椎间关节失稳或钩椎关节骨质增生。确诊和手术前定位，应根据颈动脉造影，而椎动脉血流图仅供参考。

4. 交感神经型

由颈椎各结构病变刺激、压迫颈椎旁的交感神经所致。病人出现头晕、眼花、耳鸣、手麻、心动过速、心前区疼痛等一系列椎动脉交感神经丛激惹症状；X 线检查显示颈椎失稳或退变。

5. 混合型

兼有脊髓型和椎动脉型的表现，临床上较多见。

（三）诊断

（1）中老年患者多发。

（2）病史、症状、神经系统检查。

（3）影像学检查：X 线平片，正位、侧位、双斜位、过伸位、过屈位；脊髓造影、CT、MRI 等。

（四）治疗

应根据颈椎病分型酌情而定，最

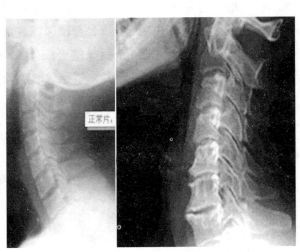

图 6 - 3　颈椎病 X 线表现

多见的神经根型患者绝大多数能用非手术疗法治愈或减轻症状，手术指征必须从严掌握；而脊髓患者型宜早期手术治疗。

1. 非手术疗法

包括牵引、颈托和围领、推拿按摩、理疗、适当内服消炎镇痛药等方式，注意脊髓型颈椎病禁用牵引和推拿按摩，以防加重脊髓损伤。神经根型用布带作头颈牵引有效率为 80%~90%，病人平卧或坐位，牵引重量 2~6kg，每天 1~2 次、每次 1 小时左右，一二周为一个疗程，可连续三个疗程，休息两周后有必要时再牵引；可用颈支架制动。椎动脉型除制动、消炎、止痛外，尚需针对动脉硬化进行治疗。颈椎病还要注意防伤、防寒，亦可辅以针灸治疗。

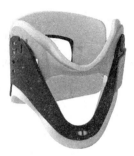

图 6-4　颈托

2. 手术疗法

适用于保守治疗无效、反复发作又无禁忌证，尤其是出现脊髓受压征象者，目的在于椎管减压和植骨增强颈椎的稳定性。

（五）护理评估

1. 术前护理评估

（1）健康史和致病因素：年龄、职业、既往健康情况和发作情况。

（2）身体状况：评估患者当前主要的症状和体征。

（3）心理社会支持情况。

（4）辅助检查结果，如 X 线、CT、MRI 等。

2. 术后护理评估

（1）生命体征，尤其注意前路术后患者的呼吸情况。

（2）手术中情况。

（3）伤口和引流情况。

（4）肢体感觉、运动情况。

（5）患者的心理社会支持情况。

（六）护理问题

（1）低效型呼吸型态：与颈部脊髓水肿、植骨松动脱落压迫气管有关。

（2）疼痛：与神经、血管受刺激或压迫有关。

（3）自理缺陷：与颈肩痛、活动障碍、肌肉无力、眩晕等有关。

（4）有受伤的危险：与椎动脉供血不足所致的眩晕有关。

（5）潜在并发症：术后出血、呼吸困难、神经损伤等。

（七）护理措施

1. 非手术治疗及手术前病人护理

多数病人在门诊或家中治疗。应告知病人非手术治疗的目的和方法，使其能按照医嘱接受规范治疗。此外，尚需指导病人做好自我保健，如选择合适的枕头、纠正不良姿势、进行颈肩部锻炼等。

（1）颌枕带牵引护理：应指导病人取坐位或卧位，头前屈15°左右，牵引重量为2~6kg，每日1~2次，每次1h。若无不适，也可行持续牵引，每日6~8h，2周为一疗程。脊髓型颈椎病病人禁用。

（2）颈托和围领固定护理：应协助病人选择规格合适的颈托或围领。目前常用充气式颈托，既有固定作用，也有一定的牵张作用。教给病人围好后，根据需要充气和调节充盈度，以预防局部压伤、保持固定有效。

（3）用药护理：应说明药物治疗只是对症处理不能祛除病因，在症状严重、影响正常生活和工作时可短期使用；还应说明药物的不良反应，一旦表现出较严重的不良反应，应及时与医生取得联系，以便及早处理。

（4）局部封闭疗法者：应询问有无不宜注射的情况，如糖尿病、高血压等。注射前指导病人清洁皮肤；准备醋酸泼尼松、2%利多卡因及消毒用品，并协助注射。注射后告知病人3天内局部不可沾水，每周注射1次，3次为一个疗程，必要时间隔2~3周后再进行下一个疗程。

（5）手术前准备：按骨科手术做好术前常规准备，但应重点注意以下几点：对需植骨者，需做好供骨部位的皮肤准备；对前路手术者，需训练病人推移气管，以适应术中牵拉气管操作；后路手术病人术前需进行俯卧训练；术前1~2天给予抗生素，以预防术后感染；准备好手术中物品，如X线片、CT片等。

2. 手术后护理

（1）病人的搬移：行植骨融合内固定者，从手术室返回病房时要有专人护送，颈部应采用围领固定，运动途中有专人保护。回病房后采用四人搬运法，安置患者于平卧位，颈部稍前屈，两侧颈肩部放置沙袋限制头颈部偏斜。

（2）观察病情：密切观察意识、体温、脉搏、呼吸、血压、切口等情况，若发现切口渗血较多、颈部明显肿胀、呼吸困难、烦躁、发绀等异常情况，应考虑出现了并发症，应及时通知医生，并协助处理。

（3）其他护理：做好皮肤、口腔、呼吸道、会阴部等护理，以预防感染、压疮等并发症。还应做好生活护理和心理护理，满足病人的基本生活需求和心理需求，帮助其树立战胜疾病的信心，能以健康的心态接受治疗和康复。

（八）健康教育

1. 保健指导

教育人们学会自我保健，对长时间保持某一姿势的工作人员，如司机、计算机操作者、伏案工作者等，要定时改变姿势，做颈部及上肢活动。睡眠时，宜卧硬板床，一般枕头与肩部同高为宜，避免头颈过伸或过屈。

2. 康复指导

非手术治疗病人的指导见非手术治疗病人的护理。对手术治疗病人，应告知术后恢复需要较长时间，一般几个月甚至更长，卧床和固定期间应进行非固定部位的肌肉和关节运动。

五、课后练习

（一）选择题

1. 某患者，男性，65 岁，近 2 个月来出现下肢麻木，行走困难，有踩棉花样感觉，伴肌力减退。该患者最可能患的颈椎病是（　　）。

    A. 神经根型颈椎病　　　　B. 脊髓型颈椎病　　　　C. 椎动脉型颈椎病

    D. 交感神经型颈椎病　　　E. 混合型颈椎病

2. 某患者，男，38 岁，半月前出现颈肩部疼痛，伴右上肢麻木，以诊断为颈椎病收入院。下列处理方法不妥的是（　　）。

    A. 紧急手术　　　　　　　B. 戴颈托或围领　　　　C. 推拿按摩

    D. 枕颌带牵引　　　　　　E. 服用止痛药物

3. 某患者，女，58 岁，颈椎病，入院后进行了手术治疗。术后护士对其提供的护理措施不妥的是（　　）。

    A. 观察切口敷料和引流情况

    B. 三人搬运患者

    C. 密切观察患者的生命体征

    D. 观察患者的感觉和运动情况

    E. 指导患者头部戴颈托或围领

4. 某病人，男性，74 岁，因颈椎椎间盘突出入院手术治疗。术前锻炼的项目不包括（　　）。

    A. 颈部前屈　　　　　　　B. 头上加压　　　　　　C. 颈部侧屈

    D. 推移气管和食管训练　　E. 俯卧训练

5. 某患者，女性，68 岁，诊断为脊髓型颈椎病。下列陈述中不适当的是（　　）。

    A. 可引起截瘫　　　　　　　　　　　　B. 可导致大小便失禁

    C. 早期可行按摩、牵引治疗　　　　　　D. 早期应积极手术治疗

    E. MRI 可见脊髓受压

（第 6～8 题基于以下病例）

某患者，男，50 岁，职员。颈肩部疼痛 2 年伴右上肢麻木 2 个月余。查体：颈 5～7 棘突压痛，压头试验及上肢牵拉试验（＋），X 线显示颈椎曲度变直，C5～6、C6～7 椎间盘突出。诊断为颈椎病。

6. 作为责任护士，请你判断该患者颈椎病的类型最可能为（　　）。

A. 神经根型　　　　　　B. 脊髓型　　　　　　　C. 交感神经型

D. 椎动脉型　　　　　　E. 混合型

7. 患者入院后经前路行椎板切除植骨融合内固定术，术后对病人的护理不妥的是（　　　）。

A. 术后密切观察病情变化，尤其是注意有无呼吸困难征象

B. 术后注意伤口有无出血

C. 如病人术后出现呼吸困难，应立即松解病人颈部的敷料

D. 术后第二天指导病人下床活动

E. 术后做好病人的心理护理

8. 患者术后第八天康复出院，护士对病人的健康指导不妥的是（　　　）。

A. 勿长期伏案工作

B. 纠正日常生活中不正确的颈部姿势，保持颈部直立

C. 定期做颈部保健操

D. 根据习惯可以选择比较高的枕头

E. 如出现颈部不适，及时到医院就诊

9. 某患者，男性，68 岁，诊断为脊髓型颈椎病，入院第二天行颈椎前路手术。手术后患者出现呼吸困难的原因不包括（　　　）。

A. 伤口出血　　　　　　B. 喉头水肿　　　　　　C. 术中损伤脊髓

D. 引流管内引流液过多　E. 植骨块脱落

10. 某患者，男性，52 岁，行颈椎病手术。手术后护士应如何搬运患者？（　　　）

A. 一人背起患者搬运

B. 一人抱起患者搬运

C. 二人搬运，其中一人抬头，一人抬腿

D. 三人将患者平托到木板上搬运

E. 四人搬运，三人平托患者，一人固定头颈部

11. 某患者，女，58 岁，颈部疼痛 2 个月余。今晨起床时突然出现头痛、眩晕、恶心、呕吐，视物模糊、黑蒙，旋转头部时头晕加重。旋颈试验阳性。首先考虑的颈椎病类型为（　　　）。

A. 神经根型　　　　　　B. 脊髓型　　　　　　　C. 椎动脉型

D. 交感神经型　　　　　E. 混合型

12. 某男，48 岁，职员，患神经根型颈椎病。拟采用非手术治疗，下列对其进行的指导不正确的是（　　　）。

A. 卧床休息　　　　　　B. 戴颈托或围领　　　　C. 禁忌理疗、按摩

D. 枕颌带牵引　　　　　E. 维持正确的颈部姿势

13. 某患者，女，患颈椎病，入院后经积极的术前准备，于全麻下行后路手术。术后病人突然出现呼吸困难、大汗淋漓、口唇发绀，此时护士应首先（　　）。

    A. 找医生处理　　　　　　　B. 给病人吸氧　　　　　　　C. 给病人吸痰

    D. 紧急拆除敷料和缝线，敞开伤口　　　　　　　E. 继续监护

14. 某颈椎病患者，拟经前路进行手术。术前护理措施不妥的是（　　）。

    A. 指导病人练习深呼吸和有效咳嗽

    B. 指导病人进行气管食管推移练习

    C. 教给病人颈部活动的方法

    D. 备皮、完善术前检查

    E. 告知病人手术有可能致瘫痪，要谨慎选择

15. 某患者，男，53 岁，脊髓型颈椎病术后，对患者进行病情观察，出现下列哪种情况考虑可能为脊髓损伤？（　　）

    A. 切口疼痛　　　　　　　B. 切口敷料被血液浸湿　　　　　　　C. 四肢肌力正常

    D. 四肢感觉障碍　　　　　　　E. 血压 90/60mmHg

（二）病例分析题

某患者，男，45 岁，杂志社编辑，长期伏案工作。半年前加班后出现颈肩部疼痛，并向右上肢放射，伴右手发麻，未接受正规治疗。近日劳累后疼痛加重，以"颈椎病"为诊断结果收入院。X 线显示颈椎曲度变直，C4～5、C5～6 椎间盘突出，暂行保守治疗。

1. 作为责任护士，请你为患者制定一份详细的保守治疗计划。

2. 请对患者及家属进行健康指导。

（张伟伟）

子项目 （二）　腰椎间盘突出症患者的护理

一、学习目标

知识目标

1. 熟悉腰椎间盘突出症的原因。

2. 掌握腰椎间盘突出症患者的临床表现。

3. 熟悉腰椎间盘突出症的治疗原则。

4. 掌握腰椎间盘突出症患者的护理措施。

5. 掌握腰椎间盘突出症患者的健康指导。

能力目标

1. 能对腰椎间盘突出症患者进行护理评估，并提出患者存在的护理问题。
2. 能对腰椎间盘突出症非手术治疗的患者提供护理措施及健康指导。
3. 能对腰椎间盘突出症手术治疗的患者提供护理措施。
4. 能指导腰椎间盘突出症的患者进行功能锻炼。

二、学习重点和难点

重点：腰椎间盘突出症患者的临床表现、护理措施、健康教育。

难点：腰椎间盘突出症发生的机制。

三、工作情境及任务

情境一：张女士，42 岁，办公室职员。因左臀部胀痛 10 个月，腰骶部伴左小腿外侧胀痛、麻木 8 个月，加重 1 个月就诊。查体：腰部活动度严重受限，L4～5 棘间压痛，直腿抬高试验左侧 20°（＋）、右侧 70°（－），腰部向左侧弯曲，左下肢肌力明显下降。腰椎 CT 检查见图 6－5：L4～5 椎间盘向左后突出约 0.6cm，硬膜囊及神经根受压。医生拟给予骨盆兜带牵引。

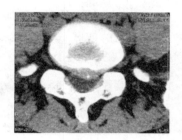

图 6－5

任务一：提出患者存在的护理问题。

任务二：给患者准备病床，说明卧床的注意事项，指导卧床期间的功能锻炼。

任务三：请配合医生完成骨盆兜带牵引，并做好牵引后的护理。

任务四：以小组为单位进行角色扮演，教会患者下床、上床的方法。

任务五：以小组为单位进行角色扮演，指导患者采取正确的坐、卧、立、行和劳动姿势。

情境二：某患者，女，58 岁，腰椎间盘突出症，拟行手术治疗。

任务六：请做好患者术前的护理评估及护理准备工作。

情境三：该患者于全麻下行腰椎间盘切除、植骨融合内固定术，术后病情平稳，安返病房。

任务七：请对该患者术后护理评估，并提出患者存在的护理问题。

任务八：请对该患者提供术后护理措施。

任务九：指导该患者进行功能锻炼，并向其解释功能锻炼的目的。

四、知识储备和理论学习

腰椎间盘突出症（the lumbar disc herniation），是因腰椎间盘变性，纤维环破裂，髓核突出刺激或压迫神经根、马尾神经所表现的一种综合征。好发于 L4 ~ 5、L5 ~ S1 间隙，是腰腿痛最常见原因之一。可发生于任何年龄，20 ~ 50 岁为多发年龄，以中年人最常见，男性多于女性。

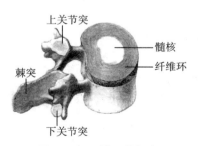

图 6 - 6　正常腰椎间盘

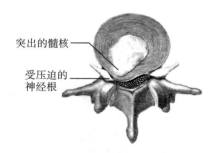

图 6 - 7　腰椎间盘突出正面观

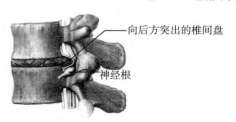

图 6 - 8　腰椎间盘突出侧面观

（一）病因、病理及护理评估

1. 病因

椎间盘退行性病变是此病最基本的发病因素。青春期后人体各种组织即出现退行性变，其中椎间盘的变化发生较早，主要变化是纤维环和髓核脱水，脱水后椎间盘失去其正常的弹性和张力，椎间盘结构松弛、变薄，软骨板囊性变。在此基础上，较重的外伤、妊娠等原因造成的积累性损伤，造成纤维环软弱或破裂，髓核即由该处突出。少数亦可由遗传性因素导致。

2. 病理

髓核多从一侧（少数可同时在两侧）的侧后方突入椎管，压迫神经根而产生神经根受损伤征象；也可由中央向后突出，压迫马尾神经，造成大小便障碍。如纤维环完全破裂，破碎的髓核组织进入椎管，可造成广泛的马尾神经损害。由于下腰部负重大，活动多，故突出多发生于 L4～5，其次为 L5～S1、L3～4 间隙。腰椎间盘突出症分型方法较多，从病理变化和 CT、MRI 所见可分为：

（1）膨隆型：髓核未突破纤维环，纤维环整体移位后压迫相邻组织。该型最轻，最易于恢复。

（2）突出型：髓核突破纤维环，刺激、压迫周围组织。此型最常见，一般保守治疗能够恢复。

（3）脱出游离型：突出的髓核进入椎管内或完全游离。此型较少见，但保守治疗困难，宜于尽早手术治疗。

（4）Schmorl 结节型及经骨突出型。

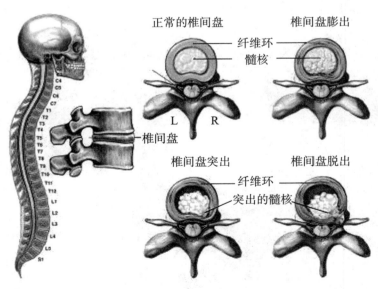

图 6-9　腰椎间盘突出病理生理

知识拓展

哪些原因导致腰椎间盘突出？

1. 外伤：腰扭伤不直接引起突出，但在失去腰背部肌肉的保护下，极易造成椎间盘突出。

2. 过度负重：从事重体力劳动和举重运动者常因过度负荷造成椎间盘早期退变。

3. 长期震动：汽车和拖拉机驾驶员在工作中，长期处于坐位及颠簸状态，腰椎间盘承受的压力较大。

4. 不良体位的影响：人体需要不断更换各种体位，包括坐、站、卧及难以避免的各种非生理性姿势，这就要求脊椎及椎间盘应随时承受各种不同的外来压力。如超出其承受能力或一时未能适应外力的传导，则可遭受外伤或累积性损伤，例如抬举重物时的姿势十分重要，不良姿势常诱发本病的发生。

5. 脊柱的畸形：先天性及继发性脊柱畸形病人，由于椎间盘不仅不等宽，并且常存在扭转，这使得纤维环所承受的压力不一，而容易加速椎间盘的退化。

（二）诊断

主要依据为病史、典型症状及 CT 或 MRI 检查。

1. 病史

病人约 70% 有弯腰提重物或身体急剧旋转受伤史，部分病人仅轻劳动致伤，有时受凉后或起床时突然发病。

2. 临床表现

（1）症状：一般先有下腰背痛继而出现坐骨神经痛，沿臀部、大腿后侧、小腿外侧、足跟、足背放射，排便、咳嗽、喷嚏等腹压增高时加剧，病人常弯腰、屈髋和膝部以减轻疼痛，病程有明显的间歇期，稍不注意就会复发；部分病人尚有下肢麻木、间歇性跛行和马尾综合征。马尾综合征表现为左右交替的坐骨神经痛及会阴麻木感，严重者可有大小便功能障碍和（或）性功能障碍。

（2）体征：病人常有腰部活动受限，腰椎侧弯畸形，腰椎生理性前凸消失，呈功能性脊柱侧凸，椎间盘突出物位于神经根内侧脊柱凸向健侧、突出物位于神经根外侧脊柱凸向患侧；突出间隙的棘突间或略偏一侧有深部压痛点，沿臀部坐骨神经径路亦有压痛，并常向下肢放射；直腿抬高试验阳性（由于个人体质的差异，该试验阳性无统一的度数标准，一般认为被动抬高患肢至 60° 之内出现坐骨神经痛为阳性，应注意两侧对比，如患侧抬腿受限并感到向小腿或足的放射痛即为阳性），此时将下肢放低到刚好不痛时，将足背曲又出现疼痛为加强试验阳性。神经系统表现为小腿外侧、足外侧感觉减退，相应部位肌肉萎缩、肌力减退。

3. 辅助检查

X 线片正侧片显示脊柱侧凸或腰椎生理前凸消失，受累椎间隙变窄，上、下椎体边缘骨赘唇状增生等，尚能排除其他骨质病变。CT、MRI 等亦有助于诊断。

（三）治疗

1. 非手术疗法

（1）急性期绝对卧硬板床休息（包括不坐起、进食及大小便），一般卧床 3 周。

（2）骨盆持续牵引。骨盆牵引可使椎间隙略为增宽，减小椎间盘内压力，扩大椎管容量，从而减轻对神经根的刺激和压迫。牵引重量根据个体差异在 7~15kg 之间，牵引时间为 2 周。

（3）推拿、按摩：可使痉挛肌松弛，进一步减轻椎间盘压力。注意中央型椎间盘突出禁用此方法。

（4）硬膜外封闭，注射糖皮质激素，可减轻神经根周围的炎症、水肿和粘连程度；同时可以减轻病人局部肌痉挛，减轻疼痛。

知识拓展

腰椎间盘突出症患者卧床休息的重要性

卧床休息是腰椎间盘突出症最基本的治疗方法，方法简单，没有任何创伤及附加痛苦，选用硬板床对初次发病及早期病人可得到满意效果。卧床休息可减少神经炎性物质毒素吸收，促进炎症消退和恢复，也可以防止神经纤维粘连发生。卧床休息就是让病人平卧在硬板床上，只允许在床上翻身，而不允许坐起或站立，进餐及大小便时也不能站起来。但现研究认为过分的卧床休息有时反而会导致神经根的粘连、体力下降，建议卧床时间 1 周左右。同时，在卧床期间及以后应加强背腹肌力量的锻炼。

2. 经皮髓核切吸术

通过椎间盘镜或其他特殊器械在 X 线监视下进入椎间隙，将部分髓核绞碎吸出，从而减轻椎间盘内压达到缓解症状的目的。

3. 手术治疗

确诊为椎间盘突出的病人，经保守治疗无效，或出现脊髓、马尾神经受压者，采取手术治疗。手术方式有椎板、半椎板切除或开窗、髓核摘除术等。

知识拓展

日常生活、工作时怎样保护腰部?

弯腰搬物是生活和工作中常见的动作，不正确的姿势可诱发腰椎间盘突出。不正确的姿势如双腿伸直或稍屈曲情况下依靠弯腰搬物，会增加腰椎间盘的压力，造成腰椎间盘突出症。正确的弯腰搬物姿势是先屈曲髋、膝关节，充分下蹲后保持直腰搬物。洗东西时，不要将盆放在地上或其他太低的位置，而应放在不必过度弯腰的高度，以避免腰部过度弯曲。某些劳动应在高度适当的台子上进行，保持脊柱挺直，不要左右歪斜、东倚西靠，尽可能不弯曲腰部。扫地、拖地时，应将扫帚或拖把的把加长，以避免过度弯曲腰部。平时要加强腹部、背部肌肉锻炼，达到保护腰椎的目的。

（四）护理问题

（1）疼痛：腰腿痛与腰椎间盘突出、腰椎管狭窄使神经受刺激或压迫有关。

（2）躯体活动障碍：与椎间盘突出、牵引或手术有关。

（3）自理缺陷：与疼痛所致的功能障碍、治疗限制等有关。

（4）便秘：与马尾神经受压或长期卧床有关。

（5）焦虑：与疼痛、活动障碍、对手术治疗的担忧等有关。

（6）潜在并发症：手术后脑脊液漏、尿潴留、感染、神经根粘连等。

（五）护理措施

1. 非手术治疗及手术前病人的护理

（1）休息与活动：腰椎间盘突出症急性期，应安置病人绝对卧硬板床休息，体位采取抬高床头 30°，膝关节屈曲 45°，腘窝放一个小枕以放松背部肌肉。提供全面的生活照顾，包括翻身、皮肤清洁、洗漱、饮食、大小便等护理。卧床期间指导病人进行非制动部位关节的主动锻炼，以促进全身血液循环，增强肌力，预防肌肉萎缩。告知病人卧床3 周或至症状完全消失后，可戴腰围下床活动；3 个月内不能做弯腰持重物的动作，应酌情进行腰背肌功能锻炼。腰椎管狭窄致腰腿痛严重时，也应卧床休息。

（2）便秘护理：给予病人高纤维、易消化食物，鼓励病人多饮水；指导病人在床上排便，给予适宜、保护隐私的排便环境。

（3）骨盆牵引的护理：对腰椎间盘突出者，协助医生安放骨盆水平牵引带，将床尾抬高 20～30cm 利用身体的重力作反牵引，选择合适的重量（一般 7～15kg），牵引时间以 2 周为宜；定期检查牵引病人的体位及牵引的有效性，同时注意观察牵引带压迫的髂缘部位有无皮肤压疮或破损等。对在家中牵引的病人，应教会家属安放牵引的方法，牵引的重量、时间、疗程、注意事项等。

（4）药物护理：遵医嘱给予阿司匹林、布洛芬等止痛药物，给药前了解病人有无不宜服药情况，如胃溃疡、胃出血等，告知药物的不良反应及服药注意事项。配合皮质类固醇硬脊膜外隙或局部注射，注射前应了解有无糖尿病、高血压等不宜注射的情况，安置适当的体位，准备醋酸泼尼松龙、2% 利多卡因、注射器和消毒用品等；注射后告知注射部位 3 天内不可沾水，若有不适及时告知医护人员。

（5）手术前护理：按照骨科手术做好术前常规准备，注意术后适应性训练，如俯卧训练等。

2. 手术后病人的护理

（1）病人的搬移和卧位：手术后病人带腰围送回病房，搬移时应用三人搬运法，保持腰椎稳定，使身体轴线平直，避免过大幅度的扭动。安置病人平卧硬板床，下肢可适当垫高，定时进行轴式翻身；术后平卧 24h，禁翻身，24h 后轴线翻身。卧床时间需根据手术类型决定，一般 1～3 周，以后可根据病人具体情况，带腰围起床活动。

（2）观察病情：观察生命体征是否稳定；注意肢体的疼痛、感觉、运动是否好转，有无新出现的感觉、运动障碍。若发现异常情况，及时通知医生，并协助处理。

（3）切口护理：观察切口有无渗液，渗液的性质和量，若渗液较多应及时更换敷料。保持引流管通畅，观察引流液的性质、颜色及量的情况，若出现淡黄色引流液，同时伴有头痛、恶心、呕吐等症状，提示并发脑脊液漏，应立即停止引流，安置病人平卧位并适当抬高床尾，一般保持平卧位 7～10 天硬脊膜裂口即可愈合。引流管一般保留 24～48h。

（4）功能锻炼：卧床期间应坚持四肢肌肉和关节活动，以防肌肉萎缩、关节僵硬、神经根粘连。术后第 1 天即开始进行股四头肌舒缩和直腿抬高练习，每分钟 2 次，抬腿与放腿时间相等，逐渐增加抬腿高度，以预防神经根粘连。术后 1 周左右，根据医嘱指导病人进行腰背肌锻炼，以增强肌力，预防肌萎缩，增强脊柱的稳定性。腰椎有破坏性改变、感染性疾病、内固定物植入、年老体弱及心肺功能不全者除外。

（六）健康教育

（1）教会患者及家属正确防治腰腿痛的知识。

（2）佩戴腰围：指导非手术治疗的患者在活动时佩戴腰围；脊髓受压的患者，应佩戴腰围 3～6 个月，直至神经压迫症状解除。

（3）指导患者及普通人群采取正确的坐、立、行、持物等姿势，减少腰椎间盘的急慢性损伤。

（4）术后继续进行腰背部肌肉功能锻炼，以增加脊柱的稳定性。

（5）活动：逐日增加行走距离，但尽量避免久坐和驾车，前几周内禁止抬重物、弯腰；4 周后可延长坐位时间；3 个月内禁止长距离行走。不从事体力劳动者，术后 2 周内恢复工作；从事行走多而不抬重物的工作者，在 4 周内恢复工作；如果久坐工作，则 6～8 周后恢复工作；从事重体力劳动或长时间的驾驶工作者，则 3 个月后方能恢复工作。

五、课后练习

1. 不符合腰椎间盘突出症疼痛特征的表现是（　　）。

　　A. 腰痛在伤后即发

　　B. 坐骨神经痛多为单侧

　　C. 腰腿痛多在休息后减轻

　　D. 直腿抬高试验阳性

　　E. 腰痛与腹内压增加无关

2. 腰椎间盘突出最多见的椎间隙是（　　）。

A. L5～S1　　　　　　B. L4～5　　　　　　C. L3～4

D. L1～2　　　　　　E. L2～3

3. 腰椎间盘突出试验阳性的是（　　　）。

　　A. 压头试验　　　　　　B. 上肢牵拉试验　　　　C. 托马斯征

　　D. "4" 字试验　　　　　E. 直腿抬高试验及加强试验

4. 腰椎间盘突出症的基本因素是（　　　）。

　　A. 遗传因素　　　　　　B. 损伤　　　　　　　　C. 椎间盘退行性变

　　D. 妊娠　　　　　　　　E. 腰肌劳损

5. 某患者因腰椎间盘突出症接受椎间盘摘除术，手术后第 1 天护士指导其进行直腿抬高练习，目的是为了预防（　　　）。

　　A. 神经根粘连　　　　　B. 血肿形成　　　　　　C. 骨质疏松

　　D. 伤口感染　　　　　　E. 肌肉萎缩

6. 某男，32 岁，抬重物时突然出现腰疼伴左下肢放射痛。体检：小腿外侧针刺觉减退，拇指背伸肌力量减弱，跟腱反射正常，直腿抬高试验阳性。其最可能的诊断是（　　　）。

　　A. 腰椎管狭窄症　　　　B. 急性腰扭伤　　　　　C. 腰肌劳损

　　D. 腰椎间盘突出症　　　E. 腰椎结核

7. 某患者，女，腰椎间盘突出症，行手术治疗。术后一周内的护理不包括（　　　）。

　　A. 减轻疼痛　　　　　　B. 下床行走，防止粘连　C. 预防便秘发生

　　D. 功能锻炼　　　　　　E. 并发症的预防和护理

8. 某男，28 岁，诊断为腰椎间盘突出症，行髓核摘除术。术后第一天，患者应开始（　　　）。

　　A. 腰背肌锻炼　　　　　B. 直腿抬高练习　　　　C. 股四头肌等长收缩

　　D. 转移训练　　　　　　E. 下床活动

（张伟伟）

肿瘤病人的护理

子项目 一 乳腺癌病人的护理

一、学习目标

知识目标

1. 了解乳腺癌可能的致病因素。
2. 熟悉乳腺癌常用的辅助检查方法及意义。
3. 掌握乳腺癌的临床表现，并能说出乳腺癌与其他乳腺肿块鉴别的要点。
4. 掌握乳腺癌的治疗原则、治疗要点、病人的护理措施和健康指导。
5. 掌握乳腺癌手术后可能出现的并发症及防治措施。
6. 掌握乳腺自我检查的方法及注意事项。

能力目标

1. 能在手术前、后分别对模拟乳腺癌病人进行评估。
2. 能提出模拟乳腺癌病人存在的护理问题。
3. 能对模拟乳腺癌病人实施具体的护理。
4. 能对模拟乳腺癌病人提供健康指导，能教会患者及家属进行乳房自我检查。

二、学习重点和难点

重　点：乳腺癌的临床表现，乳腺癌与其他乳腺肿块鉴别的要点，乳腺癌的治疗原则、治疗要点、病人的护理措施和健康指导，乳腺癌手术后可能出现的并发症及防治措施，乳腺自我检查的方法及注意事项。

难　点：乳腺癌术后病人的功能锻炼。

三、工作情境及任务

情境一：王女士，45 岁，工人，6 个月前在洗澡时无意发现右侧乳房有一蚕豆大小的无痛性肿块，以为是乳腺增生，未予重视。近日来，发现肿块迅速增大，并出现肿块处皮肤凹陷及乳头内陷，遂来院检查，被诊断为乳腺癌而入院。

任务一：乳腺癌病人的入院护理及护理评估

作为责任护士，请你做好该患者的入院指导，并按护理程序收集资料。

情境二：进一步评估发现，该病人目前神志清楚，营养状况好，既往体健，其母亲于 5 年前死于乳腺癌。查体：T 36.5℃，P 80 次/min，R 16 次/min，BP 130/80mmHg；右侧乳房外上象限有一约 3.5cm×4.5cm 大小肿块，无触痛，质硬，表面粗糙，与周围组织分界不清，但尚能推动，肿块处皮肤有轻度凹陷，挤压乳管乳头无溢液；同侧腋窝淋巴结触及 4 个增大的淋巴结，最大者约 1cm×1.5cm×1cm，质硬，有触痛，边界清，可活动，双颈及锁骨上淋巴结未触及；心肺无异常，肝脾未触及，移动性浊音阴性，皮肤巩膜无黄染。患者入院后情绪低落，经常独自叹息，不思饮食。X 线显示，右侧乳房有一密度增高的肿块影，边界不清楚，呈毛刺状；B 超显示右侧乳房有一 3.5cm×4.5cm 大小肿块。拟行手术治疗。

任务二：乳腺癌病人的护理问题、术前护理

通过对病人的评估，请找出病人可能存在的护理问题，并制订出一份合理的术前护理计划。

情境三：病人经充分的术前准备，于入院后的第 4 天上午 8 点，在全麻下接受了右乳癌扩大性根治术，手术顺利，术中失血约 600mL，输血 600mL，输液 2500mL，皮瓣下置乳胶引流管一枚，术后行间断缝合，切口无张力，整个右前胸壁及腋窝置厚纱布垫、外加多头胸带加压包扎。术后病人病情平稳，尚未完全清醒。

任务三：乳腺癌病人的术后护理措施

病人手术后可能存在的护理问题或医护合作性问题有哪些？病人回病房后，作为责任护士，你应首先对病人进行哪些方面的评估？病人术后可能会出现哪些并发症？你应采取何种措施来预防？病人手术后，你应如何指导病人进行功能锻炼？

情境四：病人手术后第 16 天，开始化疗，采用 CMF 方案进行化疗，环磷酰胺（CTX）400mg/m^2 静注 d1 d8，氨甲喋呤（MTX）200mg/m^2 肌注 d1 d8，氟尿嘧啶（5 - Fu）400mg/m^2 静滴 d1～5，每三周重复一次，共六个疗程。患者准备出院，定期到医院进行化疗。

任务四：乳腺癌病人的健康指导

在出院前，你应如何对病人进行健康指导？请教会病人及家属进行乳房自我检查。

四、知识储备和理论学习

（一）乳房的解剖生理

成年妇女乳房是两个半球形的性征器官，位于胸大肌浅面，约在第 2 和第 6 肋骨水平的浅筋膜浅、深层之间。外上方形成乳腺腋尾部伸向腋窝。乳头位于乳房的中心，周围的色素沉着区称为乳晕。

乳腺有 15～20 个腺叶，每一腺叶分成很多腺小叶，腺小叶由小乳管和腺泡组成，是乳腺的基本单位。每一腺叶有其单独的导管（乳管），腺叶和乳管均以乳头为中心呈放射状排列。小乳管汇至乳管，乳管开口于乳头，乳管靠近开口的 1/3 段略为膨大，是乳管内乳头状瘤的好发部位。腺叶、小叶和腺泡间有结缔组织间隔，腺叶间还有与皮肤垂直的纤维束，上连浅筋膜浅层，下连浅筋膜深层，称 Cooper 韧带。

乳腺是许多内分泌腺的靶器官，其生理活动受垂体前叶、卵巢及肾上腺皮质等激素影响。妊娠及哺乳时乳腺明显增生，腺管延长，腺泡分泌乳汁。哺乳期后，乳腺又处于相对静止状态。平时，育龄期妇女在月经周期的不同阶段，乳腺的生理状态在各激素影响下呈周期性变化。绝经后腺体渐萎缩，为脂肪组织所代替。

乳房的淋巴网甚为丰富，其淋巴液输出有四个途径。①乳房大部分淋巴液经胸大肌外侧缘淋巴管流至腋窝淋巴结，再流向锁骨下淋巴结。部分乳房上部淋巴液可流向胸大、小肌间淋巴结，直接到达锁骨下淋巴结。通过锁骨下淋巴结后，淋巴液继续流向锁骨上淋巴结。②部分乳房内侧的淋巴液通过肋间淋巴管流向胸骨旁淋巴结（在第 1、2、3 肋间比较恒定存在，沿胸廓内血管分布）。③两侧乳房间皮下有交通淋巴管，一侧乳房的淋巴液可流向另一侧。④乳房深部淋巴网可沿腹直肌鞘和肝镰状韧带通向肝。

（二）乳房检查

检查室应光线明亮。病人端坐，两侧乳房充分暴露，以利对比。

1. 视诊

观察两侧乳房的形状、大小是否对称，有无局限性隆起或凹陷，乳房皮肤有无发红、水肿及"橘皮样"改变，乳房浅表静脉是否扩张。两侧乳头是否在同一水平，如乳头上方有癌肿，可将乳头牵向上方，使两侧乳头高低不同。乳头内陷可为发育不良所致，若是一侧乳头近期出现内陷，则有临床意义。还应注意乳头、乳晕有无糜烂。

2. 触诊

病人端坐，两臂自然下垂；乳房肥大下垂明显者，可取平卧位，肩下垫小枕，使胸部隆起。检查者采用手指掌面而不是指尖触诊，不要用手指捏乳房组织，否则会将捏到的腺组织误认为肿块。应循序对乳房外上（包括腋尾部）、外下、内下、内上各象限及中央区作全面检查。先查健侧，后查患侧。

发现乳房肿块后，应注意肿块大小、硬度、表面是否光滑、边界是否清楚及活动度。轻轻捻起肿块表面皮肤明确肿块是否与皮肤粘连。如有粘连而无炎症表现，应警惕乳腺癌的可能。一般说，良性肿瘤的边界清楚，活动度大。恶性肿瘤的边界不清，质地硬，表面不光滑，活动度小。肿块较大者，还应检查肿块与深部组织的关系：可让病人两手叉腰，使胸肌保持紧张状态，若肿块活动度受限，表示肿瘤侵及深部组织。最后轻挤乳头，若有溢液，依次挤压乳晕四周，并记录溢液来自哪一乳管。

腋窝淋巴结有四组，应依次检查。检查者面对病人，以右手扣其左腋窝，左手扣其右腋窝。先让病人上肢外展，以手伸入其腋顶部，手指掌面压向病人的胸壁，然后嘱病人放松上肢，搁置在检查者的前臂上，用轻柔的动作自腋顶部从上而下扪查中央组淋巴结，然后将手指掌面转向腋窝前壁，在胸大肌深面扪查胸肌组淋巴结。检查肩脚下组淋巴结时宜站在病人背后，扪摸背阔肌前内侧。最后检查锁骨下及锁骨上淋巴结。

3. 特殊检查

（1）X线检查：常用方法是钼靶 X 线摄片。乳腺癌的 X 线表现为密度增高的肿块影，边界不规则，或呈毛刺征。有时可见钙化点，颗粒细小、密集，有人提出每平方厘米超过 15 个钙化点时乳腺癌的可能性很大。

（2）超声显像：属无损伤性，可反复使用，主要用途是鉴别肿块系囊性还是实质性。B 型超声结合彩色多普勒检查进行血供情况观察，可提高其判断的敏感性，且对肿瘤的定性诊断可提供有价值的指标。

（3）活组织病理检查：目前常用细针穿刺细胞学检查，多数病例可获得较肯定的细胞学诊断，但应注意其有一定的局限性。

对疑为乳腺癌者，可将肿块连同周围乳腺组织一并切除，作快速病理检查，而不宜作切取活检。

乳头溢液未扪及肿块者，可作乳腺导管内视镜检查、乳头溢液涂片细胞学检查。乳头糜烂疑为湿疹样乳腺癌时，可作乳头糜烂部刮片细胞学检查。

此外，还有结合 X 线摄片、电脑计算进行立体定位空芯针穿活组织检查。此法定位准，取材多，阳性率高，但设备昂贵。

（三）乳癌的分期

分期	病理学检查	肿瘤大小	淋巴结转移	远处转移
0 期	原位癌	任何	无	无
Ⅰ 期	浸润癌	<2cm	无	无
Ⅱ 期	浸润癌	<2～5cm <5cm	无 有	无
Ⅲ 期	浸润癌	>5cm >5cm 任何大小 皮肤或胸壁浸润	无 有 淋巴结固定 有或无	无
Ⅳ 期	浸润癌	任何大小	有或无	有

五、知识技能应用

（一）乳腺自我检查手法及技巧

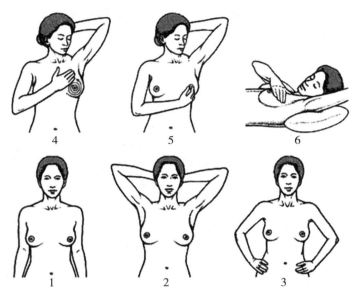

图7-1 乳腺自我检查方法

乳腺的自我检查每个月进行一次，应在月经干净后进行，以免因月经前或行经期乳腺组织的充血、增厚影响检查结果。检查时用并拢的手指掌面轻轻触摸，不可重按或挤捏。乳腺自我检查分三个步骤：

第一步：镜前检查（图7-1中1、2、3）。首先站在镜前，裸露上身，双臂垂于两侧，观察乳腺的外形。熟知自己正常乳腺的外观很重要，这样一旦有什么异常，就可以察觉出来。不过，一侧乳腺比另一侧稍大，并非不正常现象。接着，将双臂举过头顶，转动身体，察看乳腺的形态是否有变化。然后，双手叉腰向右、向左慢慢旋转身体，察看乳头及乳腺是否有凹陷、红肿或皮肤损害。最后，将双手掌撑在臀部，并使劲向下压，同时转动身体，这样会使乳腺的轮廓显得清晰。注意观察乳腺的形态有无异常变化，如发现异常变化，需要与另一侧进行比较，察看双侧乳腺是否对称。

第二步：立位或坐位检查（图7-1中4、5）。首先，将左手举起放在头后，再用右手检查左侧乳腺。乳腺检查的正确范围：上到锁骨下，下至第六肋，外侧达腋前线，内侧近胸骨旁。检查的正确手法：三个手指并拢，从乳腺上方12点（将乳腺比作一个时钟）开始，用手指指腹按顺时针方向紧贴皮肤作循环按摩检查，每检查完一圈回到12点，下移2cm做第二圈、第三圈检查，要检查整个乳腺直至乳头。检查时手指不能脱离皮肤，用力要均匀，掌握力度为以手指能触压到肋骨为宜。此法称为指压循环按摩法。检查完左侧乳腺后，将右手举起放在头后，用左手检查右侧乳腺，检查方法同上。在检查完整个乳腺后，用示指、中指和拇指轻轻地提起乳头并挤压一下，仔细查看有无分泌物。

第三步：卧位检查（图7-1中6）。身体平躺在床上，肩下垫只小枕头或折叠后的毛巾，使整个乳腺平坦于胸壁，以便于检查乳腺内有无异常肿块。因为坐位或立位时乳腺下垂，特别是体型较胖的女性，容易漏检位于乳腺下半部的肿块，所以卧位检查同样是十分必要的。检查的范围和手法与坐位或立位检查相同。

（二）乳癌术后上肢功能锻炼

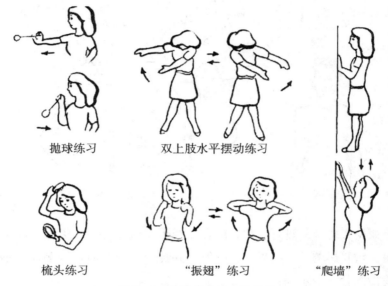

抛球练习　　　　双上肢水平摆动练习

梳头练习　　　　"振翅"练习　　　　"爬墙"练习

图7-2　乳腺癌术后功能锻炼

乳癌根治术后，病人有可能会患不同程度的侧上肢功能障碍，除与手术切除的程度和操作技巧有关外，术后正确的功能锻炼是保证患侧上肢功能恢复的重要内容。

1. 患侧上肢功能锻炼的具体步骤

第一阶段：术后24h开始，指导病人做伸指握拳动作，以活动腕关节。每日4次，每次做10下。第二阶段：术后2～3天，做前臂伸屈运动，坐位练习屈肘、屈腕。每日4次，每次做10下。第三阶段：术后4～5天，练习患侧上肢摸同侧耳廓、对侧肩。第四阶段：术后5～7天，患侧上肢慢慢伸直，内收，屈曲肩关节，抬高至90°。第五阶段：术后7～10天，练习手指"爬墙"运动，直至患侧手指能高举过头，自行梳理头发。

2. 早期功能锻炼的注意事项

凡有下列情况，需适当延迟活动肩关节，并减少活动量：凡有腋下积液，皮瓣未充分与胸、腋壁贴合者；术后第3天腋窝引流较多，大于60mL/24h者；近腋区的皮瓣较大面积坏死或植皮近腋窝者。

3. 护理要点

术后48h内肩关节应处于内收位，避免外展上臂，可行伸指、握拳动作。下床活动时应用吊带托扶患肢,他人扶持时只能扶健侧,以免腋窝皮瓣的滑动而影响愈合。

指导督促患者正确进行功能锻炼。按时、准确进行功能锻炼,是患者上肢功能恢复的重要保证。锻炼中既要防止动作过大、过猛影响伤口愈合,又要注意动作不能过小,以免影响训练效果。最好帮助病人设计一个锻炼计划表,记录每天锻炼情况,逐步增加锻炼动作及活动量。增加动作时不增加量,加量时不加动作,循序渐进,争取患侧上肢功能尽快恢复,最终达到功能锻炼的达标要求,即患侧上肢能绕过头顶摸对侧耳廓。

护理人员在做好各项基础护理的同时,还应耐心与患者交流沟通,及时了解病人的心理动态,做好病人的心理护理,给患者以心理安慰。介绍乳癌治疗病例给病人做现身说法,使她们能正视疾病,重新树立起生活的信心。

医务人员要根据每位病人的不同情况制订出院后的功能锻炼计划,嘱咐病人不要在患侧肢体测血压、抽血、静脉注射、提重物等,患肢负重不能超过 5kg,以免影响患侧肢体功能的恢复。

乳癌术后进行早期功能锻炼,有利于手术后上肢静脉回流及引流液的流出,有利于术后上肢水肿的消退。通过进行早期功能锻炼,可明显降低皮下积液、积血、皮瓣坏死及上肢严重水肿等并发症的发生率。更重要的是,早期功能锻炼减少了疤痕挛缩的发生,提高了患侧上肢的功能恢复及病人自理能力的重建,增强了病人对生活的信心,提高了生活质量。

六、课后练习

(一)选择题

A₁型题

1. 对经期妇女进行乳房检查的最佳时间是（ ）。

    A. 月经前 3 天   B. 月经前 1 天   C. 月经期间

    D. 月经干净后 1 天   E. 月经干净 5 ~ 7 天

2. 乳腺癌病人早期乳房包块多见于（ ）。

    A. 乳房外上象限   B. 乳房外下象限   C. 乳房内上象限

    D. 乳房内下象限   E. 中央区

A₂型题

3. 患者,女,23 岁,洗澡时无意发现右乳房外上象限有一个 1.5cm×2cm 肿块,边界清楚,质硬,活动度大。应首先考虑（ ）。

    A. 乳腺癌   B. 急性乳腺炎   C. 乳腺纤维腺瘤

    C. 乳腺囊性增生   E. 乳管内乳头状瘤

A₃型题

(第 4、5 题基于以下病例)

徐某,女,48 岁,3 个月前洗澡时发现右侧乳房外上方有一蚕豆样无痛性包块,近

1 个月来包块增大。体检：右侧乳房外上象限触及一直径约 3.5cm×3cm 的肿块，无触痛，质硬，边界不清，不能推动，表面皮肤无红肿、溃烂；托起乳房，局部皮肤有轻度凹陷；乳头位置无改变，挤压乳头无液体流出。

4. 下面几项检查最应该选择的是（　　　）。

    A. 近红外线扫描　　　　B. 空心针穿刺活检　　　　C. 热图像

    D. CT 扫描　　　　　　E. 磁共振成像

5. 最适合的治疗措施是（　　　）。

    A. 抗感染　　　　　　B. 放射疗法　　　　　　C. 继续观察病情

    D. 中医中药　　　　　E. 手术

（第 6~9 题基于以下病例）

廖某，女，40 岁，右侧腋窝包块 1 个月。体检：营养状况良好，生命体征稳定；右侧乳房触诊未扪及包块；行钼靶 X 线检查发现右侧乳房外上象限有一密度增高的肿块阴影，中央有细小簇状钙化，边缘呈毛刺状。

6. 该病人最合适的手术治疗方式是（　　　）。

    A. 单纯腋窝淋巴结摘除术　B. 保留乳房手术　　　　C. 乳房单纯切除术

    D. 乳腺癌根治术　　　　　E. 改良根治术

7. 该病人手术后，术侧上肢康复训练不正确的是（　　　）。

    A. 术后 24h 内，鼓励病人活动手部及腕关节

    B. 术后 13 天，进行屈肘、伸臂等锻炼

    C. 术后 7~10 天内外展肩关节

    D. 术后 12 周，开始循序渐进地做肩关节活动

    E. 术后 4~7 天，鼓励病人用患侧手洗脸、刷牙、进食等

8. 病人最可能的诊断是（　　　）。

    A. 乳腺炎　　　　　　B. 乳腺癌　　　　　　C. 乳房纤维瘤

    D. 乳房囊性增生　　　E. 乳管内乳头状瘤

9. 术后 2 年，该病人乳房自检发现左侧乳房有包块。该病人进行空心针穿刺活检证实是乳腺癌转移。乳腺癌最多见的淋巴转移部位是（　　　）。

    A. 同侧腋窝淋巴结

    B. 同侧内乳区淋巴结

    C. 同侧锁骨上淋巴结

    D. 对侧锁骨上淋巴结

    E. 同侧颈淋巴结

（二）案例分析题

周女士，48 岁，于 1 周前无意中发现乳房有一肿块，无症状。检查：右乳房外上象

限有一直径约2cm的肿块，质硬、边界欠清、活动较差、无压痛，举起上肢时见肿块表面的皮肤有轻度凹陷；腋窝淋巴结不大。

请说出诊断依据，提出护理问题，需采取哪些护理措施？

（孙志强）

子项目（二） 胃癌病人的护理

一、学习目标

知识目标

1. 熟悉胃癌的病因、病理生理和分型。
2. 掌握胃癌的临床表现。
3. 掌握胃癌的处理原则和手术方式
4. 掌握胃癌病人的评估要点和常见护理问题。
5. 掌握胃大部切除术病人的常见并发症及护理措施。
6. 掌握胃癌病人的健康指导要点。

能力目标

1. 能对胃癌病人进行护理评估。
2. 能提出胃癌病人存在的护理问题。
3. 能对胃癌病人提供正确的护理措施。
4. 能对胃癌病人进行健康指导。

二、学习重点和难点

重　点：胃大部切除术病人并发症的观察、预防和护理。

难　点：胃的解剖生理，胃大部切除术病人并发症的观察、预防和护理。

三、工作情境及任务

情境一：某女，50岁，2个月前开始出现上腹不适、疼痛，食欲减退，有反酸、嗳气，服抗酸药无明显好转，2个月来体重下降3kg。经胃镜检查确诊为胃癌，拟在全身麻醉下行胃大部切除术。

任务一：对患者进行健康史和相关因素评估

如果你作为该病人的责任护士，在病人入院后，应了解病人哪些与疾病相关的情况？应主要从哪些方面进行评估？

任务二：术前护理

患者非常害怕手术，担心手术效果。你作为其责任护士，请对其进行心理疏导，告知患者在术前饮食方面应注意哪些问题。

情境二： 病人经积极术前准备后，在全身麻醉下行胃癌根治术（毕Ⅱ式吻合），术后留置胃管和腹腔引流管。

任务三：术后护理

（1）术后应重点观察哪些并发症？

（2）请对患者的胃肠减压管进行护理。

（3）术后第 8 天，患者突发上腹部剧痛，呕吐频繁，每次量少，不含胆汁，呕吐后症状不缓解。体检：上腹部偏右有压痛。考虑发生了什么问题？请做出处理。

（4）如果该患者术后第 1 天，进食后上腹饱胀，恶心、呕吐，呕吐物含胆汁和食物。考虑发生了什么问题？请进行处理。

（5）术后第 2 周，病人进食后 10～20min 出现上腹饱胀、头晕、心悸、出冷汗、恶心呕吐。考虑可能发生了什么问题？请做出何处理。

（6）请指导该病人术后的饮食和活动。

四、知识储备和理论学习

(一) 胃癌流行病学

根据世界卫生组织估计，胃癌是全世界排名第四个最普遍被诊断的癌症，而且是所有癌症死亡率排名第二高，被视为国际重要的健康危机。在 2006 年统计中显示接近有 950000 个案例发生，而且将近 700000 位病人死于这一种疾病。胃癌的高发生率地区包括东亚、南美洲和东欧国家。在我国台湾地区，胃癌发生率尤其偏高，每 100000 人口有 8.52~9.68 人，胃癌名列 2006 年癌症死亡原因第 5 位，约有 2500 人死于胃癌，每 100000 人口死亡率为 11.4%。

胃癌也是中国最常见的恶性肿瘤之一，在中国其发病率居各类肿瘤的首位，每年约有 17 万人死于胃癌，几乎接近全部恶性肿瘤死亡人数的 1/4，每年还有 2 万以上新的胃癌病人产生出来。胃癌确实是一种严重威胁人民身体健康的疾病。

胃癌可发生于任何年龄，但以 40~60 岁多见，男多于女，约为 2:1。其发病原因不明，可能与多种因素如生活习惯、饮食种类、环境因素、遗传素质、精神因素等有关，也与慢性胃炎、胃息肉、胃黏膜异形增生和肠上皮化生、手术后残胃，以及长期幽门螺杆菌（HP）感染等有一定的关系。胃癌可发生于胃的任何部位，但多见于胃窦部，尤其是胃小弯侧。根据癌组织浸润深度分为早期胃癌和进展期胃癌（中、晚期胃癌）。胃癌早期症状常不明显，如捉摸不定的上腹部不适、隐痛、嗳气、泛酸、食欲减退、轻度贫血等，部分类似胃十二指肠溃疡或慢性胃炎症状。

(二) 胃癌病理

恶性胃癌肿瘤起源于胃壁最表层的黏膜上皮细胞，可发生于胃的各个部位（胃窦幽门区最多，胃底贲门区次之，胃体部略少），可侵犯胃壁的不同深度和广度。癌灶局限在黏膜内或黏膜下层的称为早期胃癌，侵犯肌层以深或有转移到胃以外区域者称为进展期胃癌。肉眼或胃镜观察胃癌有多种形态，如表浅型、肿块型、溃疡型、浸润型、溃疡癌（为慢性胃溃疡癌变）。

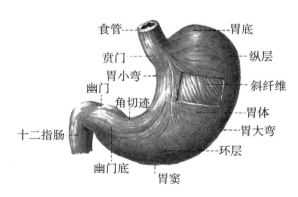

图 7-3 胃的解剖结构

显微镜放大观察癌细胞有多种类型（组织学分类），如腺癌（占约 90%，包括乳头状腺癌、管状腺癌、黏液腺癌、印戒细胞癌）、腺鳞癌、鳞状细胞癌、未分化癌、类癌。更细微的癌细胞内部的分子结构也有很多差异。因此，虽都称为胃癌，即使肉眼和显微镜下所见类型是相同的，但个性仍有很大差异，目前并不知晓究竟有多少个性独特的胃癌。

（三）胃癌术后并发症

1. 胃癌术后并发胃出血

胃癌术后胃出血多为吻合口出血，发生胃出血的原因主要为缝合胃壁时未能完全缝闭血管，特别是在全层缝合过浅或不严密的情况下，有时胃壁血管向黏膜内出血不宜发现。近年来某些质量稍差的吻合器在手术时已闭合或吻合胃壁，但仍可发生延迟性出血。应激性溃疡也是术后胃出血的一个常见原因，其所致出血可呈弥漫性，常为咖啡色或黯红色出血，一般常持续 3～5 天。

2. 胃癌术后并发吻合口瘘

吻合口瘘是胃癌术后较严重的并发症，给患者带来极大的痛苦。随着医学的发展，手术技巧不断改善及吻合器的应用，胃癌术后吻合口瘘的发生率远较肠吻合术低。胃癌术后发生吻合口瘘的原因多为组织水肿、营养不良、吻合技术欠缺等，一般术后 2～3 天内发生的吻合口瘘常为手术技术所致，7～9 天出现的瘘多因其他综合因素。一旦发生吻合口瘘，就要进行局部处理及全身治疗。

3. 胃癌术后并发肠梗阻

术后肠梗阻较为复杂，胃癌术后肠梗阻可分为功能性肠梗阻和机械性肠梗阻。一般把胃癌术后 10 天左右并发的肠梗阻称为功能性假性肠梗阻，但不是绝对的，X 片可见到扩张的液平面，经补液及保守治疗后可以缓解。如持续性梗阻要考虑为机械性肠梗阻。发生的位置不同又有吻合口肠梗阻和输出端肠梗阻之分。

吻合口梗阻可发生在毕罗 I 式术后，表现为腹胀、嗳气、呃逆、呕吐，呕吐物为不含胆汁的胃液，给予保守治疗后 3 周内常可缓解。另外也可发生于毕罗 II 式术后，常因输入段肠管过长而引起，多在 3 周内突然发生腹痛、呕吐，腹部出现肌痉挛、压痛、反跳痛，严重者出现肠管坏死、休克等。此时应急诊手术，解除梗阻。

输出段梗阻多由于手术原因所致，表现为高位小肠梗阻症状，呕吐物含有胆汁，经 3～4 周保守治疗后可缓解。如为完全性梗阻需手术治疗。

4. 胃癌术后并发胃瘫

胃瘫为胃癌术后较常见的并发症，许多因素均可引起，往往手术彻底性越高则出现的可能性越大，此与迷走神经切断及胃张力改变有关。随着近年来对此症的认识加深，该并发症的报道及研究较前明显增多。常发生于术后开始禁食或饮食改变时，胃肠减压可吸出大量胃液，常超过 2000mL/天，同时伴腹胀、胸闷、上腹不适，持续时间可十多日或 60 天左右。如果胃液颜色改变或量减少，则为病情有恢复迹象。真正好转时病人可自觉胃有突然排空感，引流胃液量明显减少，直至正常进食。

5. 倾倒综合征

本症主要以调节饮食为主，宜少量多餐，多进干食、少进汤，限制食糖，宜予高蛋白、高脂肪和低碳水化合物饮食。进餐后需躺卧半小时。餐前半小时服阿托品或普鲁苯辛,以减慢肠蠕动。餐前半小时服格列齐特或美比达,或注射胰岛素,以缩短高血糖症的持续时间。对严重病例,可试用生长抑素。轻中度病例经治疗数月或数年,症状可减轻或痊愈。严重病例经两年以上的治疗无效,可考虑手术治疗。

胃癌术后常见并发症还有反流性食管炎、术后感染等,亦应予以对症处理。

五、知识技能应用

留置胃管的护理及注意事项:

(一) 插管前的护理

清醒患者插管前最轻易陷入紧张恐惊状态。针对患者存在的心理问题,主要利用支持性心理疗法进行护理干预。

插管前先清洁鼻腔,观察有无息肉、肿瘤,鼻黏膜有无充血、水肿、狭窄等,询问有无出血性疾病,若发现异常立刻告知医生,采取相应措施。插胃管时胃管通过咽部刺激喉上神经易引起恶心、呕吐,可致颅脑损伤,患者颅内压升高,引发脑疝致死亡,因此插胃管前要了解患者颅内压情况,插管时间选择在采用降颅压措施后,在生命垂危、生命体征不稳定时应避免插入胃管。

(二) 插管时的护理

1. 清醒患者的护理

操作中应鼓励其增强信念,调动自我控制能力,从而按捺不良情绪,配合插管。插管时如碰到阻力,切勿强行置入,应查明发生原因。如管腔内有堵塞,可向胃管内注入空气,若泛起呃逆,说明管腔启齿部位在食管内,可将胃管向下试插。

2. 意识障碍患者的护理

可采用诱导吞咽法插胃管:患者取平卧或头高位,操纵者两人分站两侧,左侧操纵者按传统方法将胃管轻插至 14 ~ 16cm 休止,待患者不适症状消失后,左侧操纵者用棉签蘸水,轻擦患者唇部及舌面,见患者泛起吞咽动作,右侧操纵者即将胃管向前推进送入食道再插至胃部。

因为昏迷患者不能配合吞咽动作,可采用刺激法,即将胃管插入时先用一些刺激手段使患者产生吞咽反射,瞬时迅速送入胃管。采用侧位置管法:患者取侧卧位,操纵者面临患者一侧鼻孔将胃管插入。

(三) 插管后的护理

(1) 判定胃管位置:放置胃管常见胃管盘曲在咽部或误入气管,引起呛咳,严峻者致呼吸困难甚至死亡,因此正确无误地判定胃管是否在胃内至关重要。

(2) 胃管的固定:常规固定法是用胶布或一次性鼻贴固定鼻窦两侧及面颊部,胃管开端反折,用纱布包好,以 T 形夹夹紧,用别针固定于床单上。

(3) 留置胃管的长度:常规置入胃管长度为 45 ~ 55cm。根据循证护理研究步骤,完善了成人胃肠减压胃管置入的长度，即一般长度为 55～68cm，但这个长度也并不是绝对的，置管长度与置管对象的性别、身高、体型、疾病等均有紧密关系，置管时要结合患者实际情况，不能教条地执行教科书尺度。

（4）胃管留置时间：长期鼻饲患者 7 天更换 1 次胃管，改插另一侧鼻孔，以预防鼻咽黏膜刺激性损伤；若为硅胶胃管，则每月更换 1 次。

（5）保持胃管通畅：每日用 20mL 生理盐水冲刷 2 次，防止胃管因堵塞或胃液黏稠而引流不畅。

（6）口腔护理：住院患者在留置胃管期间机体抵抗力降低，导致口腔的自洁作用减弱。因此，留置胃管期间，对意识障碍患者进行口腔护理，对清醒患者嘱定时刷牙。

（7）心理护理：清醒患者留置胃管时护士应多与其沟通，加强胃管护理知识的宣教，定时帮助患者翻身，推拿背部、肩颈部，以减轻因头颈部制动及被动体位带来的不适。

六、课后练习

（一）选择题

A₁ 型题

1. 诊断早期胃癌最有效的方法是（　　）。

    A. B 超　　　　　　　　B. CT　　　　　　　　C. X 线钡餐造影

    D. 胃液分析　　　　　　E. 纤维胃镜

2. 胃癌的主要治疗手段是（　　）。

    A. 手术　　　　　　　　B. 化疗　　　　　　　　C. 放疗

    D. 免疫治疗　　　　　　E. 中医药治疗

3. "皮革胃" 多见于（　　）。

    A. 早期胃癌　　　　　　B. 溃疡局限性胃癌　　　C. 结节型胃癌

    D. 溃疡浸润型胃癌　　　E. 弥漫浸润型胃癌

4. 胃癌的好发部位是（　　）。

    A. 贲门部　　　　　　　B. 幽门部　　　　　　　C. 胃大弯

    D. 胃小弯　　　　　　　E. 胃窦部

A₂ 型题

5. 吴某，男，52 岁。既往无胃溃疡病史，近期感上腹部疼痛，食欲差、乏力。检查：血压 120/76mmHg，脉搏 80 次/min，巩膜无黄染；上腹胀满，隐约可触及肿块，肝脾未触及；大便潜血试验阳性。最可能的诊断是（　　）。

    A. 慢性胃炎　　　　　　B. 急性胃炎　　　　　　C. 胃溃疡

    D. 胃癌　　　　　　　　E. 十二指肠溃疡

6. 某病人因胃癌行胃大部分切除术。术后1天除生命体征外，护士最应重点观察的是（　　）。

　　A. 胃管引流液　　　　　　B. 腹胀　　　　　　　　C. 肠鸣音

　　D. 尿量　　　　　　　　　E. 神志

A₃型题

（第7~11题基于此案例）

一病人，男性，46岁。一个月前觉上腹部不适，疼痛，食欲减退，并有反酸、嗳气，服制酸剂未见疼痛缓解，3天前出现黑便。近一个月体重下降4kg。

7. 初步考虑可能的诊断是（　　）。

　　A. 胃溃疡　　　　　　　　B. 胃癌　　　　　　　　C. 急性胃炎

　　D. 胃出血　　　　　　　　E. 胃息肉

8. 为明确诊断，首选检查是（　　）。

　　A. 胃酸测定　　　　　　　B. 胃镜检查　　　　　　C. X线钡餐

　　D. B超检查　　　　　　　E. 粪便隐血试验

9. 该病的发生可能无关的因素是（　　）。

　　A. 进食腌制食物　　　　　B. 胃溃疡　　　　　　　C. 遗传

　　D. 内分泌紊乱　　　　　　E. 幽门螺杆菌感染

10. 若发生血行转移，最常见的转移部位是（　　）。

　　A. 肝　　　　　　　　　　B. 肺　　　　　　　　　C. 胰

　　D. 肾　　　　　　　　　　E. 骨骼

11. 若行手术治疗，术前准备不包括（　　）。

　　A. 备皮　　　　　　　　　B. 配血　　　　　　　　C. 洗胃

　　D. 肠道清洁　　　　　　　E. 口服肠道不吸收抗生素

（第12~14题基于以下病例）

某男，30岁，因胃癌入院。今晨在全麻下行胃大部切除术，手术过程顺利，病人安返病房。

12. 交接时，责任护士应向手术室护士重点了解的内容是（　　）。

　　A. 术中病理结果　　　　　B. 主刀医生　　　　　　C. 麻醉用药

　　D. 出入液量　　　　　　　E. 术中出血量

13. 术后3天内最重要的护理措施是（　　）。

　　A. 麻醉清醒6h后给予半流质饮食

　　B. 保持引流管通畅，观察引流量

　　C. 鼓励病人尽早下床活动

　　D. 加强口腔护理

E. 床上洗头，促进病人舒适

14. 病人术后留置尿管 3 天，为防止发生尿路感染，最重要的护理措施是（　　　）。

　　A. 每日行膀胱冲洗 2 次　　　B. 每日尿道口护理 2 次　　　C. 严格限制饮水

　　D. 每日更换集尿袋 2 次　　　E. 严密观察尿量

（二）案例分析题

某男，52 岁，上腹部隐痛不适 2 个月。

患者 2 个月前开始出现上腹部隐痛不适，进食后明显，伴饱胀感，食欲逐渐下降，无明显恶心、呕吐及呕血，当地医院按"胃炎"进行治疗，稍好转。近半个月自觉乏力，体重较 2 个月前下降 3kg。近日大便色黑，来我院就诊，查 2 次大便潜血（＋），查血 Hb 96g/L，为进一步诊治收入院。

既往史：吸烟 20 年，10 支/天，其兄死于"消化道肿瘤"。查体：一般状况尚可，浅表淋巴结未及肿大，皮肤无黄染，结膜甲床苍白，心肺未见异常，腹平坦，未见胃肠型及蠕动波，腹软，肝脾未及，腹部未及包块，剑突下区域深压痛，无肌紧张，移动性浊音（－），肠鸣音正常，直肠指检未及异常。辅助检查：上消化道造影示胃窦小弯侧似见约 2cm 大小龛影，位于胃轮廓内，周围黏膜僵硬粗糙，腹部 B 超检查未见肝异常，胃肠部分检查不满意。医疗诊断：胃癌。

请说出诊断依据，提出护理问题，需采取哪些护理措施？

（孙志强）

子项目 三　大肠癌病人的护理

一、学习目标

知识目标

1. 了解结肠、直肠、肛管的解剖和生理特点。

2. 熟悉常见大肠癌的主要病因。

3. 掌握常见大肠癌的临床表现。

4. 掌握大便潜血试验、直肠指诊、碘油瘘管造影、结肠镜及直肠镜检查、CEA 测定等检查方法的临床意义。

5. 掌握常见直肠肛管疾病病人的治疗要点、护理措施和健康指导。

6. 掌握直肠肛管疾病、大肠癌病人的治疗要点、护理措施和健康指导。

能力目标

1. 能对大肠癌病人进行评估。

2. 能提出大肠癌病人存在的护理问题。

3. 能对大肠癌病人实施护理措施。

4. 能对大肠癌病人提供健康指导

5. 能具有初步的自学能力、沟通能力、合作能力。

6. 能积极主动地学习、认真对待生命、遵守护士行为规范。

二、学习重点和难点

重　点：大肠癌的临床表现，大肠癌病人的护理要点，大肠癌病人的健康教育。

难　点：大肠癌的病理分型，大肠癌病人的术后护理。

三、工作情境及任务

情境一：某患者，男，73 岁，因贫血住医院内科，经钡灌肠检查确诊为升结肠癌转外科治疗。经结肠镜进一步检查，发现病人癌变尚属早期，病人一般情况较好，具备手术切除条件，拟在全麻下行右半结肠切除回横结肠吻合术。

任务一：大肠癌病人的术前护理

请说出病人术前准备的具体内容，应重点准备哪些方面？

情境二：初步评估得知，该患者为农民，无固定收入，丧偶，婚后育有 2 子 1 女，均在农村。病人因在家突然晕倒被 120 急救送到当地医院就诊，诊断为严重贫血，建议转入高一级医院就诊，遂转入我院内科。在内科诊疗期间，病人自诉于入院前 2 个月无明显诱因出现左下腹疼痛伴腹泻黏液稀便，每日 4～5 次，便时有排便不尽感，偶尔有黏液脓血便。入院前 1 个月出现午后发热、食欲不振、消瘦乏力。曾在当地医院诊为肠炎、痢疾、结核，给予抗生素及激素治疗后好转，未予重视。为明确诊断，内科行钡灌肠，初步诊断为结肠癌，转入外科。病人经济拮据，担心儿女放弃治疗，家属治疗意图不强。病人一直以为自己是普通贫血，家人未告诉其检查结果，并嘱医护人员注意保密。

任务二：大肠癌病人的护理问题和健康指导

根据以上资料，你认为患者存在哪些护理问题？请针对患者的情况为其家属讲解手术的必要性和所面临的风险，说服家属积极配合治疗。

情境三：病人在全麻下行右半结肠切除回横结肠吻合术，手术过程中病人血压突然下降至 80/60mmHg，马上给予加快输血、面罩吸氧，使用加压药物后血压恢复正常，手术顺利完成，术后常规放置腹腔引流管。

任务三：大肠癌病人的术后护理

根据以上资料，在病人回到病房后进行术后护理的要点有哪些？若病人术后行留置导尿，应如何护理？应如何指导病人的饮食？

情境四：某患者，女，56 岁，黏液血便 3 个月，每日排便 3～5 次，伴肛门坠胀，偶感下腹胀痛，排气或排便后可缓解，体重减轻约 5kg。查体：病人外观消瘦、贫血，腹稍胀，无明显压痛，未扪及包块。入院后医生建议病人行直肠指诊，病人因害羞而表示拒绝。

任务四：给大肠癌病人解释辅助检查

作为责任护士，你应如何解释此检查的重要性？病人尚需哪些辅助检查以协助诊断？

情境五：该病人经检查证实为直肠癌，经积极术前准备后在全麻下行经腹会阴联合直肠癌切除结肠造口术。

任务五：直肠癌术后结肠造口的护理

（1）如何指导病人术后的饮食？

（2）如何帮助病人正视并参与造口的护理？

（3）如何指导病人正确使用人工肛门袋？

（4）如何预防和护理术后常见并发症？

任务六：直肠癌病人的健康指导

对于该病人，应如何进行相关的健康教育？健康教育的侧重点有哪些？

四、知识储备与理论学习

（一）病史

详细询问病史，常可启示大肠癌的诊断。凡中年以上出现原因不明体重减轻、贫血、大便习惯改变、黏液便、血便、肠梗阻等症者，均应考虑大肠癌的可能。为早期发现大肠癌，对于一些无明显症状但具有大肠癌危险因素的人群如有大肠癌家族史者，本人罹患过结肠多发性息肉病、溃疡性结肠炎、Crohn 病、慢性血吸虫病，或接受过盆腔放疗、胆囊切除术者，均应定期随访和复查。

（二）体格检查

全面的体格检查不仅有助于大肠癌的正确诊断，而且可估计病情的严重程度、癌侵袭转移状况及作为制定合理治疗方案的参考。局部征象尤应注意肠梗阻、腹块及腹部压痛体征。由于绝大多数大肠癌发生于直肠及乙状结肠，故直肠指检应必不可少，凡遇患者有便血、大便习性改变、大便变形等症状，均应进行直肠指检。检查时了解肛门或直肠有无狭窄，指套是否沾有血液，如触及肿块，应明确其部位、形态、病灶范围、基底部的活动及其与邻近器官的关系。

（三）大肠癌早期诊断及其人群普查的评价

目前由于纤维结肠镜的广泛应用，内镜病理组织取材活检变得十分简便易行，因此确诊癌前病变或早期癌并不十分困难。大肠癌早期发现尚面临着多方面的障碍，主要是早期大肠癌常症状隐匿，前来就诊者往往癌肿已届晚期。此外，目前尚缺乏特异的早期癌诊断的实验室检查方法。

通过对无症状人群进行普查，对有大肠癌家族史或确诊有癌前病变的患者进行监测，是发现早期癌的重要途径。由于癌的确诊常依赖于纤维结肠镜检查和病理活检，因此任何形式的普查必须考虑工作量、经济花费及社会承受力，进行初筛试验缩小高危人群可弥补纤维结肠镜在应用上的不足，即使单纯从筛检效率考虑，初筛试验亦能提高纤维结肠镜的检出效果。例如在万余人的普查中，对比观察单纯乙状结肠镜及免疫潜血—肠镜序贯普查的结果，发现经初筛试验后，可使乙状结肠镜对癌的检出率从 0.14% 上升到 0.43%。

大肠癌初筛试验不仅要求方法敏感、特异，而且必须简单易行、经济实用。至今为止，已有多种方法试用于大肠癌的实验诊断，但绝大多数难以符合上述要求，这是因为多数诊断指标只是在大肠癌患者与对照患者间有平均值的差异，但它们并不特异，难以确立癌肿的诊断阈值，对于早期癌往往不敏感。从世界范围内的大肠癌普查资料来看，目前用于普查的初筛试验主要为便潜血试验及近年开发的直肠黏液 T 抗原检测，应用单克隆抗体检测血液或粪中大肠癌相关抗原正在小范围内普查人群中试用。

大便潜血试验方法较多，化学潜血试验方法简便，但易受多种因素的影响而出现假阳性（如进食肉类、新鲜水果、蔬菜、铁剂、阿司匹林等）和假阴性（如粪便留置过久，肠腔内血红蛋白分解，服用抗氧化剂如维生素 C 等）。免疫测定法是继化学潜血试验后第二代大肠癌筛检试验，其突出优点是特异性强，不受食物及药物干扰。早期的研究是琼脂免疫扩散法，但我们在应用中发现该法的特异性虽好，但对癌检出的敏感性并不比化学法优越，继后我们相继比较了反向间接血凝试验、免疫胶乳试验及 SPA 协同凝集试验等，其原理都是将人血红蛋白抗体包被在载体上，结果发现 SPA 免疫潜血试验可大大提高潜血检出的敏感性和特异性。我们在 8233 例普查中，发现阳性患者 934 例，其中检出 4 例大肠癌，3 例为早期癌。值得提出的是，SPA 试验是以含 A 蛋白的葡萄球菌为载体，抗体标记无须纯化及复杂处理，操作时只需现场采粪液一滴与 SPA 试剂混匀，在 1~3min 内便可出现稳定结果，因此十分适合普查。

值得注意的是，便潜血试验都是基于肠道出血而检出大肠癌的，因此无出血或仅有间断出血的大肠癌患者可漏检，许多肠道非肿瘤性出血可出现假阳性结果。我们对 3000 余例 40 岁以上人群进行内镜普查时发现 5 例大肠癌，其中有 2 例早期癌，潜血试验为阴性，而潜血阳性患者中有 97% 以上为非肿瘤性出血。此外，免疫潜血反应中尚存在反应的适量比问题，粪液中血液过多或血红蛋白分子过剩等可出现假阴性结果，即所谓的前带现象。

为克服潜血试验的不足，近年来美国 Shamsuddin 等根据大肠癌及癌前病变黏膜可出现类似 T 抗原表达这一特征，提出直肠黏液半乳糖氧化酶试验用于筛检大肠癌的可行性（简称 Shams 试验）。在国内我们首次将该法对大肠癌的筛检效果进行验证并通过方法改良，使之能用于大规模人群筛检，结果表明其对临床结直肠癌检出的阳性率为 89.6%。我们在对 3820 例 40 岁以上人群普查中采用 Shams 试验，并与 SPA 免疫潜血试验对照，结果表明，前者的阳性率为 9.1%，病变检出率为 12.7%，其中包括 2 例早期癌和 28 例腺瘤，对病变检出与 SPA 试验有明显互补作用。

寻找更为敏感特异的大肠癌初筛试验方法是大肠癌防治的重要课题之一。最近报告可从大肠癌粪液中检出 ras 基因的突变，但这一基因水平的研究成果应用于临床为时尚早，当前的研究主要是利用现有的初筛试验优化普查方案，将来的大肠癌普查可能不再是单纯的肠镜检查或潜血—肠镜序贯普查，而基于各种实验的敏感性、特异性、经济性以及受检者接受性和社会承受能力，实现普查试验的综合和互补，从而提高大肠癌的筛检效果。

除早期大肠癌可起病隐匿毫无症状外，进展期大肠癌常有程度不同的临床表现，此时只要提高警惕，详细询问病史，认真体格检查，辅以实验室、内镜和 X 线等检查，作出正确诊断并不困难。

五、知识技能应用

结肠造口又称人工肛门，是通过手术将近端结肠固定于腹壁外，粪便由此排出体外的方法。

（一）目的

（1）保持腹部造瘘口周围皮肤清洁。

（2）帮助患者掌握正确护理造瘘口的方法。

（二）评估

（1）患者对护理造瘘口方法和知识掌握程度。

（2）患者造瘘口类型、造瘘口及周围皮肤情况。

（3）患者造瘘口开放时间及功能情况。

（4）患者心理状态及合作程度。

（三）准备

1. 操作者准备

（1）护士素质：衣帽整齐，仪表端庄，姿势规范，展示出护士良好的职业风采。

（2）洗手，戴口罩。

（3）熟练掌握造瘘口护理技能，具备传授其技能的能力。

2. 用物准备

（1）治疗盘内：造口袋、剪刀、纱布、弯盘、治疗碗、镊子、造口尺寸表、手套。

（2）治疗巾、橡皮巾、无菌生理盐水。

3. 环境准备

光线适宜、整洁、宽敞。

4. 患者准备

（1）解释：向患者讲解造口护理的目的、注意事项及配合方法。

（2）协助患者取舒适卧位，必要时屏风遮挡。

（四）实施

操作步骤	要点说明
备齐用物携至床旁，核对、解释	确认患者，取得合作
取合适体位，暴露造口部位	开放初期取左侧卧位，防止粪便污染腹部切口。所用物品按顺序放置，便于取用
铺橡皮巾及治疗巾于造口侧下方	

续表

操作步骤	要点说明
戴手套，取造口袋	由上向下分离已用造口袋，并观察内容物
清洁造口及周围皮肤	用温水或盐水棉球擦洗，注意观察造口及周围皮肤情况
更换造口袋	测量造口大小并做标记→剪切造口袋→撕去贴纸→凹槽与底盘扣牢→尾端反折用外夹关闭
观察造口处及周围皮肤有无异常	观察更换后局部情况
协助患者整理衣服，取舒适卧位，整理床单位	
整理用物	按垃圾分类处理
洗手，记录	规范洗手后，记录排泄物的性质、量

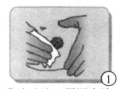

①清洁造口周围皮肤，并且彻底擦干

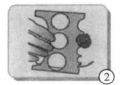

②用造口测量尺测出造口大小和形状

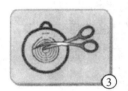

③剪孔：根据造口大小形状裁剪造口袋粘胶中心孔，一般比造口大2mm

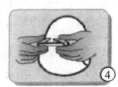

④关闭造口袋底部挂放口

对于两件式造口袋：

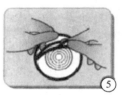

⑤撕去粘胶保护纸

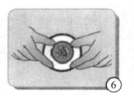

⑥将一件造口袋或两件式造口袋底盘紧密贴在造口周围皮肤上

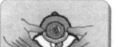

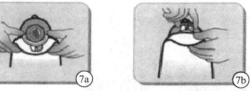

⑦贴好底盘后，对准连接环，手指沿着连环由下向上将袋子和底盘按紧。听见轻轻的"咔嗒"一声，说明袋子已安全地装在底盘上

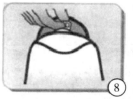

⑧拆卸袋子时，捏住连接环上扶翼，将袋子拉离底盘即可

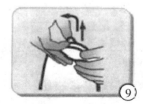

⑨剥离粘胶时，一手按住皮肤，一手慢慢剥离，切不可强拉硬扯以免造成皮肤受损

图7-4　结肠造口袋的安装与拆卸

（五）注意事项

（1）造口袋内容物于1/3满或有渗透时应更换。

（2）造口袋背面所剪的洞口尺寸应大于造口，预防造口处摩擦损伤。

（3）分离造口袋时应注意保护皮肤，防止皮肤损伤。

（4）注意造口与伤口距离，注意保护伤口，防止袋内容物排出而污染伤口。

（5）贴造口袋前应当保证造口周围皮肤干燥。

（6）造口袋裁剪时与实际造口方向相反，不规则造口应注意裁剪方向。

（7）造口袋底盘与造口袋黏膜之间保持适当空隙（1～2mm），缝隙过大则粪便刺激皮肤易引起皮炎，缝隙过小则底盘边缘与黏膜摩擦将会导致不适甚至出血。

（8）若造口处肠段有回缩、脱出或皮肤异常等情况，应及时通知医生。

（六）健康教育

（1）向患者解释造口袋管理的重要性，强调患者学会管理的必要性，护理过程中向患者详细讲解操作步骤。

（2）向患者介绍造口的特点，引导其尽快接受造口的现实而主动参与造口自我护理。

（3）教会患者观察造口周围皮肤的血运情况，并定期手扩造口，防止造口狭窄。

（七）评价

（1）操作熟练，动作轻柔，切口无污染，造口无缩窄。

（2）患者情绪稳定，接受造口，主动配合，有安全感。

（3）健康教育到位，患者学会对造瘘口的自我护理技能。

结肠造口护理操作评分标准

序号	操作流程		分值	操作要点	告知程序	标准分
1	操作前准备	护士	20	仪表、语言、态度、核对、解释	告知造口的观察及造口袋的更换目的。观察造口情况，防止大便刺激。示范操作，教会患者学会更换造口袋	10
		物品		齐全、性能良好		4
		环境		安静、整洁、安全、舒适，注意保护患者隐私		2
		患者		卧位选择正确、患者理解合作		4
2	操作过程	更换前	10	协助患者取舒适卧位，用屏风遮挡	指导配合	3
				暴露左侧腹部造口部位		2
				铺橡胶单及治疗巾于造口侧下方	防止污染床单	3
				戴手套		2

续表

序号	操作流程		分值	操作要点	告知程序	标准分
		更换	45	由上向下分离已用的造口袋并观察内容物	讲解拆卸造口袋的方法	10
				温水清洁造口及周围皮肤，观察周围及造口的情况	询问有无不适	7
				用造口量度表量度造口的大小、形状，绘线，做记号	示范测量方法	9
				沿记号修剪造口带底盘，必要时可涂防漏膏、保护膜	讲解修剪技巧	9
				分离粘贴面纸，按照造口位置由上而下将造口袋贴上，夹好便袋夹	讲解粘贴方法	10
3	操作后	整理	15	协助患者取舒适卧位，整理床单位	告知造口袋不可过满，活动时可用弹力绷带固定，若有不适及时告知	4
				交代注意事项		6
				清理用物，分类处理		3
				洗手，记录		2
4	评价	效果	10	患者舒适，无不良反应，教育知识掌握		4
		操作		动作轻巧、稳重、准确		3
		护士素质		有效		3
	总分		100			

六、课后练习

（一）选择题

A₁型题

1. 直肠癌的早期症状是（　　）。

    A. 骶尾部剧痛　　　　　　B. 便秘或大便变细　　　　C. 便血

    D. 排尿不畅或疼痛　　　　E. 下腹胀痛

2. 导致肠管环状狭窄与梗阻的大肠癌类型是（　　）。

    A. 肿块型　　　　　　　　B. 溃疡型　　　　　　　　C. 浸润型

    D. 腺癌　　　　　　　　　E. 黏液癌

3. 直肠癌根治术后，人工肛门开放初期，病人宜采取的体位是（　　）。

  A. 左侧卧位　　　　　B. 右侧卧位　　　　　C. 平卧位

  D. 俯卧位　　　　　　E. 仰卧中凹位

 A₂型题

4. 某病人，70 岁，有冠心病史，疑直肠癌，准备进行直肠指检，采用何种体位为宜？（　　）

  A. 仰卧位　　　　　　B. 侧卧位　　　　　　C. 俯卧位

  D. 蹲位　　　　　　　E. 截石位

5. 某男，56 岁，近 3 个月来排便次数增多，每天 3～4 次，黏液脓血便，有里急后重感。首选的检查方法是（　　）。

  A. B 超　　　　　　　B. X 线钡剂灌肠　　　C. 直肠指检

  D. 纤维结肠镜　　　　E. 血清癌胚抗原

6. 一病人，男性，58 岁，患结肠癌，拟行左结肠癌根治术。术前需几日开始服用肠道消炎药？（　　）

  A. 1 天　　　　　　　B. 3 天　　　　　　　C. 5 天

  D. 2 天　　　　　　　E. 4 天

7. 一病人，男性，结肠癌术后 7 天，剧烈咳嗽后感伤口疼痛，有缝线断裂感。下列处理措施不妥的是（　　）。

  A. 安慰病人

  B. 立即在病床上将内脏还纳

  C. 立即用无菌盐水纱布覆盖

  D. 用腹带包扎

  E. 送手术室缝合

8. 某女，59 岁，大肠癌手术后 3 天。针对人工肛门的护理，错误的是（　　）。

  A. 造瘘口可在术后 2～3 日开放

  B. 起初粪便稀薄，次数较多，故应取右侧卧位

  C. 稀便对皮肤有刺激作用，应及时更换敷料，并用凡士林纱布覆盖造瘘口，周围皮肤用氧化锌软膏加以保护

  D. 以后粪便逐渐变稠，只用清水洗净皮肤、保持局部干净即可

  E. 后期教会病人自己护理造瘘口和人工肛门袋使用法

 A₃型题

（第 9～11 题基于以下病例）

  某女，63 岁，右下腹及脐周隐痛 3 年，渐渐消瘦，近 2 个月常现低热。体格检查：右下腹可触及一 6cm×4cm 大小包块，较硬，尚可推动，压痛，锁骨上及腹股沟区均触及肿大淋巴结。结合其他诊断，该病人确诊为右侧结肠癌。

9. 该病人可能伴随的其他症状是（　　）。

    A. 恶心、呕吐　　　　　B. 贫血、低热　　　　　C. 尿频、尿痛

    D. 肠梗阻、绞痛　　　　E. 疼痛向右肩部放射

10. 该患者行根治性手术，手术范围应该是（　　）。

    A. 右半横结肠、升结肠、盲肠

    B. 全部横结肠、升结肠、盲肠

    C. 右半横结肠、升结肠

    D. 右半横结肠、升结肠、盲肠以及 15～20cm 回肠末端

    E. 以上都不对

11. 该病人术前护理包括（　　）。

    A. 心理护理　　　　　　B. 加强营养，纠正贫血　　　C. 肠道准备

    D. 备皮、置胃管等一般护理　　　　　　　　　　　E. 以上均是

（二）案例分析

某女，49 岁，大便次数增加、带血 3 个月。

3 个月前无明显诱因，排便次数增多，3～6 次/天，不成形，间断带暗红色血迹；有中、下腹痛，无明显腹胀及恶心呕吐；无发热，进食可。近来明显乏力，体重下降约 4kg。为进一步诊治收入院。

既往体健，家族中无类似疾病患者。

查体：T 37.2℃，P 78 次/min，R 18 次/min，BP 120/80mmHg。一般状况稍差，皮肤无黄染，结膜苍白，浅表淋巴结未及肿大。心肺无明确病变。腹平坦，未见胃肠型及蠕动波，腹软，无压痛，无肌紧张，肝脾未及。右下腹似可及约 4cm×8cm 质韧包块，可推动，边界不清，移动性浊音（－），肠鸣音大致正常，直肠指诊未及异常。

辅助检查：大便潜血（＋），血 WBC $4.6×10^9$/L，Hb 86g/L，入院后查血 CEA 42mg/mL。

该患者存在的护理问题有哪些？需采取哪些护理措施？

（孙志强）

子项目（四）　原发性肝癌病人的护理

一、学习目标

知识目标

1. 了解原发性肝癌的病因。
2. 熟悉原发性肝癌的处理原则。
3. 熟悉原发性肝癌的辅助检查和诊断。
4. 掌握原发性肝癌的临床表现。
5. 掌握原发性肝癌病人的评估要点和常见护理问题。
6. 掌握原发性肝癌病人的护理措施。
7. 掌握原发性肝癌病人的健康指导要点。

能力目标

1. 能对原发性肝癌病人进行护理评估。
2. 能提出原发性肝癌病人存在的护理问题。
3. 能对原发性肝癌病人实施护理措施。
4. 能对原发性肝癌病人提供健康指导。
5. 具有初步的自学能力、沟通能力、合作能力。
6. 能积极主动地学习、认真对待生命、遵守护士行为规范。

二、学习重点和难点

重　点：原发性肝癌的病理类型，原发性肝癌的症状和体征，原发性肝癌的诊断和治疗原则，原发性肝癌手术治疗病人的护理。

难　点：原发性肝癌的病因，原发性肝癌的诊断，原发性肝癌手术治疗病人的护理。

三、工作情境及任务

情境一：某男，56 岁，近 2 个月来食欲不振、低热、消瘦、乏力，右上腹胀痛并扪及肿块。体格检查：肝肋下 3cm，质硬，无腹水。B 超检查发现病人肝右叶中央单个 10cm×12cm 占位，AFP 升高，肝肾功能正常。诊断为原发性肝癌。

任务一：原发性肝癌的护理评估

作为该病人的责任护士，你对病人进行护理评估时，如何评估病人的疼痛情况？如何评估病因和相关因素？在评估病人的既往史时，应重点注意询问哪些方面？

情境二：该患者在得知自己患肝癌后，情绪极为不稳定，脾气变得暴躁，拒绝家人的关心，不配合治疗和护理，不断要求出院，甚至出现私自将输液器拔掉等极端行为。

任务二：原发性肝癌病人的心理护理

作为该患者的责任护士，你应如何对病人进行心理疏导和安慰？

情境三：该患者入院后疼痛剧烈，难以忍受，夜不能寐，极为痛苦。

任务三：原发性肝癌的疼痛护理

请采用三级镇痛的方法为患者解除疼痛，并指导病人控制疼痛和分散注意力的方法。

情境四：该病人2h前突然全腹痛，出冷汗。检查发现病人有腹胀，右上腹轻压痛及反跳痛，移动性浊音阳性。

任务四：原发性肝癌并发症的预防和处理

根据以上资料，你认为患者可能出现了什么问题？应如何处理？为防止此类并发症的再次发生，在护理中应注意哪些问题？

情境五：该病人经治疗后病情稳定，且经治疗肿瘤明显缩小至$5cm \times 6cm$，肝肾功能基本正常，无远处转移，行肝叶切除术，放置腹腔引流管。

任务五：原发性肝癌病人的术后护理

（1）术后病人家属询问病人何时可以下床活动，你应当如何向病人家属解释？

（2）手术后18h，病人生命体征平稳，肝旁引流管引流出血性液体400mL，是否正常？应如何处理？

（3）术后24h，患者出现嗜睡、烦躁不安、黄疸，应考虑病人出现了什么问题？如何预防此情况的发生？如何对该情况进行护理？

该患者情况稳定后想吃鸡蛋，根据其病情，允许其吃吗？你应当如何对病人进行解释呢？

情境六：患者经积极治疗后，病情好转，于今日出院。

任务六：原发性肝癌病人的健康教育

你应当如何对患者和其家属进行健康教育？

四、知识储备与理论学习

（一）肝癌的预防

积极防治病毒性肝炎，对降低肝癌发病率有重要意义。乙肝病毒灭活疫苗预防注射不仅防治肝炎有效，对肝癌预防也必将起一定作用。避免不必要的输血和应用血制品。预防粮食霉变，改进饮水水质，戒除饮酒嗜好，亦是预防肝癌的重要措施。在肝癌的一级预防尚未完善之际，肝癌的早期发现、早期诊断、早期治疗（在肿瘤学上被称为二级预防）则显得十分重要。自实施肝癌筛查以来，原发性肝癌的诊断进入了亚临床水平，早期肝癌比例不断增高，5年生存率亦明显提高。20世纪80年代以来对肝癌的高危对象（35岁以上有慢性肝炎史或HBsAg阳性者）采用检测AFP与超声进行筛查，检出了许多早期肝癌，经过早期诊断、早期治疗，有效地降低了肝癌的病死率。

1. 人群预防

肝癌是我国最常见的恶性肿瘤之一，每年新发病例约11万例，占全世界病例40%左右。控制肝癌的发病率、降低死亡率，目前肝癌防治已列入我国预防重点。肝癌的人群预防以一级预防和人口普查或筛检为重点。

2. 个人预防

（1）一级预防：个人一级预防应在人群预防的基础上进行，除了自觉接受人群预防的各项措施外，针对致病因素采取适当的措施。

（2）二级预防：肝癌的二级预防就是早期发现、早期诊断、早期治疗，即预防肝癌的临床发作。对于肝癌高危人群，应定期作AFP与B超检查，至少每半年一次，这样可使许多肝癌病人得到早期诊断。早期诊断的目的在于早期治疗，早期肝癌应尽量争取作手术切除，以求根治。有学者指出肝癌二级预防的目的在于抢救病人的生命，而不应满足于诊断后生存期延长，因为这种生存期的延长包括了在临床症状出现前就因早期发现而带来的一段生存期。

（3）三级预防：除了早期发现以做根治性手术外，由于肝癌外科临床的进步，复发性肝癌的二次手术以及"大肝癌变为小肝癌"后二期手术，使大批病人获得根治。对于根治性手术后的病人，仍应定期密切随访，每 1～3 个月复查一次 AFP 和 B 超，早期发现复发性肝癌，可服用保肝及提高机体免疫力的药物，预防肝癌复发。对于姑息性治疗后的病人，应采用肝动脉插管栓塞化疗、局部酒精注射、放射治疗、免疫治疗、中医中药治疗等一系列综合措施以延缓病人寿命，提高生活质量，对肝癌晚期出现的症状予以对症处理，减轻病人的痛苦。

（二）肝癌的饮食护理

1. 减少脂肪摄取

肝癌病人对脂肪的消化和吸收有障碍，尤其在肝癌晚期饮食安排上注意不宜进食太多的脂肪，如肥肉、油炸食品、干果类、香肠等食物应禁忌食用。低脂肪的饮食不仅可以减轻肝癌病人的消化道症状，如恶心、呕吐、腹胀等等，而且饮食中脂肪少，还可以在一定程度上减轻肝区疼痛的程度。

2. 食物要容易消化

在肝癌晚期饮食安排上要特别注意给予容易消化的食物。食物中必须有一定量的主食（如小麦粉、玉米、红薯、小米等）、蔬菜、水果（如西红柿、油菜、莴笋、菜花、猕猴桃、橘子、草莓等）、肉类、豆制品、牛奶及奶制品。

3. 适当进补

中医讲求"药食同源"，在癌症治疗上也提出了"人瘤共存"的新理念。中药毒副作用小，用于食疗也能起到改善食欲、增进体力的效果。目前已有多味中药在癌症治疗中应用，效果较好的有冬虫夏草、人参皂苷 Rh2、铁皮石斛等，其中人参皂苷 Rh2 的研究文献较多。适当选用一些中药是肝癌晚期病人饮食护理中必要的。

4. 保持平衡膳食

肝癌患者的体质都属于酸性体质，破坏人体器官，使营养不能充分吸收。我们必须保证有足够的营养，就要摄入碱性食物使酸性体质扭转过来，达到弱碱性。要求病人多食新鲜蔬菜，少吃鸡、鸭、鱼、肉等酸性食物，维生素 A、C、E、K 等都有一定的辅助抗肿瘤作用，小白菜、油菜、菠菜、香菜、青蒜、雪里蕻、韭菜、葡萄、山楂、猕猴桃这些蔬菜和水果富含大量的维生素 A 和维生素 C，可以供肝癌病人食用。饮食上应严格限制钠的摄取量，不食用各种酱菜、腐乳等含盐多的食品，要定时、定量、少食多餐以减少胃肠道的负担。经常放腹水或长期使用利尿剂的患者，应选用含钾丰富的食物，如香蕉、苦瓜、白萝卜、青椒、菠菜、空心菜等，以补充丢失的钾。

5. 食用碱性食品

碱性食品可以一定程度地改变癌症的酸性体质，以促使癌细胞彻底死亡，从而降低肝癌细胞发生转移和复发的概率，所以得了肝癌者适宜食用碱性食品。

6. 食用低脂肪食物

高脂肪食物会加重肝脏负担，对病情不利，而低脂肪饮食可以适当缓解肝癌患者恶心、呕吐、腹胀的症状，所以得了肝癌者适宜食用低脂肪食物。

7. 食用富含植物蛋白质的食物

为保证膳食平衡，肝癌病人应多食用富含植物蛋白质的食物，尤其是富含优质植物蛋白质的食物，如大豆及豆制品。

8. 食用富含矿物质的食物

营养学家指出硒、铁等矿物质都具有抗癌、抗肿瘤的作用，所以得了肝癌者适宜食用富含矿物质的食物，如菠菜、蘑菇、鸡蛋等等。

五、知识技能应用

肝动脉化疗栓塞术护理：

肝动脉化疗栓塞术（TACE）是经皮穿刺股动脉，在 X 线透视下将导管插至肝固有动脉或其分支注射抗肿瘤药物和栓塞剂，可以持久阻断肿瘤血供，控制肿瘤的生长，使肿瘤坏死缩小。常用的栓塞剂有碘化油和明胶海面颗粒。TACE 是肝癌非手术疗法的首选方法。一般 6~8 周重复 TACE 一次治疗，可使肝癌明显缩小，再行手术切除。

（一）手术准备

随着手术和监护支持方法的改进，肝脏肿瘤的生存率和生命质量有了显著提高。这一治疗方法，危险性小，疗效佳，可取得改善症状、缩小肿瘤的效果。

术前准备：术前一天，为患者作皮肤准备，并做药物过敏试验。备皮完毕后最好洗个澡或清洁皮肤，手术日晨贴身更换手术衣裤。术前练习床上大小便。手术前禁食禁水 4~6h，以免术中呕吐。术前排空膀胱。

关于手术疼痛的问题，告知患者不必担心，不用手术刀只用粗一点的针头，在患者的腹股沟作动脉穿刺，而且给予局部麻醉，患者不会感到多么疼痛。

（二）术后注意事项

（1）患者术后回到病房，为患者测血压、脉搏，观察伤口。

（2）术后患者也许会遇到一个苦恼是排不出小便，主要原因是不习惯在床上排尿。导尿不仅增加泌尿道感染机会，而且在插导尿管时会引起疼痛。只要保持稳定心理，不要着急，床上排尿是完全可能的。

（3）术后活动：术后早期（24h），病人应平卧床上，少活动，尤其术后 6~12h 内应限制穿刺侧下肢活动，尽量保持伸直位，床上排尿时下肢不能弯曲，以防伤口出血。一般穿刺伤口处用宽胶布固定，沙袋压迫 6~12h，注意穿刺点有无出血及血肿。咳嗽、打喷嚏、用力排便都可引起伤口出血，应尽量避免。咳嗽时尽量用手按压伤口。24h 后根据自身的情况，可下床活动。

（4）由于化疗反应，病人出现食欲减退、恶心、呕吐、腹胀，医生会给患者用些止吐药以改善症状。注意饮食的多样化，少量多餐，给予高蛋白、高碳水化合物、高维生素、低脂肪易消化的食物，多进食牛奶、鸡蛋、虾、瘦肉、新鲜蔬菜和水果等，禁食油炸和刺激性的食物。保持大便通畅。

（5）由于化疗药物的作用，肿瘤组织坏死并被吸收，肝细胞水肿，肝包膜紧张，病人会出现发热、肝区胀痛等不适症状，不必过分紧张，适当给予抗炎降温、止痛等措施。随着病情的恢复，症状会逐渐减轻或消失。

（三）术后护理规范

术后由于肝动脉血供突然减少，可产生栓塞后综合征，即出现腹痛、发热、恶心、呕吐、血清蛋白降低、肝功能异常等改变，应做好相应的护理。

（1）术后禁食 2～3 天，逐渐过渡到流质饮食，并注意少量多餐，以减轻恶心、呕吐。

（2）穿刺部位压迫止血 15min 再加压包扎，沙袋压迫 6h，保持穿刺肢体伸直 24h，并观察穿刺部位有无血肿及渗血。

（3）密切观察病情变化：术后多数患者体温波动在 37.5～38.8℃，持续一周左右，是机体对坏死肿瘤组织重吸收的反应，一般不需特殊处理。术后必须密切监测体温的变化，4 次/天，如果体温超过 39℃，应报告医生给予处理。对高热者应采取降温措施，避免机体大量消耗。注意有无肝性脑病前驱症状，一旦发现异常，及时配合医生进行处理。

（4）腹痛的观察：大部分患者出现不同程度腹痛，通常由化疗药物刺激肝包膜或腹膜所致。应密切观察腹痛的部位、性质及程度等情况。栓塞术一周后，常因肝缺血影响肝糖原贮存和蛋白质的合成，应根据医嘱静脉输注清蛋白，适量补充葡萄糖液。准确记录出入量，如出汗、尿量、呕吐物等，以作为补液的依据。

六、课后练习

（一）选择题

A_1 型题

1. 目前非手术治疗原发性肝癌的首选方法为（　　　）。

    A. 局部放疗　　　　　　B. 激光治疗　　　　　　C. 肝动脉栓塞化疗

    D. 免疫治疗　　　　　　E. 中医治疗

2. 大多数原发性肝癌病人的首发症状是（　　　）。

    A. 发热　　　　　　　　B. 贫血　　　　　　　　C. 消瘦

    D. 黄疸　　　　　　　　E. 肝区疼痛

3. 与原发性肝癌的发生关系最密切的是 （ ）。

    A. 胆道感染   B. 血吸虫性肝硬化   C. 肝炎后肝硬化

    D. 酒精中毒性肝硬化   E. 肝脏良性肿瘤

4. 肝叶切除术后的护理，错误的是 （ ）。

    A. 应专人护理   B. 常规吸氧   C. 鼓励病人早期下床活动

    D. 术后取平卧位   E. 术后给予静脉补充营养

5. 原发性肝癌肝区疼痛的特点是 （ ）。

    A. 间歇性隐痛   B. 持续性胀痛   C. 阵发性绞痛

    D. 刀割样疼痛   E. 烧灼样疼痛

6. 细菌性肝脓肿的主要临床症状为 （ ）。

    A. 恶心，呕吐   B. 寒战，高热，肝大伴疼痛

    C. 局部皮肤凹陷性水肿   D. 出现黄疸

    E. 可见右膈升高、运动受限

7. 关于细菌性肝脓肿，下列叙述正确的是 （ ）。

    A. 大部分是胆源性感染   B. 致病菌多为革兰氏阳性球菌

    C. 脓液多为棕色   D. 多由溃疡性结肠炎所致

    E. 多由阑尾炎所致

A₂型题

8. 某男，64 岁，肝癌肝叶切除术后第 1 天，感腹痛、心慌、气促、出冷汗，血压 90/60mmHg。首先应考虑为 （ ）。

    A. 胆汁性腹膜炎   B. 肠梗阻   C. 肝断面出血

    D. 膈下脓肿   E. 心肌炎

9. 一病人，男性，36 岁，因急性阑尾炎入院，入院后拒绝手术，予以抗感染治疗，出现寒战、高热、右上腹痛。体格检查：急性面容，巩膜黄染，右上腹压痛，肝大，肝区叩击痛明显。血常规：白细胞 20×10^9/L，中性粒细胞比例0.9。B 超检查提示肝占位病变。该病人可能的诊断是 （ ）。

    A. 原发性肝癌   B. 继发性肝癌   C. 阿米巴性肝脓肿

    D. 肝囊肿   E. 细菌性肝脓肿

10. 一病人，男性，33 岁，高热，右上腹痛 7 天。B 超和 CT 检查提示肝脓肿，曾有胆道感染病史。引起该病的最可能原因是 （ ）。

    A. 胆道化脓性感染   B. 坏疽性阑尾炎   C. 开放性肝损伤

    D. 右侧膈下脓肿   E. 肝包虫病

11. 病人黄某，52 岁，确诊为原发性肝癌。某日右上腹剧烈腹痛，继而血压下降，神志不清。最可能的诊断是 （ ）。

    A. 肝癌脑转移   B. 上消化道大出血   C. 肝癌结节破裂出血

    D. 败血症   E. 肝性脑病

（二）案例分析

某男，44岁，工人，右上腹疼半年，加重伴上腹部包块1个月。

半年前无明显诱因出现右上腹钝痛，为持续性，有时向右肩背部放射，无恶心、呕吐，自服止痛片缓解。1个月来，右上腹痛加重，服止痛药效果不好，自觉右上腹饱满，有包块，伴腹胀、食欲缺乏、恶心，在当地医院就诊，B超显示肝脏占位性病变。为进一步明确诊治，转我院。患者发病以来，无呕吐、腹泻，偶有发热（体温最高37.8℃），大小便正常，体重下降约5kg。既往有乙型肝炎病史多年，否认疫区接触史，无烟酒嗜好，无药物过敏史，家族史中无遗传性疾病及类似疾病史。

查体：T 36.7℃，P 78次/min，R 18次/min，BP 110/70mmHg。发育正常，营养一般，神清、合作，全身皮肤无黄染，巩膜轻度黄染，双锁骨上窝未及肿大淋巴结，心肺（－）。腹平软，右上腹饱满，无腹壁静脉曲张，右上腹压痛，无肌紧张，肝脏肿大肋下5cm，边缘钝，质韧，有触痛，脾未及Murphy征（－），腹部叩诊呈鼓音，无移动性浊音，肝上界叩诊在第五肋间，肝区叩痛，听诊肠鸣音8次/min，肛门指诊未及异常。

辅助检查：Hb 89g/L，WBC 5.6×10⁹/L，ALT 84IU/L，AST 78IU/L，TBIL 30μmol/L，DBIL 10μmol/L，ALP 188IU/L，GGT 64IU/L，A－FP 880ng/mL，CEA 24mg/mL。B超：肝右叶实质性占位性病变，8cm，肝内外胆管不扩张。

该患者可能的诊断是什么？提出患者存在的护理问题，需采取哪些护理措施？

（孙志强）

子项目（五）　肺癌病人的护理

一、学习目标

知识目标

1. 了解肺癌的发病情况、病因及病理。

2. 熟悉影像学检查、痰脱落细胞检查、纤维支气管镜检查对支气管哮喘诊断的临床意义。

3. 掌握肺癌的临床表现。

4. 掌握肺癌的治疗要点、病人的护理措施和健康指导。

能力目标

1. 能对肺癌病人进行护理评估。
2. 能提出肺癌病人存在的护理问题。
3. 能对肺癌病人实施护理措施。
4. 能对肺癌病人提供健康指导。

二、学习重点和难点

重　点：肺癌的病理类型，肺癌的症状和体征，肺癌的诊断和治疗原则，肺癌手术治疗病人的护理。

难　点：肺癌的病因，肺癌的诊断与鉴别诊断，肺癌术后病人的护理。

三、工作情境及任务

情境一：某患者，男，65 岁，退休工人，左肺上叶鳞状上皮癌，在家人的陪同下入院。

任务一：肺癌病人的入院护理

请对患者实施入院护理。

情境二：进一步评估发现，该患者既往有慢性支气管炎病史 20 余年，平时最大的爱好就是吸烟，已有 40 多年的烟龄，且每天至少吸两包。近半年来无明显诱因地频频出现刺激性干咳，偶尔痰中带血丝，开始以为是慢支犯了，也未在意，在当地卫生院输了几天抗生素，症状未见明显好转。近日病人出现胸闷、气促、发热，遂来院检查。体检：T 36.8℃，P 88 次/min，BP 110/70mmHg。神志清，略消瘦，巩膜无黄染，皮肤黏膜干燥，腹平软，肝脾及淋巴结未触及，心律齐，肺部散在干性啰音，神经系统检查无异常。CT 检查显示，左肺上叶有一毛刺状球形病灶，直径约 5cm。痰脱落细胞学检查发现癌细胞，目前肿瘤分期为 $T_2N_0M_0$。主治医生讨论后决定择期行肺癌根治术。有关情况已告知病人家属，但病人尚不知情，家属对其说是肺部有个良性肿块。病人入院后情绪一直比较低落，始终少言寡语，经常独自一人躺在床上。与其交谈得知，病人一方面担心手术效果，害怕手术失败，另一方面担心高额的手术费用及自己住院给家人增加了负担等，但家属对其照料有加，经常开导患者。

任务二：肺癌病人手术前的护理问题及术前准备

根据上述资料，你认为患者主要存在哪些护理问题？并制定出合理的护理措施。

情境三：该病人经过一周的术前准备，拟于今日上午 8 点在全麻下进行肺癌根治术。

任务三：肺癌病人手术日晨的准备

作为值班护士，你在病人手术前应做好哪些准备工作？

情境四：该病人在全麻下接受了左肺上叶切除术，手术过程顺利，术中失血 600mL，输血 600mL，输液 2500mL，术中放置胸腔闭式引流管一枚，并在无菌操作下将胸腔闭式引流管与引流瓶连接。病人术后在麻醉恢复室度过了危险期，麻醉清醒、生命体征平稳后在麻醉师的陪同下回到病房监护室。

任务四：肺癌病人的术后护理

作为责任护士，请你做好病人的接待工作。病人术后的护理应注意哪些问题？

情境五：术后第 5 天，护士查房时发现该病人呼吸急促，口唇发绀，咳嗽，痰液黏稠，T 38.8℃，P 115 次/min，遂通知医生，考虑为肺炎、肺不张，给予抗生素、吸氧、雾化吸入等治疗，病人病情好转。

任务五：请分析，病人为什么会出现肺炎和肺不张？应怎样预防？

情境六：病人术后第 10 天，主治医生查房，病人恢复良好，切口已愈合，准备拆线，同时开始化疗，采用 MVP 方案，即丝裂霉素（MMC）6~8mg/m² iv 第 1 天，长春地辛（VDS）3 mg/m² iv 第 1、8 天，顺铂（DDP）50 mg/m² iv 第 3、4 天。

任务六：作为责任护士，你应如何护理该患者？病人化疗期间应注意哪些问题？

情境七：患者第一个化疗疗程结束，拟于明日出院，2周后来院接受第二个疗程的化疗。

任务七：请做好该肺癌病人的出院护理。

四、知识储备和理论学习

（一）肺癌诊断及鉴别诊断

1. 诊断

肺癌的诊断由病理检查确诊，强调早期发现、早期诊断、早期治疗。对于高危人群（40岁，男性，吸烟指数 >400）应注意排查。下列情况应进行有关排癌检查：

（1）无明显诱因的刺激性咳嗽。

（2）咳嗽性质改变者。

（3）反复发作的同一部位的肺炎、肺不张，特别是段性肺炎。

（4）原因不明的肺脓肿。

（5）原因不明的四肢关节疼痛及杵状指（趾）。

（6）无中毒症状的胸腔积液，尤以血性进行性增加者。

（7）一些上述的肺外表现的症状，皆值得怀疑，需进行检查。

2. 鉴别诊断

（1）肺结核：肺结核球，直径很少超过3cm，常需与周围型肺癌相鉴别；肺门淋巴结结核，多见于儿童、青少年，多数患者有结核中毒症状，结核菌素试验阳性，抗结核治疗有效。

（2）肺炎：应与癌性阻塞性肺炎相鉴别。

（3）肺脓肿：应与癌性空洞继发感染相鉴别。

（4）结核性渗出性胸膜炎。

3. 肺癌的 TNM 分期

肺癌分期的目的是为了制定合适的治疗方案，目前依据国际抗癌联盟（UICC）的标准进行分期。

隐性癌：TxN_0M_0。

0 期：$TisN_0M_0$。

Ⅰ 期：$T_{1\sim2}N_0M_0$。

Ⅱ 期：$T_{1\sim2}N_1M_0$。

Ⅲa 期：$T_{1\sim2}N_2M_0$，$T_3N_{0\sim2}M_0$。

Ⅲb 期：任何 $T + N_3M_0$，$T_4N_{0\sim2}M_0$。

Ⅳ期：任何 T、$N + M_1$。

（二）肺癌的治疗

1. 治疗选择（见表）

	Ⅰ 期	Ⅱ 期	Ⅲa 期	Ⅲb 期	Ⅳ 期
非小细胞肺癌	手术治疗。术后是否宜给化疗，意见尚未统一，但腺癌偏向于用化疗	术后推荐用化疗，有条件者可考虑术后放疗	①化疗后争取放疗或手术；②放射治疗，争取手术＋化疗；③符合扩大手术指征或放疗、手术＋放疗＋化疗	化疗、放疗为主	选择性化疗和一般内科治疗
小细胞肺癌	手术＋化疗	化疗＋手术＋化疗	化疗、放疗为主，对疗效显著者可加用手术和术后化疗	化疗、放疗为主	选择性化疗和一般内科治疗

2. 外科治疗

肺癌的治疗方法中，除Ⅲb 及Ⅳ期外，应以手术治疗或争取手术治疗为主导，依据不同期别、病理组织类型，酌加放射治疗、化学治疗和免疫治疗的综合治疗。而小细胞肺癌治疗的指征及方案有待临床实践不断修正完善。

（1）病例选择：

①具有下列条件者，一般可作为外科治疗的选择对象：无远处转移（M_0）者，包括实质脏器，如肝、脑、肾上腺、骨骼、胸腔外淋巴结等；癌组织未向胸内邻近脏器或组织侵犯扩散者，如主动脉、上腔静脉、食管和癌性胸液等；无喉返神经、膈神经麻痹；无严重心肺功能低下或近期内心绞痛发作者；无重症肝、肾疾患及严重糖尿病者。

②具有以下条件者，一般应慎做手术或需作进一步检查治疗：年迈体衰者，心、肺功能欠佳者；小细胞肺癌除Ⅰ期外，宜先行化疗或放疗，再确定能否手术治疗；X 线所见除原发灶外，纵隔亦有几处可疑转移者。

3. 放射治疗

①治疗原则：放疗对小细胞癌最佳，鳞状细胞癌次之，腺癌最差。但小细胞癌容易发生转移，故多采用大面积不规则野照射，照射区应包括原发灶纵隔、双侧锁骨上区，甚至肝、脑等部位，要辅以药物治疗。鳞状细胞癌对射线有中等度的敏感性，病变以局部侵犯为主，转移较慢，多用根治治疗。腺癌对射线敏感性差，且容易血道转移，故较少采用单纯放射治疗。肿瘤对射线的敏感性除受病理类型的影响外，尚受肿瘤的大小、

瘤细胞分化程度、瘤体细胞群的构成比例、肿瘤床的情况等多种因素的影响，所以制订放疗计划前应仔细分析，全面权衡利弊，不能轻易下结论。

②放疗的方法：根据治疗的目的，分为根治治疗、姑息治疗、术前放疗、术后放疗及腔内放疗等。

4. 化学治疗

近二十多年来，肿瘤化疗发展迅速，应用广泛。从目前国内外资料看，对小细胞肺癌的疗效，无论早期或晚期较肯定，甚至有根治的少数报告，对非小细胞肺癌也有一定疗效，但仅为姑息作用，有待进一步提高。近年化疗在肺癌中的作用已不再限于不能手术的晚期肺癌，而常作为全身治疗列入肺癌的综合治疗方法。

对小细胞肺癌，由于小细胞肺癌所具有的生物学特点，目前公认除少数充分证据说明无胸内淋巴结转移者外，应首选化学治疗。对于能手术或经化疗肿块缩小后有手术条件的病人，应尽可能将原发灶切除，去除局部复发之可能性。术前化疗一般以 2~3 个疗程为宜，防止病变治疗不足和因疗程过长引起过度纤维化造成手术困难。术前化疗，对凡已明确有胸内淋巴结转移者均需采用。对 I 期无胸内淋巴结转移者，是否需用术前化疗尚有待于探索。术后化疗对术后长期生存率影响较大，必须强调应用，一般赞成化疗 4~6 个以上周期。如化疗虽然有效，但估计手术不能切除干净和术中发现病变不能全部切净，还应给予区域性放射治疗。

5. 肺癌特殊转移部位的治疗

治疗目的是减轻症状和改善生活质量（QOL）。

（1）恶性胸腔积液：肺癌患者的胸腔积液为渗出性者，无论细胞学阳性与否均应按照恶性胸腔积液（T4）处理。积液较多、症状明显者应胸腔闭式引流或胸膜腔穿刺引流，并行腔内化疗和/或生物治疗。

（2）脑转移：主要行放疗治疗，全脑放疗 30Gy/3 周，对局部病灶追加 10~15Gy，孤立或残留病灶可于全脑放疗后行立体定向放疗（如 γ 刀）。病程中注意治疗和预防脑水肿。

（3）上腔静脉综合征：有条件者即行上腔静脉内支架治疗或局部放疗（原发瘤、肺门及纵隔淋巴引流区），敏感者（如 SCLC）化疗亦可控制。

（4）肝转移：若病灶孤立可采用立体定向放疗或射频治疗，否则视情况行化疗或全身支持治疗。

五、知识技能应用

协助患者有效排痰：

（一）目的

指导病人掌握有效咳嗽的正确方法，有助于气道远端分泌物的排出。对不能有效咳痰的患者进行叩背，促进痰液排出，保持呼吸道通畅。

（二）操作方法

1. 操作准备

护士准备：衣帽整齐，洗手。环境准备：病室安静，温度适宜。用物准备：听诊器、痰杯、漱口水，必要时备口护包。

2. 评估患者

评估患者病情、意识、一般情况，评估患者有无气胸、咯血、肋骨骨折、病理性骨折、低血压、肺水肿等，评估患者进餐时间。

3. 操作流程

（1）听诊肺部有无异常呼吸音及干湿啰音。

（2）协助取坐位。

（3）指导患者先进行深而慢的呼吸5～6次，深吸气后屏气3～5秒，继而缩唇缓慢呼气（胸廓下部和腹部应该下陷），再深吸一口气后屏气3～5秒，身体前倾，从胸腔进行2～3次短促而有力的咳嗽，咳嗽同时收缩腹肌，或用手按压上腹部。

（4）取痰杯给患者，帮助痰液咳出，观察痰液的颜色、性质和量。

（5）听诊肺部仍有湿啰音。

（6）向患者讲解叩背的目的，协助向床旁移动取坐位。

（7）叩击者手指弯曲并拢，使掌侧呈杯状，以手腕力量，从肺底自下而上、由外向内迅速叩击（背部从第10肋间隙，胸部从第6肋间隙）至肩部，注意避开乳房和心前区，力度适宜。每次叩击时间以5～15min为宜，每分钟120～180次，叩击时发出一种空而深的拍击音则表明手法正确。

（8）注意观察病情，发现异常及时汇报医生处理。

（9）取痰杯给患者，帮助痰液咳出，观察痰液的颜色、性质和量。

（10）听诊肺部无异常呼吸音。

（11）协助漱口或口腔护理，协助取舒适卧位，整理床单位。

（12）终末处理。

（三）注意事项

指导有效咳嗽时，如患者胸部有伤口，可用双手轻压伤口两侧，以免咳嗽时胸廓扩展牵拉伤口而引起疼痛。叩背时要有单衣保护，避免直接叩击皮肤而发红。叩击时避开衣服拉链和纽扣。

（四）评价

患者能够知晓护士告知的事项，掌握咳嗽技巧，对服务满意。患者体位舒适，有效清除痰液，保持呼吸道通畅。护理过程安全。无皮肤发红和伤口疼痛，无其他并发症。

有效排痰评分标准

程序	规范项目	分值	评分标准	得分
操作前准备10分	1. 仪表端庄，着装整洁	2	一处不符合要求扣1分	
	2. 评估： （1）了解患者的病情、意识状态、咳痰能力、影响咳痰的因素、合作能力 （2）患者肢体活动能力、心功能状况，有无手术、引流管、骨折和牵引等 （3）呼吸道分泌物的量、黏稠度、部位 （4）评估肺部呼吸音情况 （5）解释操作目的，取得患者配合	4	未评估扣4分，评估不全一项扣2分，未解释扣2分	
	3. 洗手，戴口罩	2	一处不符合要求扣1分	
	4. 用物准备：纸巾、手消毒液、盛污物容器	2	未备用物扣2分	
操作流程70分	1. 核对床号、姓名	2	一处不符合要求扣1分	
	2. 向患者解释，告知操作方法，取得配合	2	一处不符合要求扣1分	
	3. 妥善处置各种管路	2	一处不符合要求扣1分	
	4. 指导患者有效咳嗽： （1）根据病情，协助患者取适当体位（坐位或半卧位）：上身微向前倾 （2）指导患者缓慢深呼吸数次后，深吸气至膈肌完全下降，屏气数秒，然后进行2~3声短促有力的咳嗽（有伤口者，应将双手压在切口两侧，以减轻伤口张力），使痰到咽部附近，再用力咳嗽将痰排出	10	一处不符合要求扣2分	
	5. 叩击法： （1）确认餐前30min或餐后2h （2）根据患者病变部位采取相应体位，给予患者叩击胸背部，促进排痰：叩击时五指并拢呈空杯状，利用腕力从肺底由下至上、由外至内，快速有节奏地叩击，背部从第10肋间隙、胸部从第6肋间隙开始向上叩击至肩部 （3）注意避开乳房、心脏和骨突（脊椎、胸骨、肩胛骨）部位，力度适宜 （4）边拍边鼓励患者咳嗽，每侧肺叶反复叩击1~3min	10	一处不符合要求扣2分	
	6. 震颤法： （1）双手交叉重叠，按在胸壁部 （2）配合患者呼气时自下而上震颤、振动加压，使气管分泌物松脱，易于痰液排出	10	一处不符合要求扣2分	

程序	规范项目	分值	评分标准	得分
	7. 体位引流： （1）餐前1~2h或餐后2h进行 （2）根据患者病灶部位和患者的耐受程度选择合适的体位 （3）引流顺序：先上叶，后下叶；若有二个以上炎性部位，应引流痰液较多的部位 （4）引流过程中密切观察病情变化，出现心律失常、血压异常等并发症时，立即停止引流，及时处理 （5）辅以有效咳嗽或胸部叩击或震颤，及时有效清除痰液	10	一处不符合要求扣2分	
	8. 在促进排痰过程中，密切观察患者病情	4	一处不符合要求扣2分	
	9. 注意观察痰液的性质、量，清洁口鼻	4	一处不符合要求扣1分	
	10. 协助患者取舒适体位	2	一处不符合要求扣1分	
	11. 整理床单位，询问患者对操作的感受，向患者致谢	2	一处不符合要求扣1分	
	12. 洗手，记录	2	一处不符合要求扣1分	
操作评价后 15分	1. 按消毒技术规范要求分类整理使用后物品	3	一处不符合要求扣1分	
	2. 正确指导患者： （1）及时反映自己的感觉及不适 （2）告知患者主要步骤及配合	5	未指导扣5分，指导不全一处扣2分	
	3. 语言通俗易懂，态度和蔼，沟通有效	2	态度、语言不符合要求各扣1分，沟通无效扣2分	
	4. 全过程动作熟练、规范，遵循标准预防、消毒隔离、安全的原则	5	一处不符合要求酌情扣1~2分	
回答问题 5分	1. 目的：对不能有效咳痰的患者指导有效咳嗽与进行叩背或体位引流，促进痰液排出，保持呼吸道通畅 2. 注意事项： （1）遵循节力、安全的原则 （2）有活动性内出血、咯血、气胸、肋骨骨折、肺水肿、低血压等，禁做叩击 （3）叩击注意避开乳房及心前区和骨突（脊椎、胸骨、肩胛骨）部位，力度适宜 （4）根据患者体型、营养状况、耐受能力，合理选择叩击方式、时间和频率 （5）操作过程中密切观察患者的意识及生命体征变化	5	一项内容回答不全或回答错误扣0.5分	

六、课后练习

（一）选择题

A₁型题

1. 早期肺癌病人的治疗方法以什么为主？（　　　）

    A. 手术　　　　　　　　　B. 放射治疗　　　　　　　C. 化学治疗

    D. 中医中药　　　　　　　E. 免疫疗法

2. 有关肺癌的描述不正确的是（　　　）。

    A. 男性肺癌发病率高于女性

    B. 多见于 40 岁以上患者

    C. 中央型肺癌多见血性痰

    D. 长期大量吸烟是肺癌的一个重要致病因素

    E. 女性患者多为鳞癌

A₂型题

3. 费某，男，60 岁，因刺激性咳嗽、痰中带血丝 2 个月，经抗感染治疗无好转。CT 提示肺癌入院，体检时发现患者左侧上眼睑下垂、瞳孔缩小、眼球内陷、面部无汗。患者最可能的原因是（　　　）。

    A. 癌肿压迫或侵犯颈交感神经　　　B. 癌肿压迫或侵犯喉返神经

    C. 癌肿压迫气管　　　　　　　　　D. 癌肿压迫上腔静脉

    E. 癌肿压迫食管

A₃型题

（第 4、5 题基于以下病例）

杨某，男，57 岁，咳血性痰 2 周入院，胸片右肺门肿块影，伴远端大片状阴影，抗感染治疗后阴影不吸收。

4. 有助于尽快明确诊断的检查首选（　　　）。

    A. CT　　　　　　　　　　B. 核磁共振　　　　　　　C. 胸腔镜

    D. 核素扫描　　　　　　　E. 纤维支气管镜检查

5. 该患者最可能的癌症类型是（　　　）。

    A. 中央型肺癌　　　　　　B. 周围性肺癌　　　　　　C. 腺癌

    D. 肺上沟瘤　　　　　　　E. 转移癌

（第 6、9 题基于以下病例）

王某，男，65 岁，咳喘 4 周、咳血痰 1 周入院。既往有"老慢支、右肺结核"病史，有长达 30 年的烟龄。消瘦，双肺有干啰音，肺部 CT 提示肺癌。

6. 对患者准备行全肺切除手术治疗，术前准备不正确的是（　　　）。

    A. 不必立即戒烟，但术前必须戒烟

    B. 控制感染

    C. 指导病人练习腹式深呼吸

    D. 病人采取舒适的体位

    E. 给予病人高热量、高蛋白、高维生素饮食

7. 手术后护理措施正确的是（　　　）。

    A. 为减轻病人痛苦应给予吗啡镇痛

    B. 病人失水多，故 24h 补液量需在 2000mL 以上

    C. 术后患者可间断给氧

    D. 病人清醒后血压平稳可改为半卧位

    E. 早期活动容易导致引流管脱落，应避免

8. 有关患者术后饮食的护理不正确的是（　　　）。

    A. 患者清醒后可进普食

    B. 肠蠕动恢复前不得饮水

    C. 进食应该遵从流质、半流质到普食的过程

    D. 拔除气管插管前不得进食

    E. 给予病人高热量、高蛋白、高维生素饮食

9. 该患者术后 1 周，出现刺激性咳嗽，胸腔有积气积液征，胸穿抽出的液体与咳出的液体相似。可能的原因是（　　　）。

    A. 术后出血　　　　　　B. 肺部感染　　　　　　C. 肺不张

    D. 支气管胸膜瘘　　　　E. 肺癌转移

（二）案例分析

    王先生有 30 年的吸烟史，未戒烟，最近总感觉到头痛，开始以为是工作太累也没太在意，后来因头痛越来越频繁，到医院检查后发现患了肺癌，并且是晚期，已经转移到脑部。

    1. 你认为肺癌发生的主要原因什么？请谈谈应该如何预防肺癌的发生。

    2. 请说出诊断依据，提出护理问题，需采取哪些护理措施？

（孙志强）

项目八

重症监测治疗与复苏

子项目（一） 心肺脑复苏病人的护理

一、学习目标

知识目标

1. 熟悉心搏骤停的概念。
2. 熟悉心搏骤停的原因及类型。
3. 熟悉心搏骤停的临床表现与诊断。
4. 掌握心肺脑复苏内容。
5. 掌握基础生命保障系统的构成。
6. 掌握心肺脑复苏的实施要点。

能力目标

1. 能够对心搏骤停病人进行正确快速的判断。
2. 能提出心搏骤停病人存在的护理问题。
3. 能对心搏骤停病人实施心肺脑复苏。
4. 能对复苏成功的病人正确进行健康指导
5. 能具有初步的自学能力、沟通能力、合作能力。
6. 能积极主动地学习、认真对待生命、遵守护士行为规范。

二、学习重点和难点

重　点：心脏骤停的概念、常见原因及类型，心脏骤停的临床表现，心肺脑复苏的内容，进一步生命支持的常用药物，延续生命支持的主要内容。

难　点：心脏骤停的快速正确判断，心肺脑复苏的实施要点。

三、工作情境及任务

情境一：　某工人，男，在某桥梁施工现场约8米高的脚手架上工作时，突然掉了下来。在坠落过程中，他的脑袋撞击到了脚手架上，然后一头栽入河中，工友们赶紧跳下河把他拉上岸，当时他已经神志不清，工友及时拨打了120急救电话。

任务一：正确呼救

如何判断该病人的意识情况？你是否会正确使用120急救电话？作为呼救人员，电话接通后，应如何交代现场情况？

情境二：120 急救人员及时赶到，发现该病人心跳呼吸已经停止，口腔内含有大量淤泥及杂草，身上衣物约束较紧，立即对该病人进行抢救工作。

任务二：心脏骤停的正确迅速判断

如何正确迅速判断病人的呼吸心跳情况？针对病人口腔及衣物情况，应如何对该病人进行初步处理？心脏骤停的判断要点是什么？

情境三：经判断，该病人心跳呼吸停止，需立刻现场进行徒手心肺复苏术（CPCR），即 CPCR 中的第一个阶段基础生命支持（BLS）。

任务三：心肺脑复苏之基础生命支持的实施

说出基础生命支持的 ABC 三步骤的内容。

任务四：基础生命支持的实施

（1）急救人员到达后，及时对该溺水病人进行急救。作为出诊护士，你应该如何为该病人安置合适的体位？

（2）如何为该病人开放气道？

（3）如何对该病人进行人工呼吸？实施口对口人工呼吸的要点是什么？

（4）心脏骤停病人的循环支持可采用心前区捶击及胸外心脏按压，请说出心前区捶击的操作手法，说出胸外心脏按压的操作要点及注意事项。

（5）心脏按压必须同时配合人工呼吸，你知道两者合适的比例是多少吗？

（6）该病人经有效急救后，心跳呼吸恢复。胸外心脏按压有效指标是什么？

情境四：经简单救治后，该病人立即被急送到医院治疗。

任务五：心肺脑复苏之进一步生命支持

（1）需应用简易呼吸器对该病人进行人工通气，你了解简易呼吸器的构造吗？该如何使用简易人工呼吸器？

（2）该病人转送入院后，需进行药物治疗。你知道常用的心肺复苏药物有哪些吗？应如何对病人的用药情况进行监护？

任务六：心肺脑复苏之延续生命支持及复苏后的监测与护理

（1）心脏骤停时因缺血、缺氧，最易受损的是中枢神经系统，复苏的成败在很大程度上与中枢神经系统功能是否恢复有密切关系。在正常体温下，心脏停搏 $3 \sim 4min$，即可造成不可逆的脑损伤。为提高脑复苏的成功率，应如何对病人进行护理？常用脑复苏药物有哪些？

（2）病人复苏成功后病情尚未稳定，应继续监测处理和护理，如稍有疏忽或处理不当，就有心跳、呼吸再度停止而死亡的危险。你能说出复苏后监测与护理的内容吗？

情境五：该病人在重症监护室脱离危险后，转入普通病房，一周后痊愈，医嘱办理出院手续。

任务七：健康教育

应如何对该病人进行出院指导及健康教育？

四、知识储备与理论学习

2015 年 10 月 15 日，新版《美国心脏学会 CPR 和 ECC 指南》隆重登场（CPR，心肺复苏；ECC，心血管急救）。时隔 5 年，美国心脏学会（AHA）会对"指南"的哪些部分进行更改？是否提出了颠覆性的观点？现简述一下。

（一）快速反应，团队协作

施救者应同时进行几个步骤，如同时检查呼吸和脉搏，以缩短开始首次按压的时间；由多名施救者形成综合小组，同时完成多个步骤和评估（分别由施救者实施急救反应系统，胸外按压、进行通气或取得球囊面罩进行人工呼吸、取回并设置好除颤器同时进行）。

（二）生存链"一分为二"

AHA 成人生存链分为两个链：一链为院内急救体系，另一链为院外急救体系。手机时代，充分利用社会媒体呼叫施救者，手机等现代化电子设备能够在院外急救中发挥重要作用。院内急救应以团队形式实施心肺复苏：早期预警系统、快速反应小组（RRT）和紧急医疗团队系统（MET）。

（三）先电击还是先按压

2010 年的"指南"中，在自动体外除颤仪（AED）就绪时，应先进行 1.5~3min 的 CPR，然后除颤。最新版则提出：当施救者可以立即取得 AED 时，对于成人心脏骤停患者，应尽快使用除颤器；若不能立刻取得 AED，应该在他人前往获取 AED 的时候开始心肺复苏，在设备提供后尽快尝试进行除颤。

（四）别再使劲按了！

2010 年的"指南"规定胸外按压的下限：频率≥100 次/min，深度≥5cm。临床上普遍存在按压过度的问题，如胸骨和肋骨骨折；施救者也会消耗大量体力，无法保证接下去的按压质量。新的"指南"提出高质量的心肺复苏，应该有足够的速率和按压幅度：按压速率为 100~120 次/min；幅度至少是 5cm，不超过 6cm。

（五）瘾君子的福音

若患者有疑似生命危险或与阿片类药物相关的紧急情况，应给予纳洛酮。瘾君子的福音！对于已知或疑似阿片类药物成瘾的患者，如果无反应且呼吸正常，但有脉搏，可由经过正规培训的非专业施救者和基础生命支持施救者给予肌肉注射或鼻内给予纳洛酮。

（六）胸外按压需"有效"

每次按压后胸廓充分回弹，施救者必须避免在按压间隙倚靠在患者胸上；为了提高按压效率，减少按压中断十分必要，更新版"指南"提出胸外按压在整体心肺复苏中的目标比例至少为 60%。

（七）加压素被"除名"

2010 年版"指南"认为一剂静脉/骨内推注的 40 单位加压素可替代第一或第二剂肾上腺素治疗心脏骤停。新版则指出，联合使用加压素和肾上腺素，相比使用标准剂量的肾上腺素在治疗心脏骤停时没有优势。给予加压素相对使用肾上腺素也没有优势。因此，加压素已被新版"指南""除名"。

（八）C—A—B 顺序仍需坚持

对于施救顺序，最新的"指南"重申应遵循 2010 年版"指南"内容，即单一施救者的施救顺序：应先开始胸外按压再进行人工呼吸（C—A—B），减少首次按压的延时；30 次胸外按压后做 2 次人工呼吸。

五、知识技能应用

（一）心肺复苏操作规范

项目	操作流程	技术要求
心肺复苏技术	判断与呼救	·判断意识、呼吸，5 秒钟内完成，报告结果 ·触摸大动脉搏动，10 秒钟内完成，报告结果 ·确认患者意识丧失，立即呼叫
	安置体位	·将患者安置于硬板床，取仰卧位 ·去枕，头、颈、躯干在同一轴线上 ·双手放于两侧，身体无扭曲（口述）
	心脏按压	·抢救者立于患者右侧 ·解开衣领、腰带，暴露患者胸腹部 ·按压部位：胸骨中下 1/3 交界处 ·按压方法：两手掌根部重叠，手指翘起不接触胸壁，上半身前倾，两臂伸直，垂直向下用力 ·按压幅度：胸骨下陷 5～6cm ·按压频率：100～120 次/min
	开放气道	·检查口腔，清除口腔异物 ·取出活动义齿（口述） ·判断颈部有无损伤，根据不同情况采取合适方法开放气道
	人工呼吸	·捏住患者鼻孔 ·深吸一口气，用力吹气，直至患者胸廓抬起 ·吹气毕，观察胸廓情况 ·连续 2 次 ·按压与人工呼吸之比为 30:2，连续 5 个循环
	判断复苏效果	操作 5 个循环后，判断并报告复苏效果： ·颈动脉恢复搏动 ·自主呼吸恢复 ·瞳孔缩小，对光反射存在 ·平均动脉血压大于 60mmHg（体现测血压动作） ·面色、口唇、甲床和皮肤色泽转红

项目	操作流程	技术要求
	整理记录	·整理用物 ·六步法洗手 ·记录患者病情变化和抢救情况
	复苏评价	·正确完成 5 个循环复苏，人工呼吸与心脏按压指标显示有效（以打印单为准）
综合评价	规范熟练	·抢救及时，程序正确，操作规范，动作迅速 ·注意保护患者安全和职业防护 ·用物准备齐全 ·按时完成
	护患沟通	·态度和蔼，自然真切，没有表演痕迹 ·沟通有效，充分体现人文关怀

（二）心肺复苏评分标准

项目	操作流程	技术要求	分值	扣分及说明	备注
心肺复苏技术（90分）	判断与呼救（10分）	·判断意识、呼吸，5 秒钟内完成，报告结果	4		
		·触摸大动脉搏动，10 秒钟内完成，报告结果	4		
		·确认患者意识丧失，立即呼叫	2		
	安置体位（6分）	·将患者安置于硬板床，取仰卧位	2		
		·去枕，头、颈、躯干在同一轴线上	2		
		·双手放于两侧，身体无扭曲（口述）	2		
	心脏按压（30分）	·抢救者立于患者右侧	2		
		·解开衣领、腰带，暴露患者胸腹部	2		
		·按压部位：胸骨中下 1/3 交界处	8		
		·按压方法：两手掌根部重叠，手指翘起不接触胸壁，上半身前倾，两臂伸直，垂直向下用力	8		
		·按压幅度：胸骨下陷 5～6cm	5		
		·按压频率：100～120 次/min	5		
	开放气道（8分）	·检查口腔，清除口腔异物	4		
		·取出活动义齿（口述）	2		
		·判断颈部有无损伤，根据不同情况采取合适方法开放气道	2		
	人工呼吸（12分）	·捏住患者鼻孔	2		
		·深吸一口气，用力吹气，直至患者胸廓抬起	2		
		·吹气毕，观察胸廓情况	2		
		·连续 2 次	2		
		·按压与人工呼吸之比为 30:2，连续 5 个循环	4		

续表

项目	操作流程	技术要求	分值	扣分及说明	备注
心肺复苏技术（90分）	判断复苏效果（12分）	操作5个循环后，判断并报告复苏效果： ·颈动脉恢复搏动 ·自主呼吸恢复 ·瞳孔缩小，对光反射存在 ·平均动脉血压大于60mmHg（体现测血压动作） ·面色、口唇、甲床和皮肤色泽转红	2 2 2 4 2		
	整理记录（4分）	·整理用物 ·六步法洗手 ·记录患者病情变化和抢救情况 报告操作完毕（计时结束）	1 1 2		
	复苏评价（8分）	·正确完成5个循环复苏，人工呼吸与心脏按压指标显示有效（以打印单为准）	8		
综合评价（10分）	规范熟练（5分）	·抢救及时，程序正确，操作规范，动作迅速 ·注意保护患者安全和职业防护 ·用物准备齐全 ·按时完成	2 1 1 1		
	护患沟通（5分）	·态度和蔼，自然真切，没有表演痕迹 ·沟通有效，充分体现人文关怀	2 3		
	操作时间	_____分钟			
总　　分			100		
得　　分					

六、课后练习

（一）选择题

1. 复苏中采取维持血压、低温、镇痉、脱水等措施是针对（　　）。

　　A. 维持有效呼吸　　　　　　B. 保护肾功能　　　　　　C. 脑复苏

　　D. 处理酸中毒及水电解质紊乱　　　　　　E. 以上都不是

2. 下列哪种心律失常采用同步电复律？（　　）

　　A. 阵发性室上性心动过速　　B. 房颤　　　　　　C. 心室颤动

　　D. 房扑　　　　　E. 房室传导阻滞

3. 不宜做电复律的情况有（　　）。

　　A. 房颤发生半年　　　　B. 房颤患者行二尖瓣置换术后6周

　　C. 洋地黄中毒引起的室颤　　D. 持续时间较久的室上速

E. 房颤，心肌损害明显，左心房明显扩大

4. 安装起搏器术后护理不正确的是（　　）。

    A. 心电图、血压监护 24 ~ 48h

    B. 术后卧床 1 ~ 3 天

    C. 与起搏器同侧的上肢避免过分外展与上举

    D. 起搏器电极导管脱出，应立即往里送

    E. 临时起搏器安置时间一般为 7 ~ 10 天

5. 下列操作不正确的是（　　）。

    A. sternum 电极板置于胸骨右缘第 2 ~ 3 肋间

    B. apex 电极板置于左腋前线第 5 肋间

    C. 首次电复律室颤可用 200 ~ 400J

    D. 室扑用非同步电复律

    E. 阵发性室上性心动过速用非同步电复律

6. 关于电复律操作，错误的是（　　）。

    A. 患者平卧于木板床上   B. 两电极板距离大于 10cm

    C. 用盐水纱布擦湿两极间皮肤   D. 室颤患者一日内可电复律 3 次以上

    E. 复律时立即进行心电监测

7. 可采用人工气道的情况是（　　）。

    A. 喉头水肿

    B. 颈椎骨折和脱位

    C. 慢性阻塞性肺疾病（COPD）伴呼吸衰竭

    D. 下呼吸道分泌物引起的气道堵塞

    E. 有主动脉瘤压迫或侵犯气管

8. 气管插管时应向套囊内注空气（　　）。

    A. 1 ~ 3mL   B. 3 ~ 5mL   C. 5 ~ 7mL

    D. 7 ~ 9mL   E. 以上都不是

9. 机械通气时，氧的吸入浓度一般从（　　）开始。

    A. 20% ~ 40%   B. 40% ~ 60%   C. 60% ~ 80%

    D. 80% ~ 100%   E. 100% ~ 120%

10. 机械通气的禁忌证不包括（　　）。

    A. 呼吸道梗阻   B. 弥漫性血管内凝血   C. 肺大疱

    D. 循环衰竭   E. 心胸大手术后

（二）案例分析

某患者，女，65 岁，高血压病史 20 年。一周前，于医院接受阑尾切除术，术后恢复

较好，主动要求出院。出院后 2 天曾出现过头晕，病人并未在意。病人喜食辛辣，出院后 3 天后出现便秘，如厕时突然晕倒，呼吸心跳停止，家属发现后及时拨打 120 急救电话。

在急救人员到来前的这段时间，病人家属有哪些工作要做？从这件案例中，你得到哪些生活启示？

（孙志强）

子项目（二） 重症监测

一、学习目标

知识目标

1. 熟悉重症监护病房（ICU）的设置与管理。
2. 熟悉危重病人的监护内容及监护分级。
3. 熟悉重症监测治疗常见的监测项目。
4. 熟悉脑功能监测、肾功能监测、动脉血气和酸碱监测的方法。
5. 掌握心电监测的应用范围及临床意义。
6. 掌握呼吸功能监测及体温监测的方法。

能力目标

1. 能对急危重症病人进行正确的护理评估。
2. 能提出急危重症病人存在的护理问题。
3. 能根据病人病情正确划分监护等级。
4. 能正确实施急危重症病人各项指标的监测。
5. 能够为病人解释各项监测指标的变化及意义。

二、学习重点和难点

重　点：危重病人的监护内容及监护分级，心率的监测，休克指数的计算，中心静脉压监测的正常值及临床意义，心电监护系统的组成，呼吸功能的监测。

难　点：中心静脉压的监测，动脉血气分析和酸碱监测。

三、工作情境及任务

情境一：某中年女性病人，因"咳嗽，发热 20 天，心肺复苏术后 1 天"入 ICU。患者 20 天前因着凉后出现咳嗽，咳痰为白色黏液、较稠、量中，伴发热，体温高达 39℃，在当地卫生院给予抗感染、化痰止咳等治疗，症状无明显好转。转当地上级医院住院，一天前患者突然出现意识障碍，呼吸停止，给予心肺复苏 1min，自主呼吸及心跳恢复，神志转清。现为进一步监护及诊治转入 ICU 病房。

任务一：ICU 监护内容及监护分级

病人家属对转入 ICU 表示不解，你给其解释何为 ICU，该病人为何要转入 ICU 病房。对该病人的主要监护内容是什么？如何确定该病人的监护分级？

情境二： 某女，29 岁，因车祸头部及肢体多处创伤，并伴有大量出血（估计 1200mL），经清创手术及输血（500mL）、输液（生理盐水 1000mL）处理后血压一直不能恢复，处于半昏迷状态。

任务二：血流动力学监测

应如何对该病人进行血流动力学监测？如何计算其休克指数？医嘱监测其中心静脉压，你能否预测其中心静脉压的高低？如果对该病人进行中心静脉置管，应如何防治相关并发症？

情境三： 某患者，男性，19 岁，外出务工，不慎从高处坠落，事发后由他人救起。体检：面色苍白，脉搏细弱，四肢冷，出汗，左耻骨联合及大腿根部大片瘀斑、血肿；BP 65/50mmHg，HR 125 次/min，T 36.8℃。伤后送医院，途中患者渐转入昏迷。转入重症监护病房，医嘱快速补液，使用心电监护系统。

任务三：心电图监测

心电监护系统主要的监测指标是什么？

情境四： 某患者，男性，62 岁，因"咳嗽 6 天，气急伴咯血 3 天，加剧半天"入院。CT 示双侧肺间质广泛纤维化并继发感染，局限性肺气肿。既往有嗜铬细胞瘤手术切除史，平素有反复咳嗽、咳痰病史，查体可闻及痰鸣音及湿啰音中等量。予解痉、抗感染、化痰、激素等治疗后，夜间呼吸困难，氧饱和度 65% ~ 72%，遂转入 ICU，予经鼻气管插管、呼吸机支持。

任务四：呼吸功能监测

如何对该病人进行呼吸功能测定？呼吸机的使用及撤离指征是什么？

情境五：某患者，男，因"发热3天，意识消失6h"入院。既往有糖尿病、高血压。查体：T 40℃，P 130次/min，R 34次/min，BP 145/95mmhg；昏迷，双侧瞳孔等大等圆，直径3.5mm，对光反射减弱；双肺呼吸音粗，未闻及干湿啰音，心律整齐，四肢有不自主运动，病理反射未引出。急查血糖44mmol/L，K 3.1mmol/L，Na 155mmol/L，Cl 112mmol/L，Cr 441μmol/L，BUN 35mmol/L，血酮＋＋＋＋（超出医院生化机的检验值）。考虑糖尿病酮症酸中毒伴高渗状态，立即静脉加强补液。

任务五：动脉血气和酸碱监测

如何对该病人进行动脉血气和酸碱监测？你能否预测监测结果会有哪些异常？

情境六：某患者，男，70岁，股骨头骨折术后转入ICU。ICU是重症监护病房，不需要家属陪护，该患者转入后对周围的环境和人员都很陌生而产生恐惧，由于家属不在身旁而产生孤独感。该患者在ICU病房治疗3天后，病情稳定，医嘱转回原手术科室。

任务六：急危重症病人的心理护理和健康指导

作为ICU护士，你应该如何对该病人进行心理护理？你该如何对该病人进行相关健康指导？

四、知识储备与理论学习

（一）血流动力学监测

血流动力学监测是反映心脏、血管、血液、组织的氧供氧耗等方面的功能指标，是临床治疗参考的重要依据，一般分为无创伤和有创伤两大类。无创血流动力学监测，是应用对组织器官没有机械损伤的方法，经皮肤或黏膜等途径间接取得有关心血管功能的各项参数，如自动的无创血压监测、心电图检查等，已成为常用的监测手段；有创血流动力学监测是指经体表插入各种导管或监测探头到心脏和血管腔内，利用各种监测仪或监测装置直接测定各项生理参数，如中心静脉压、漂浮导管等。

1. 心率（HR）监测

现在的生命体征监测仪均有心率的视听装置，显示屏能随时显示出当即的心率，心率报警上、下限可随意设置，当心率超过设置的上、下限或在心脏停搏4秒之内能够自动报警。

（1）正常值：正常成人安静时为60～100次/min，随着年龄的增长而变化。小儿心率较快，老年人心率较慢。

（2）临床意义：

①判断心排血量：心率对心排血量影响很大，心率太快（＞160次/min）时心排血

量明显减少，心率减慢（<50次/min）时心排血量也减少，进行性心率减慢是心脏停搏的前奏。

②判断休克：临床上常用休克指数来判断休克的程度。休克指数 = 心率/收缩压，指数 <0.5 表示无休克，>1.0 ~ 1.5 表示休克，>2.0 为严重休克。

③估计心肌耗氧：心率与收缩压（SBP）的乘积（rate pressure product，Rpp）反映心肌耗氧情况，Rpp = SBP × HR，正常值应 <12000，若 >12000 提示心肌耗氧增加。

2. 动脉血压监测

血压能够反映心室后负荷、心肌耗氧及周围血管阻力。影响动脉血压的因素很多，包括心排血量、循环血容量、周围血管阻力、血管壁的弹性和血液黏滞度等5个方面。

（1）测量方法：分无创血压监测和有创血压监测两种方法，前者包括袖套测压和自动化无创动脉测压，后者指动脉穿刺插管直接测压法。

（2）临床意义：收缩压（SBP），重要性在于克服各脏器临界关闭压，保证脏器的供血；舒张压（DBP），重要性在于维持冠状动脉灌注压；平均动脉压（MAP）是评估左心室泵血、脏器组织灌注情况的指标，MAP = DBP + 1/3（SBP − DBP），受收缩压和舒张压双重影响。

3. 中心静脉压（CVP）监测

CVP 是指胸腔内上、下腔静脉的压力。经皮穿刺监测中心静脉压，主要经颈内静脉或锁骨下静脉，将导管插至上腔静脉。

（1）正常值：0.49 ~ 1.18kPa（5 ~ 12cm H_2O）。

（2）适应证：各种大中型手术，尤其是心血管、颅脑和胸部大而复杂的手术；各种类型的休克；脱水、失血和血容量不足；右心功能不全；大量静脉输血、输液或需要静脉高营养治疗者。

（3）临床意义：能反映循环血量和右心功能之间的关系，对指导治疗具有重要的参考价值。小于 0.49kPa（5cm H_2O）表示血容量不足，大于 1.47kPa（15cm H_2O）表示右心功能不全，大于 1.96kPa（20cm H_2O）表示存在充血性心力衰竭。

（4）测量方法：通过颈内静脉、颈外静脉、锁骨下静脉或股静脉穿刺后，将导管插至腔静脉或右心房内，连接测压装置等进行监测，其中颈内静脉临床最常用。

（5）注意事项：确定导管插入腔静脉或右心房内；零点置于第四肋间右心房水平；确保静脉内导管和测压管道系统内无凝血、空气，管道无扭曲等；加强管理，每日消毒穿刺部位、更换测压管道及输液系统，并严格无菌技术操作；对应用呼吸机治疗的患者，在进行CVP测定时应暂停使用呼吸机。

4. 肺动脉楔压（PAWP）监测

PAWP 是指漂浮导管在肺小动脉楔入部位所测得的压力。

（1）正常值：0.80 ~ 1.60kPa（6 ~ 12mmHg）。

（2）适应证：急性呼吸窘迫综合征并发左心衰，循环功能不稳定患者，区分心源性肺水肿和非心源性肺水肿。

（3）临床意义：用以评估左心前负荷和右心后负荷，有助于判定左心室功能，反映血容量是否充足。大于 2.40kPa（18mmHg），提示左心功能不全、急性肺水肿；小于 80kPa（6mmHg），体循环血量不足；介于 1.60kPa（12mmHg）与 2.40kPa（18mmHg）之间，是诊断急性肺损伤和 ARDS 的重要指标。

5. 心排血量（CO）监测

CO 是指每分钟由心脏泵出的血液量。

（1）正常值：4～8L/min。

（2）临床意义：是反映心泵功能的重要指标。通过 CO 测定，可判断心脏功能，诊断心力衰竭和低心排血量综合征，估计预后，指导治疗。

（二）心电图监测

心电图主要反映心脏激动过程中的电活动，对各种类型的心律失常具有独特的诊断价值。到目前为止，还没有其他方法能够替代心电图在这方面的独特作用。特征性的心电图改变和演变是诊断心肌梗死最可靠和最实用的方法，冠状动脉供血不足、药物及电解质改变等均可导致心电图特征性改变。因此，心电图监测一直被列为常规的监测手段，特别是对心脏病患者施行心脏或非心脏手术时。

1. 心电监护仪器

（1）心电监护系统：心电监护系统由一台中央监测仪和 4～6 台床边监测仪组成，以生命体征监测为主。

（2）动态心电图监测仪（Holter 心电监测仪）：可随身携带的小型心电图磁带记录仪，能 24h 记录心电图波形，动态观察心脏不同负荷状态下的心电图变化。主要用于冠心病和心律失常诊断，也可用于监测起搏器的功能、寻找晕厥原因及观察抗心律失常药物效果。

（3）遥控心电监测仪：该监测仪不需用导线与心电监测仪相连，遥控半径一般为 30m，中心台可同时监测 4 个患者，每个患者身旁均携带一个发射仪器。

2. 心电导联连接及其选择（见表）

监护使用的心电图连接方式有使用 3 只电极、4 只电极及 5 只电极不等。

（1）综合 I 导联：正极放在左锁骨中点下缘，负极放在右锁骨中点下缘，无关电极置于剑突右侧，其心电图波形类似 I 导联。

（2）综合 n 导联：正极置于左腋前线第四肋间，负极置于右锁骨中点下缘，无关电极置于剑突下偏右，其优点是心电图振幅较大，心电图波形近似 V5 导联。

（3）CM 导联：是临床监护中常选用的连接方法。

标准肢体导联	正极	负极	无关电极
I	左上肢（LA）	右上肢（RA）	左下肢（LF）
n	左下肢（LF）	右上肢（RA）	左上肢（LA）
m	左下肢（LF）	左上肢（LA）	右上肢（RA）

临床意义：及时发现和识别心律失常，及时发现心肌缺血或心肌梗死，监测电解质浓度改变，观察起搏器的功能。

五、知识技能应用

（一）心电监护仪的使用

心电监护仪是指对被监护者进行连续或间歇心电监测、及时反映心电改变及心律失常的医用仪器设备。心电监护系统通常配置于重症监护病房内，由一台中央监护仪和4～6台床旁监护仪组成，可持续显示和记录24h心电波形、心率、呼吸、血压、体温和血氧饱和度等多参数监测数据，为医务人员及时了解和分析病情起重要的作用。

1. 适应证与禁忌证

（1）适应证：

①心血管系统疾病：心肌梗死、严重的心律失常、心搏骤停、冠状动脉供血不足引起的恶性心绞痛、心肌病和心力衰竭等。

②手术患者的监护：全身麻醉后复苏期的监护，中老年危重症患者术前或术中的常规监护，器官移植术后和各种危重衰竭病患者急诊手术前的抢救。

③其他如各种类型的休克、脑血管意外、张力性气胸、哮喘持续状态、严重的电解质紊乱、严重创伤和慢性阻塞性肺部疾病等。

（2）心电监护仪的使用无绝对禁忌证。

2. 使用方法

心电监护仪基本结构由主机、显示器、各种传感器及连接系统等四部分组成，常用监护参数有心电图、心率、呼吸频率、血压、血氧饱和度等。

操作步骤：备物携至床旁，查对，对清醒者解释，安置患者于舒适体位；将导联线与监护仪的心电、呼吸监护模块连接，连接电源。打开主机开关，选择导联和监护模式。

（1）心电、呼吸监测：暴露胸部，正确定位，用75%乙醇清洁皮肤，粘贴电极片，正确安放电极位置，连接心电导联线，选择P、QRS、T波导联，调节振幅。常用5导联法（图8-1），有时也用3导联法。

（2）无创血压监测：将袖带测压管与监护仪无创血压模块连接，将袖带按血压测量要求缠于上臂，袖带气囊中间部位正好压住肱动脉，气囊下缘应在肘弯上2～3cm。

（3）血氧饱和度监测：将血氧饱和度探头连线与血氧饱和度监测模块连接，将血氧饱和度传感器安放在合适的部位（图8-2），如手指、脚趾、耳垂等。

（4）呼气末二氧化碳监测：将二氧化碳监测模块与监护仪连接，气体采集管和监测模块连接。将呼出气采集管的患者端置于患者的鼻孔，并加以固定。

根据患者病情，设定各报警限，开始有关指标的监测。调至主屏，监测异常心电图。

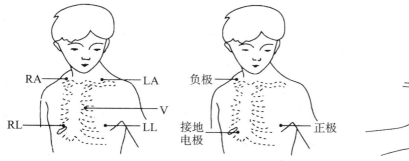
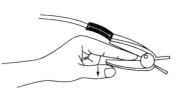

图8-1　心电监护仪电极安放位置　　　　　图8-2　血氧饱和度监测仪
传感器使用方法

3. 注意事项

（1）电板片放置部位准确，尽量避开除颤时放置电板的位置，出汗时随时更换。各种导线妥善固定，不得折叠、扭曲、相互缠绕，不宜从腋下穿过。

（2）血氧饱和度（SPO_2）、血压袖带放置位置正确（健侧），松紧适宜（一指间隙），SPO_2探头有灯泡一侧置于指甲背面。

（3）及时处理异常监测值，如认真分析心电图突然改变或变成一条直线的原因。

（4）定期维修和保养。显示器可用软布蘸清水擦拭，定期消毒袖带、导线等。

（5）停止监护。向患者解释，关闭监护仪，撤除导联线用电极、血压计袖带等；清洁皮肤，安置患者。

（二）心电监测操作流程

项目	操作流程	技术要求
操作过程	评估解释	·核对患者 ·解释目的并取得合作 ·评估患者病情、意识状态、皮肤情况、指甲情况 ·评估患者有无过敏史、有无起搏器 ·评估患者周围环境、光照情况及有无电磁波干扰 ·六步法洗手、戴口罩
	舒适体位	·安置患者舒适的仰卧位
	连接电源开机	·连接监护仪电源 ·打开主机开关 ·检查监护仪功能是否完好
	连接导联和插件	·连接心电导联线，五电极连接正确 ·连接血氧饱和度插件 ·连接血压计袖带

项目	操作流程	技术要求
操作过程	心电监测	·暴露胸部，正确定位，清洁皮肤 ·右上（RA）：胸骨右缘锁骨中线第一肋间 ·左上（LA）：胸骨左缘锁骨中线第一肋间 ·右下（RL）：右锁骨中线剑突水平处 ·左下（LL）：左锁骨中线剑突水平处 ·胸导（C）：胸骨左缘第四肋间 ·为患者系好衣扣
	SPO₂监测	·将SPO₂传感器安放在患者身体的合适部位 ·红点照指甲，与血压计袖带相反肢体
	血压监测	·使被测肢体与心脏处于同一水平 ·伸肘并稍外展，将袖带平整地缠于上臂中部 ·袖带下缘应距肘窝2～3cm ·松紧以能放入一到两指为宜
	调节波形	·选择标准Ⅱ导联，清晰显示P波 ·调节波形大小
	设定参数	·打开报警系统 ·根据患者情况，设定正常成人各报警上下限参数
操作后	整理记录	·告知注意事项 ·安置患者于舒适体位，放呼叫器于易取处 ·整理床单位 ·六步法洗手 ·在护理记录单上记录心率、血压、SPO₂、呼吸频率
	停止监测	·向患者解释 ·关闭监护仪 ·撤除SPO₂传感器 ·撤除血压计袖带 ·撤除心前区导联线、电极片 ·清洁皮肤 ·协助患者穿好衣服 ·安置患者于舒适体位，询问需要 ·整理床单位 ·整理仪器 ·处理用物（按医用垃圾分类） ·六步法洗手、脱下口罩 ·记录 报告操作完毕（计时结束）
	异常心电图分析	·现场随机抽取心电图进行判读 报告操作完毕（计时结束）

项目	操作流程	技术要求
综合评价	规范熟练	·程序正确，操作规范，动作熟练 ·注意保护患者隐私 ·用物准备齐全 ·按时完成
	护患沟通	·态度和蔼，自然真切，没有表演痕迹 ·沟通有效，充分体现人文关怀

（三）心电监测评分标准

项目	操作流程	技术要求	分值	扣分及说明	备注
操作过程（62分）	评估解释（12分）	·核对患者 ·解释目的并取得合作 ·评估患者病情、意识状态、皮肤情况、指甲情况 ·评估患者有无过敏史、有无起搏器 ·评估患者周围环境、光照情况及有无电磁波干扰 ·六步法洗手、戴口罩	2 2 2 2 2 2		
	舒适体位（2分）	·安置患者舒适的仰卧位	2		
	连接电源开机（2分）	·连接监护仪电源 ·打开主机开关 ·检查监护仪功能是否完好	1 1		
	连接导联和插件（4分）	·连接心电导联线，五电极连接正确 ·连接血氧饱和度插件 ·连接血压计袖带	2 1 1		
	心电监测（16分）	·暴露胸部，正确定位，清洁皮肤 ·右上（RA）：胸骨右缘锁骨中线第一肋间 ·左上（LA）：胸骨左缘锁骨中线第一肋间 ·右下（RL）：右锁骨中线剑突水平处 ·左下（LL）：左锁骨中线剑突水平处 ·胸导（C）：胸骨左缘第四肋间 ·为患者系好衣扣	4 2 2 2 2 2 2		
	SPO_2监测（4分）	·将SPO_2传感器安放在患者身体的合适部位 ·红点照指甲，与血压计袖带相反肢体	2 2		

项目	操作流程	技术要求	分值	扣分及说明	备注
	血压监测（12分）	·使被测肢体与心脏处于同一水平	2		
		·伸肘并稍外展，将袖带平整地缠于上臂中部	2		
		·袖带下缘应距肘窝2~3cm	2		
		·松紧以能放入一到两指为宜	2		
		·按测量键	2		
		·设定测量间隔时间	2		
	调节波形（4分）	·选择标准Ⅱ导联，清晰显示P波	2		
		·调节波形大小	2		
	设定参数（6分）	·打开报警系统	1		
		·根据患者情况，设定正常成人各报警上下限参数	5		
操作后（28分）	整理记录（6分）	·告知注意事项	2		
		·安置患者于舒适体位，放呼叫器于易取处	1		
		·整理床单位	1		
		·六步法洗手	1		
		·在护理记录单上记录心率、血压、SPO_2	1		
	停止监测（17分）	·向患者解释	1		
		·关闭监护仪	1		
		·撤除SPO_2传感器	2		
		·撤除血压计袖带	2		
		·撤除心前区导联线、电极片	2		
		·清洁皮肤	2		
		·协助患者穿好衣服	1		
		·安置患者于舒适体位，询问需要	1		
		·整理床单位	1		
		·整理仪器	1		
		·处理用物（按医用垃圾分类）	1		
		·六步法洗手、脱下口罩	1		
		·记录	1		
	异常心电图分析（5分）	·现场随机抽取心电图进行判读报告操作完毕（计时结束）	5		
综合评价（10分）	规范熟练（6分）	·程序正确，操作规范，动作熟练	2		
		·注意保护患者隐私	2		
		·用物准备齐全	1		
		·按时完成	1		

续表

项目	操作流程	技术要求	分值	扣分及说明	备注
	护患沟通 （4分）	·态度和蔼，自然真切，没有表演痕迹 ·沟通有效，充分体现人文关怀	2 2		
	操作时间	_____分钟			
总　分			100		
得　分					

六、课后练习

（一）选择题

1. 一般综合性 ICU 要求护士与床位的比例为（　　）。

　　A. 1∶1　　　　　　　　　B. 2∶1　　　　　　　　　C.（3～4）∶1

　　D.（4～5）∶1　　　　　E.（5～6）∶1

2. 下列不适宜的 ICU 收治对象是（　　）。

　　A. 各型休克者　　　　　B. 急性传染病病人　　　　C. 严重中毒者

　　D. 大手术或复苏者　　　E. 急性呼衰者

3. ICU 外源性感染的控制，对人员管理的要求不包括（　　）。

　　A. 限制探视人员

　　B. 增加 ICU 内工作人员数量

　　C. 凡进入 ICU 人员必须戴帽子和口罩、穿隔离衣、换鞋、洗手

　　D. 患有感染性疾病的人员不得进入 ICU

　　E. 要勤洗手

4. ICU 收治的病种不包括（　　）。

　　A. 恶性肿瘤晚期病人　　B. 急性中毒、毒蛇咬伤者　C. 多器官功能衰竭者

　　D. 大面积烧伤者　　　　E. 各种休克者

5. ICU 室温和湿度正确的是（　　）。

　　A. 室温 20～32℃，湿度 50%～60%

　　B. 室温 18～20℃，湿度 40%～50%

　　C. 室温 20～25℃，温度 25%～30%

　　D. 室温 28～32℃，湿度 80%～90%

　　E. 室温 15～20℃，湿度 25%～60%

6. CVP（中心静脉压）正常值为（　　）。

A. 5 ~ 12cmH$_2$O B. 4 ~ 5cmH$_2$O C. 12 ~ 15cmH$_2$O

D. 20 ~ 30cmH$_2$O E. 15 ~ 20cmH$_2$O

7. 动脉血氧饱和度正常为（　　　）。

A. 90% ~ 100% B. 85% ~ 90% C. 90% ~ 95%

D. 96% ~ 100% E. 80% ~ 100%

（二）案例分析

王某，男，30 岁，煤气搬运工。因咽痛、咳嗽 1 周，头晕胸闷、四肢乏力 1h 由救护车于 0：27 接送入院急诊科。患者在院外治疗 2 天，用药不详。平素身体健康。查体：T 38.6℃，BP 128/95mmHg，P 68 次/min，R 20 次/min。神清，瞳孔等大等圆，直径 2.5mm，对光反射存在。咽红，扁桃体无肿大，颈软，心率 68 次/min，双肺呼吸音清。腹软，全腹无压痛。四肢肌力三级。肌张力降低，未引出病理反射。初步拟诊"上呼吸道感染，低钾血症，眩晕症"。予作血常规，电解质头颅 CT 等辅助检查。约 0：40 血常规报：白细胞 19.0×10^9/L，中性粒细胞 81.1%。电解质回报：K 3.22mmol/L，余正常。头颅 CT 检查未见异常。给予补钾抗炎对症治疗。

凌晨 1：50 左右患者诉咽喉不适，吞咽困难。查体：不发热，神清，瞳孔无异常，咽红，咽喉见少许分泌物，心肺腹无异常。考虑为"精神紧张"，嘱饮水，缓解情绪紧张，约 10min 后症状缓解。大约 3：10 患者诉左胸下部疼痛，左手静脉穿刺处疼痛。查体：神清，呼吸平稳，胸壁无异常，胸痛与呼吸无关，左胸无叩痛。疑滴注氯化钾引起，未作特殊处理，继续观察。于 5：30 左右又诉左侧上下肢麻木无力，无胸闷气促，无头晕头痛。查体：P 70 次/min，R 20 次/min，神清，面色无异常，瞳孔等大等圆，光反射存在，颈软，左侧肢体肌力一级，右侧肌力正常。疑"中枢性偏瘫"，给予吸氧，建议住院治疗。6：00 患者病情突然变化，呼吸气促，面色发绀，继之呼吸、心跳停止。立即告病危，通知科主任参与抢救，同时给予胸外按压、气囊辅助呼吸，肾上腺素 1mg 静注，转入抢救室气管插管，持续心脏按压，心电监护。电除颤 2 次，先后用阿托品、肾上腺素、多巴胺、碳酸氢钠、利多卡因等药物抢救治疗。6：25 心电图示直线。继续抢救 30min 后仍无呼吸心跳。于 7：10 宣布死亡。

综合上述病例，请思考，应如何对危重病人进行病情监测？

（孙志强）

课后练习参考答案

项目一　手术室护理和工作

1. E　2. C　3. C　4. E　5. C　6. A　7. B　8. B　9. D　10. B　11. E　12. C
13. （1）C　　（2）C　　（3）E　　（4）B　　（5）D

项目二　麻醉病人的护理

子项目一　局麻病人的护理

1. A　2. E　3. D　4. E　5. B　6. D　7. B　8. C

子项目二　椎管内麻醉病人的护理

1. D　2. E　3. B

子项目三　全身麻醉病人的护理

1. C　2. C　3. B　4. D

项目三　损伤病人的护理

子项目一　烧伤病人的护理

1. A　2. C　3. A　4. D　5. A　6. A　7. A　8. D　9. C　10. C

子项目二　腹部损伤病人的护理

1. C　2. C　3. B　4.（1）C　　（2）C　　（3）D　　（4）B　　（5）A

子项目三　胸部损伤病人的护理

1. C　2. C　3. E　4. E　5. E　6. D

7.（1）D　　（2）C　　（3）B　　（4）A　　（5）A

子项目四　颅脑损伤病人的护理

1. A　2. E　3. B　4. D　5. C　6. B　7. B　8. B　9. C　10. D　11. C　12. A　13. C

14.（1）D　　（2）A　　（3）B　　（4）A

子项目五　颅内压增高和脑疝病人的护理

1. B　2. B　3. A　4. C　5. E　6. C　7. D　8. C　9. A　10. D　11. C　12. C　13. B

14. A

子项目六　泌尿系统损伤病人的护理

1. D　2. A　3. B　4. D　5. D　6. B　7. E　8. C　9. C　10. D

子项目七　骨关节损伤病人的护理

1. A　2. D　3. B　4. D　5. A　6. B　7. E　8. A　9. A　10. D　11. D

项目四　外科感染病人的护理

子项目一　急性蜂窝织炎病人的护理

1. A　2. D　3. A　4. A　5. D　6. D　7. D　8. D

子项目二　脓性指头炎病人的护理

1. B　2. A　3. A　4. A　5. B　6. D

子项目三　特异性感染病人的护理

1. A　2. D　3. D　4. B　5. C　6. D　7. D

子项目四　乳腺炎病人的护理

1. A　2. D　3. C　4. D　5. D　6. C

子项目五　阑尾炎病人的护理

1. C　2. C　3. E　4. A　5. A　6. C　7. C　8. D　9. D

子项目六　急性胰腺炎病人的护理

1. C　2. E　3. A　4. B　5. C　6. B　7. B　8. B　9. D　10. C　11. C　12. D　13. B

14. A　15. E　16. A　17. E　18. DE

子项目七　直肠肛管良性疾病病人的护理

1. E　2. C　3. E　4. C　5. D　6. E　7. B　8. E　9. C　10. C

项目五　梗阻患者的护理

子项目一　腹外疝患者的护理

1. B　2. A　3. C　4. B　5. E　6. D　7. D　8. E　9. D　10. E　11. E　12. A　13. D

14. A　15. E　16. C　17. E　18. E

子项目二　肠梗阻患者的护理

1. C　2. D　3. A　4. A　5. B　6. D　7. B　8. A　9. E　10. C　11. B　12. C　13. C

14. E　15. C　16. E　17. B　18. E　19. B　20. D

子项目三　胆石症及胆道感染患者的护理

1. C　2. A　3. D　4. C　5. C　6. E　7. C　8. C　9. B　10. D　11. B　12. C　13. D

14. E　15. E　16. B　17. D　18. B　19. A　20. D　21. E　22. B　23. C　24. E　25. A

26. E

子项目四　泌尿系统结石患者的护理

1. A　2. C　3. A　4. E　5. B　6. D　7. A　8. B　9. B　10. D　11. B　12. D　13. A
14. C

子项目五　前列腺增生患者的护理

1. B　2. A　3. E　4. D　5. C　6. D　7. C　8. A　9. D　10. E　11. E　12. D　13. B
14. B　15. B　16. B

项目六　颈肩腰腿痛患者的护理

子项目一　颈椎病患者的护理

1. B　2. A　3. B　4. B　5. C　6. A　7. D　8. D　9. D　10. E　11. C　12. C　13. D
14. E　15. D

子项目二　腰椎间盘突出症患者的护理

1. E　2. B　3. E　4. C　5. A　6. D　7. B　8. B

项目七　肿瘤病人的护理

子项目一　乳腺癌病人的护理

1. E　2. A　3. C　4. B　5. E　6. E　7. C　8. B　9. A

子项目二　胃癌病人的护理

1. A　2. A　3. E　4. E　5. D　6. A　7. B　8. B　9. D　10. A　11. C　12. E　13. B
14. B

子项目三　大肠癌病人的护理

1. B　2. C　3. A　4. C　5. C　6. C　7. B　8. D　9. B　10. D　11. E

子项目四　原发性肝癌病人的护理

1. C　2. E　3. C　4. C　5. B　6. B　7. A　8. C　9. E　10. A　11. C

子项目五　肺癌病人的护理

1. A　2. E　3. A　4. E　5. A　6. A　7. D　8. A　9. D

项目八　重症监测治疗与复苏

子项目一　心肺脑复苏病人的护理

1. C　2. C　3. E　4. D　5. E　6. C　7. C　8. B　9. C　10. E

子项目二　重症监测

1. C　2. B　3. B　4. A　5. A　6. A　7. D

参考文献

［1］吴孟超,吴在德. 黄家驷外科学. 北京:人民卫生出版社,2008.

［2］赵爱平. 手术室护理. 北京:人民卫生出版社,2012.

［3］解国琦,解鲁明,李增伟,张效谦. 普外科医生的经验与教训. 北京:中国协和医科大学出版社,2007.

［4］叶文琴. 急救护理. 北京:人民卫生出版社,2012.

［5］熊云新,叶国英. 外科护理学. 北京:人民卫生出版,2014.

［6］李乐之,路潜. 外科护理学. 北京:人民卫生出版社,2012.

［7］范保兴,田玉凤. 外科护理学. 北京:科学出版社,2012.

［8］曹伟新. 外科护理学学习指导及习题集. 北京:人民卫生出版社,2010.

［9］李勇,俞宝明. 外科护理. 北京:人民卫生出版社,2015.

图书在版编目（CIP）数据

外科护理项目化实训教程 ／ 王冰，张伟伟，孙志强
主编． —— 济南：山东人民出版社，2016.8(2017.1重印)
　　ISBN 978-7-209-09654-6

　　Ⅰ．①外… Ⅱ．①王… ②张… ③孙… Ⅲ．①外
科学－护理学－教材 Ⅳ．①R473.6

　　中国版本图书馆CIP数据核字(2016)第095069号

外科护理项目化实训教程

王　冰　张伟伟　孙志强　主编

主管部门　山东出版传媒股份有限公司
出版发行　山东人民出版社
社　　址　济南市胜利大街39号
邮　　编　250001
电　　话　总编室（0531）82098914
　　　　　市场部（0531）82098027
网　　址　http：//www.sd-book.com.cn
印　　装　山东省东营市新华印刷厂
经　　销　新华书店

规　　格　16开（184mm×260mm）
印　　张　18.75
字　　数　360千字
版　　次　2016年8月第1版
印　　次　2017年1月第2次
印　　数　2501-3500
ISBN 978-7-209-09654-6
定　　价　42.00元
　　　　　　如有印装质量问题，请与出版社总编室联系调换。